W0088519

Annika Isterling

# ANKOMMEN

## Deine Yogapraxis für zu Hause

Fotografie Felix Matthies

100 %
RECYCLINGPAPIER

Annika Isterling
# ANKOMMEN · DEINE YOGAPRAXIS FÜR ZU HAUSE

Copyright © 2017 Theseus
in J. Kamphausen Mediengruppe GmbH, Bielefeld

ISBN print 978-3-95883-091-2

Projektleitung & Lektorat:  Susanne Klein, Hamburg [kleinebrise.net]
Layout:  Kerstin Fiebig, Bielefeld [ad-department.de]
Fotos:  Felix Matthies, Hamburg [felixmatthies.com]
Druck & Verarbeitung:  Westermann Druck Zwickau GmbH

www.weltinnenraum.de

Die Deutsche Nationalbibliothek verzeichnet diese Publikation
in der Deutschen Nationalbibliografie; detaillierte bibliografische Daten
sind im Internet über http://dnb.d-nb.de abrufbar.

Alle Rechte der Verbreitung, auch durch Funk, Fernsehen und sonstige
Kommunikationsmittel, fotomechanische oder vertonte Wiedergabe
sowie des auszugsweisen Nachdrucks vorbehalten.

## Haftungsausschluss

Die im Buch enthaltenen Übungen wurden von der Verfasserin
und vom Verlag sorgfältig erarbeitet und geprüft. Eine Garantie
kann dennoch nicht übernommen werden. Weder die Autorin noch
der Verlag übernehmen die Haftung für Schäden irgendeiner Art.
Es handelt sich hierbei um Informationen, die nicht als Diagnose,
Behandlung oder Ersatz für eine medizinische Betreuung
gedacht sind. Bitte befragen Sie hierzu Ihren Arzt.

Annika Isterling

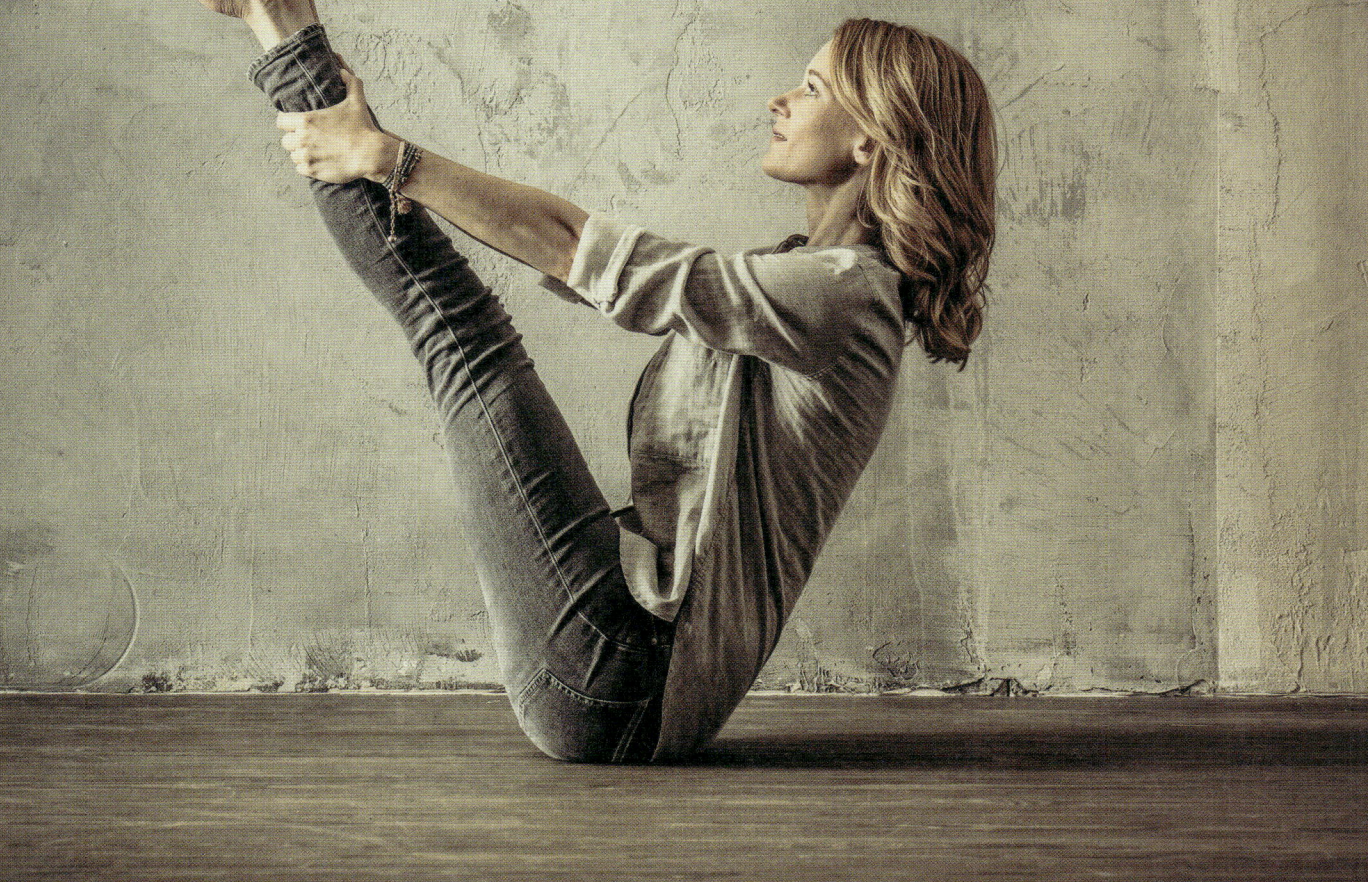

# ANKOMMEN

## Deine Yogapraxis für zu Hause

Fotografie Felix Matthies

THESEUS

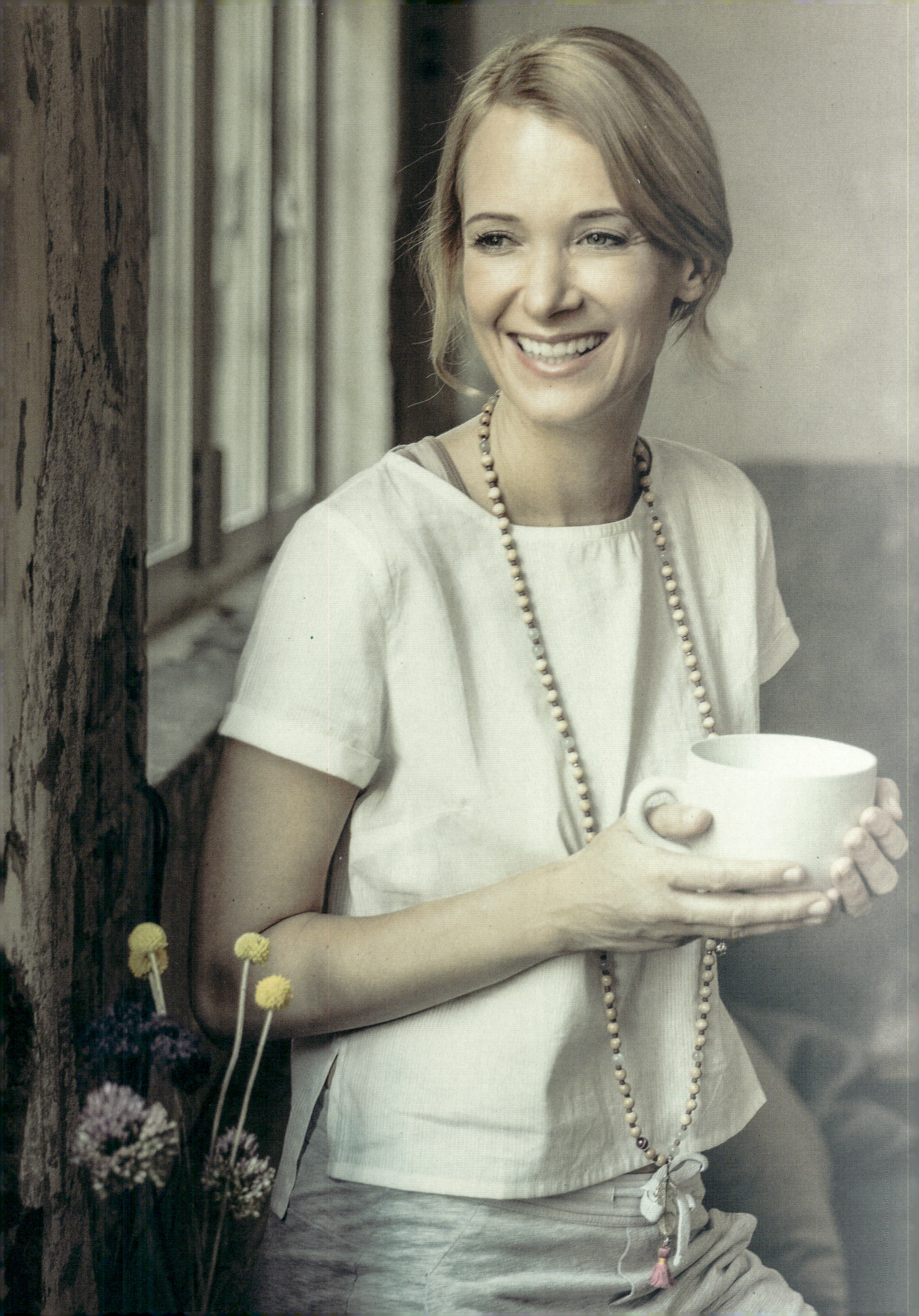

# INHALT

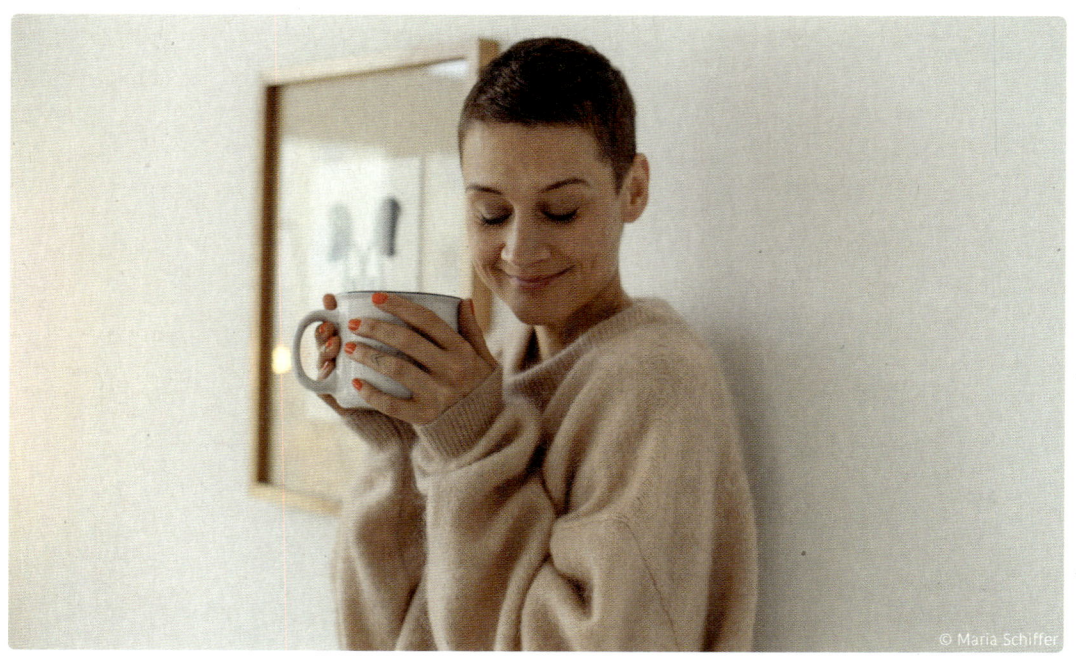

© Maria Schiffer

# VORWORT
## von Madhavi Guemoes

Ich kenne Annika schon eine kleine Ewigkeit. Als ich sie das erste Mal traf, fiel mir sofort ihre ungeheure Kraft und Leichtigkeit auf. Dieses zartgliedrige Wesen strotzte nur so vor Lebendigkeit und Wagemut. Eine riesige Klarheit ging von ihr aus. Ihr gehörte damals das erste Anusara-Yogastudio in Hamburg, ein wundervoller Ort, in dem ich mich sofort wohlfühlte. Ich begann dort, Yoga zu unterrichten, klassisches, unaufgeregtes Hatha Yoga. Schon bald fixte mich Annika mit Anusara-Yoga an; sie hat einfach eine unglaubliche Art, Menschen mit ihrer Begeisterung mitzureißen. Mit der Zeit entwickelte sich eine schöne Freundschaft.

Auf Annika ist immer Verlass. Sie ist eine Person, die ihre Wahrheit nach außen trägt und lebt. Sie macht klare Ansagen, weiß, was sie möchte, und findet immer einen Weg, das authentisch und liebevoll zu vermitteln. Schon solange ich sie kenne, arbeitet sie an sich, und das mit einer Leidenschaft, die unvergleichlich ist. Ihr Bestreben ist es, Menschen für Yoga zu begeistern, nicht nur die, die schon längst auf der Matte kleben, nein, auch die, die sich nicht trauen, auf die Matte zu steigen, aus welchem Grund auch immer. Annika schafft es mit Leichtigkeit, eine Brücke zwischen Spiritualität und Alltag zu schlagen. Denn was nützt es schon, wenn man täglich Yoga praktiziert, die Dame an der Supermarktkasse aber immer noch inbrünstig anschreit, weil sie nicht zackig genug arbeitet.

Annikas Unterricht ist strukturiert, humorvoll und immer inspirierend. Sie vermittelt Stetigkeit in der Praxis, was ich äußerst wichtig finde. Yoga hilft dabei, gerade in turbulenten Zeiten wie diesen geerdet zu bleiben und sich zu nähren. Auch was Fortbildungen angeht, war und ist Annika immer auf dem neuesten Stand. Sie hat schon Online-Yogaseminare gegeben, bevor wir in Deutschland überhaupt wussten, was das überhaupt ist. Sie probiert gern Neues aus, bleibt nie stehen und sehnt sich nach Wachstum.

Dieses Buch ist jetzt ein logischer Schritt, ihr Wissen und ihre Begeisterung für Yoga zu vermitteln. In diesem wundervollen Buch erfährst du, wie du dem Yoga einen Platz in deinem Leben einräumen kannst, ohne gleich dein ganzes Leben auf den Kopf zu stellen. Keine Sorge, das wird Yoga sowieso schon tun – im positiven Sinne. Du wirst an die Hand genommen, denn das Buch ist ein liebevoller Begleiter im Alltag. Annika zeigt dir darin, wie du eine stetige Yogapraxis aufbauen kannst – Schritt für Schritt. Ausreden wie: „Ich bin nicht flexibel genug" oder „Ich habe wirklich nie Zeit" werden hier hübsch ausradiert. Es gibt keine Grundvoraussetzung fürs Yoga. So gern du dir auch Stolpersteine in den Weg legen möchtest, Annika weiß es zu verhindern! So, wie du bist, kannst du noch heute beginnen. Die Übungen in diesem Buch zeigen dir ein fantastisches Grundgerüst, mit dem du täglich arbeiten kannst. Wunderschön untermalt mit bezaubernden, eindrucksvollen Bildern. Das Buch „Ankommen" lädt dich mit offenen Armen ein, dein Leben heute noch in die Hand zu nehmen.

Yoga ist ein Akt der Selbstliebe, der dir Vertrauen, Leichtigkeit und Erkenntnis schenkt. Und Annika zeigt dir hervorragend, wie es geht. Versprochen!

Herzlichst, Madhavi Guemoes [www.kaerlighed.de]        Berlin, Januar 2017

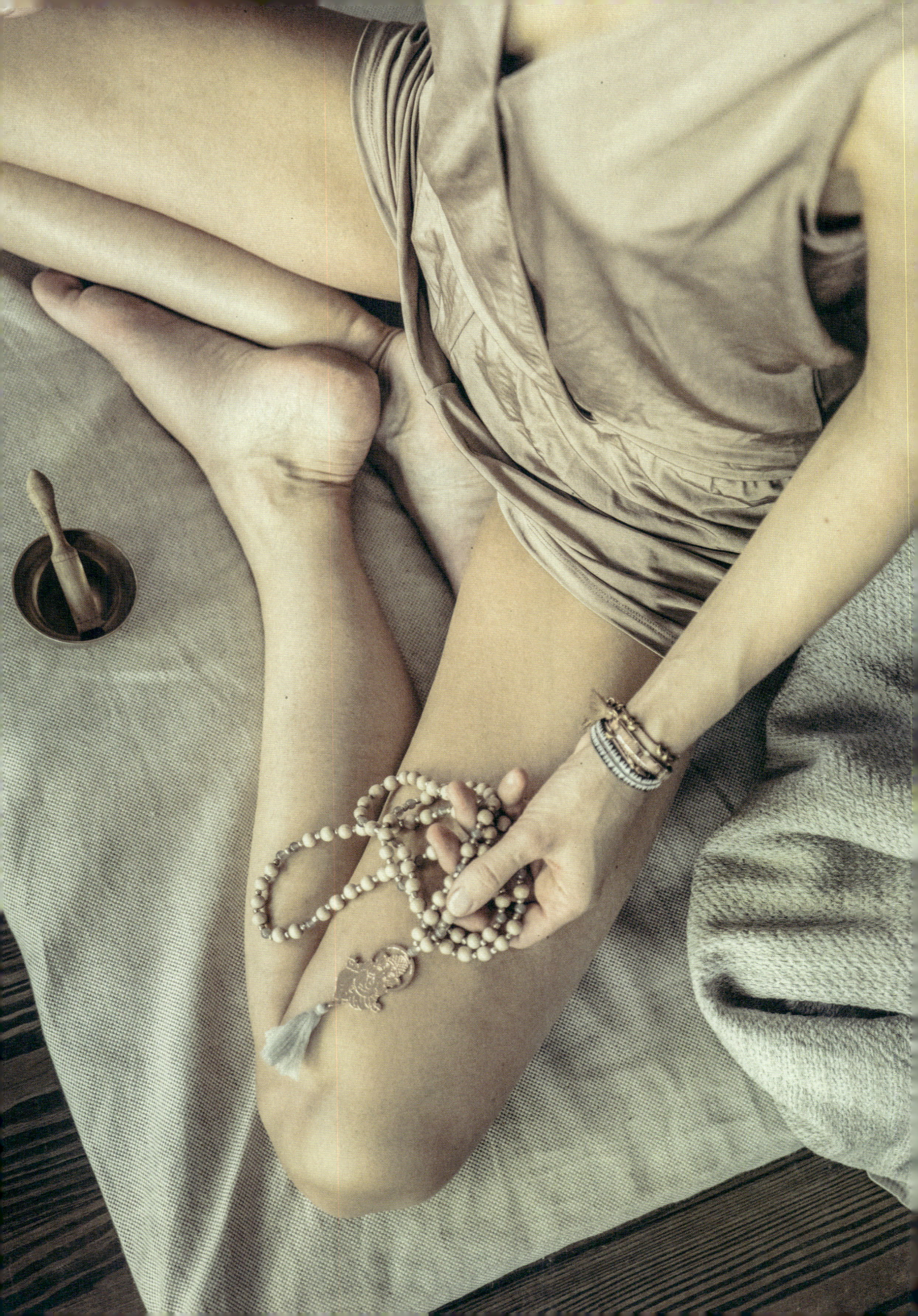

# ERKENNEN

## Der Wunsch, Yoga einen Platz im Leben zu geben

*»Wenn die Erkenntnis tief ist,*
*tanzt dein ganzes Sein.«*
Zen-Spruch

Meine erste Yogastunde fand in einem kleinen Fitnesscenter in New York statt. Ein Freund, bei dem ich zu der Zeit wohnte, lud mich ein mitzukommen. Neugierig, doch ohne jegliche Vorkenntnisse, machten wir uns gemeinsam auf den Weg. Ich erinnere mich, dass der Raum unglaublich voll war – eine Matte lag eng an der nächsten Matte. Fünf Minuten nach Unterrichtsbeginn kam bereits der erste nach unten schauende Hund, eine Übung, bei der man sich auf Händen und Füßen abstützt und den Po ganz weit nach oben streckt. Ich fragte mich vor lauter Anstrengung, ob das jetzt die nächsten 85 Minuten so weitergehen würde. Als ich dann auch noch in genau dieser Haltung, dem Hund, ein Bein heben sollte, wusste ich, dass Yoga eine Herausforderung werden wird und dass das Ganze wohl nicht nur etwas mit Sitzen und Om-Singen zu tun hatte. Ich schnaufte, versuchte Körperteile laut Anweisungen zu koordinieren und dabei eine halbwegs grazile Figur abzugeben. Am Ende der Stunde war ich erstaunt und erschöpft von den zahlreichen aufeinanderfolgenden Yogastellungen, dieser neuen Art, meinen Körper zu bewegen, und davon, meinen Atem mit der Bewegung in Einklang zu bringen.

Meine anhaltende Liebe zum Yoga wurde auch nicht direkt in dieser ersten Yogastunde entfacht. Es war vielmehr eine „Liebe auf den dritten Blick". Ich lernte, dass es sich anders anfühlt je nach Lehrer, Unterrichtsstil und Methode – und erkannte für mich, dass es manchmal einfach mehrere

Anläufe braucht, bis man selbst so richtig für Yoga bereit ist oder den richtigen Stil oder Lehrer für sich gefunden hat. Ich hoffe, auch du gibst dir die nötige Zeit, um Yoga für dich zu entdecken.

Die Gründe, warum man mit Yoga anfängt oder warum du heute hier sitzt und dieses Buch in Händen hältst, können sehr verschieden sein. Mein Grund war zunächst der Wunsch nach mehr Beweglichkeit, Fitness und einem ruhigen Ausgleich zu meinem bis dahin recht bewegten und anstrengenden Leben. Ich war Anfang zwanzig, arbeitete als Model und suchte nach etwas, was mich nicht nur in Form hielt, sondern mir auch einen seelischen Ausgleich gab und mir half, die Anspannung und den Druck, unter dem ich konstant stand, abzubauen.

Häufig bekommen angehende Yogaschüler eine Empfehlung vom Arzt, weil der Stresslevel so hoch ist, der Rücken ewig zwickt oder es vielleicht sogar zu einem Hörsturz gekommen ist. Einige suchen nach mehr Balance im Leben, nach Ruhe oder mehr Energie. Und es gibt die spirituell Suchenden, die sich mit der Philosophie dahinter verbinden möchten. Alle Motivationen, um mit Yoga zu beginnen, sind richtig; es gibt da keine falschen.

Für mich ist das Bild ganz schön, sich Yoga wie einen großen Raum mit verschiedenen Türen vorzustellen. Egal durch welche Tür man geht, am Ende wollen wir alle – und gelangen wir auch alle – in die Mitte dieses einen großen Raumes. Am Ende praktizieren wir alle Yoga auf unsere Art. Wir entdecken eventuell einen Teil von Yoga, von dem wir vielleicht gar nichts wussten oder der uns anfangs gar nicht so interessiert hat, und werden durch unsere Offenheit bereichert. Yoga ist eine wunderbare, umfassende Methode, die Einfluss auf alle Bereiche unseres Lebens haben kann.

Vor allem schaffen wir durch unsere Yogapraxis eine Verbindung zu unserem Körper, unserem Atem, unseren Gedanken und Emotionen. Wir manifestieren die Beziehung, die wir zu uns selbst haben, und sind dadurch in der Lage, uns besser mit unserem Leben und allem, was sich darin befindet, zu verbinden.

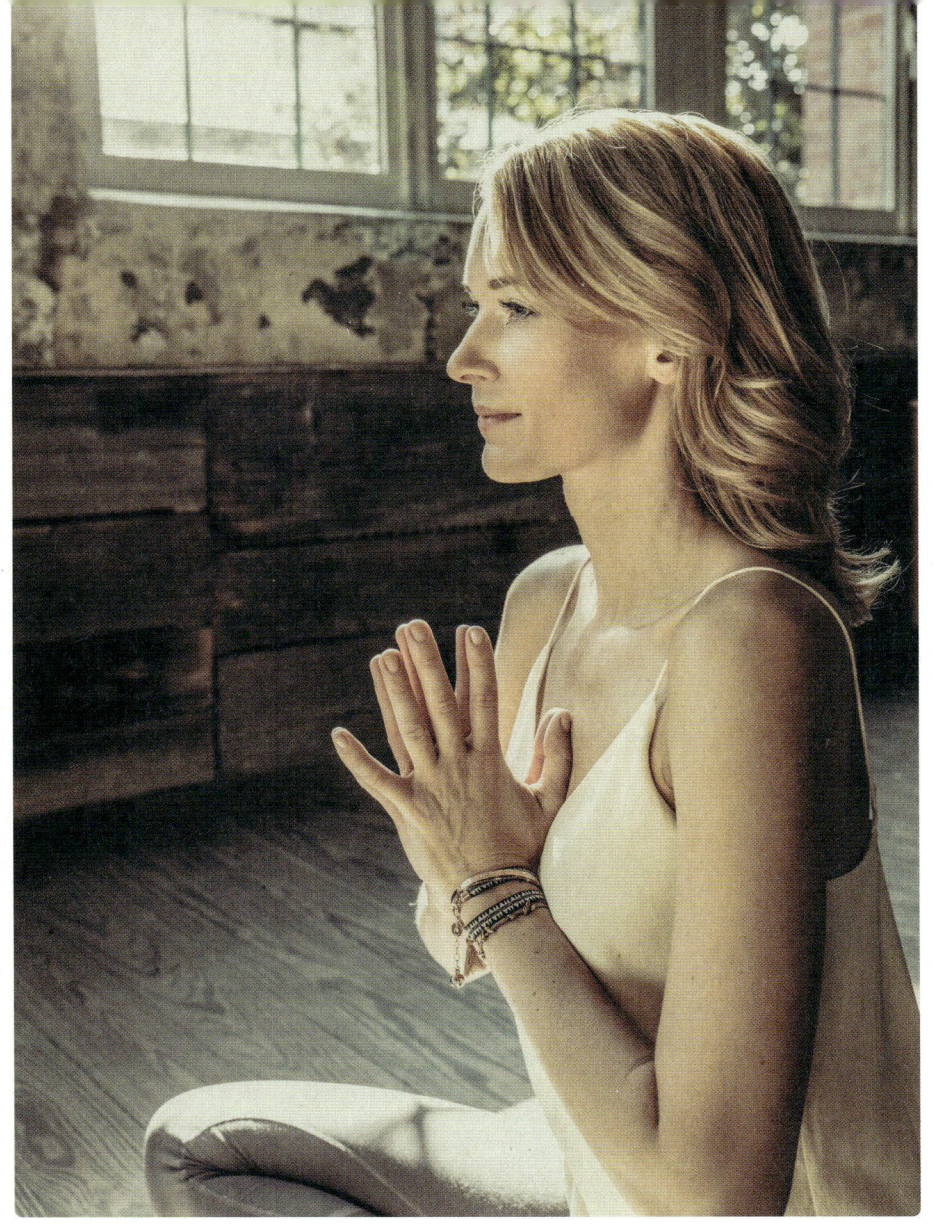

Verbindungen sind das, was unserem Leben einen tieferen Grund und eine Bedeutung gibt. Seit dem Moment, in dem wir auf die Welt gekommen sind, sind wir darauf gepolt, uns zu verbinden, zu vernetzen und uns aus-zuweiten. Das beginnt mit der ersten intimen Beziehung zur Mutter, setzt sich fort in der Beziehung zur Familie, zu Lehrern, Freunden, Partnern, zu den eigenen Kindern und bleibt unser ganzes Leben hindurch bestehen. Verbindungen sind essenziell, um innerlich weiter zu wachsen und uns nach außen positiv entwickeln zu können.

Yoga gibt uns genau dieses Gefühl von Verbundenheit zu uns selbst. Wir fühlen uns durch eine regelmäßige Yogapraxis geerdet, zentriert, mehr in unserer Mitte. Durch diese Verbundenheit kann das tief in uns verankerte

Verlangen nach Freiheit erst wirklich beginnen, sich zu manifestieren. Wir fühlen uns mehr in der Lage, unsere Potenziale auszuleben, wenn wir diesen Anker in uns selbst gesetzt haben. Wir empfinden in dem Moment mehr Freude in den Verbindungen mit den Menschen und dem Leben um uns herum, wenn wir uns wohl mit uns selbst fühlen. Yoga lässt uns pulsieren nach innen und außen. Wer das einmal gespürt hat, in klitzekleinster und mannigfaltiger Form von Wohlbefinden, innerer Ruhe oder Beschwingtsein nach einer Yogastunde, der wird schnell süchtig danach und möchte mehr.

Genau dafür habe ich dieses Buch geschrieben, denn dieses Erkennen und dieses beschwingende Gefühl, das wir durch die Yogapraxis bekommen, sind nicht unbedingt von einem Lehrer oder einem Ort abhängig. Lehrer inspirieren uns, sie geben uns die Technik, helfen uns bei unserem Üben eine gute und sichere Ausrichtung zu haben, vermitteln die Methode, die dahinter steht, und das ist ohne Frage essenziell und wichtig. Die Verbindung und dieses Gefühl für die eigene Mitte findet allerdings in dir statt; und nur du kannst es durch deine Praxis erzeugen. Je regelmäßiger du praktizierst, je alltäglicher dein Yoga wird, desto stärker und anhaltender wird diese Verbindung. Das Ziel dieses Buches ist es, dich mit dem nötigen Wissen, inspirierenden Gedanken und Ideen auszustatten, sodass du dich noch besser um dich selbst kümmern kannst und diese einzigartige Verbindung zu deinem Körper, deinem Geist und deinem Herzen sich noch weiter vertieft.

Viel Freude dabei!

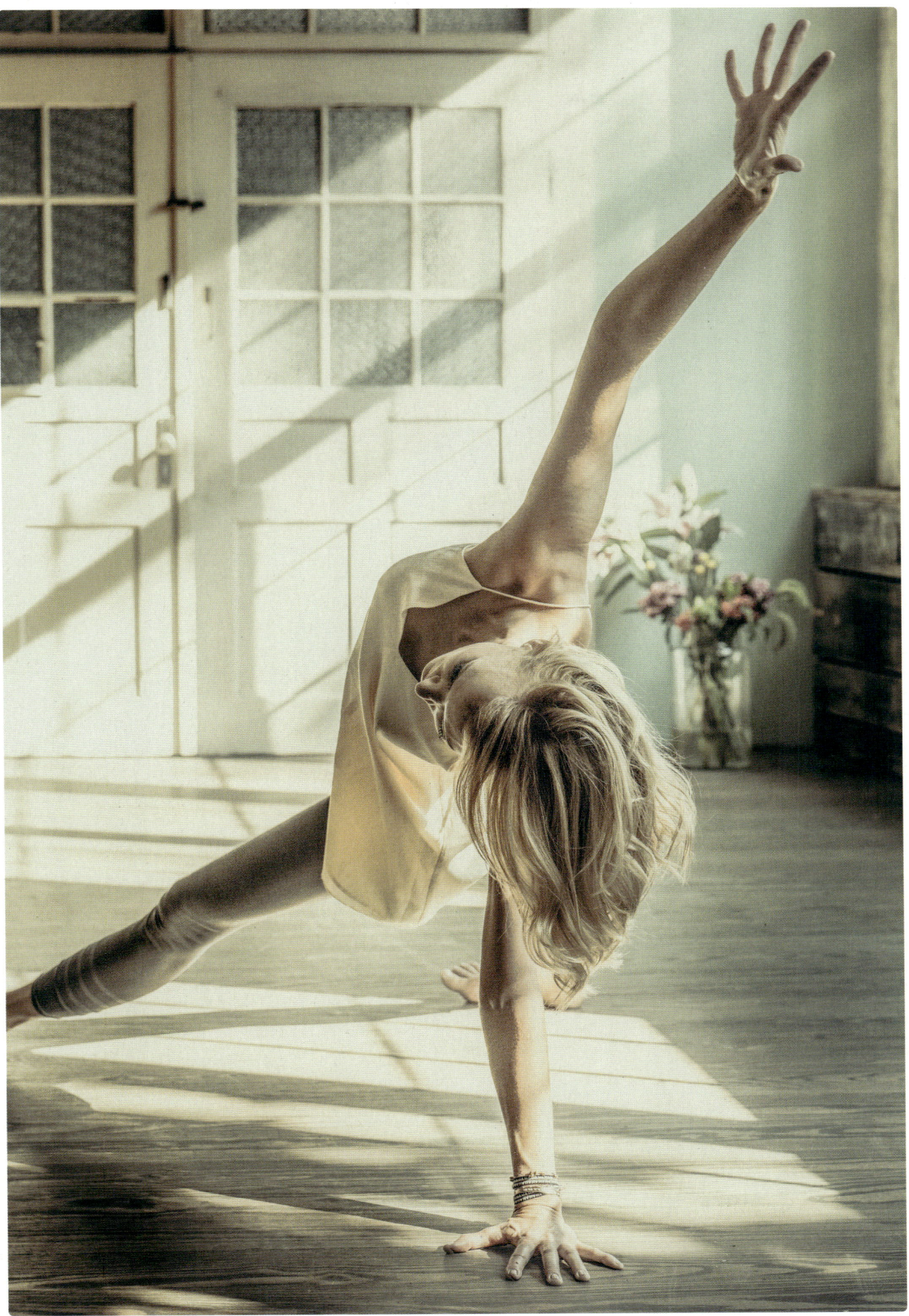

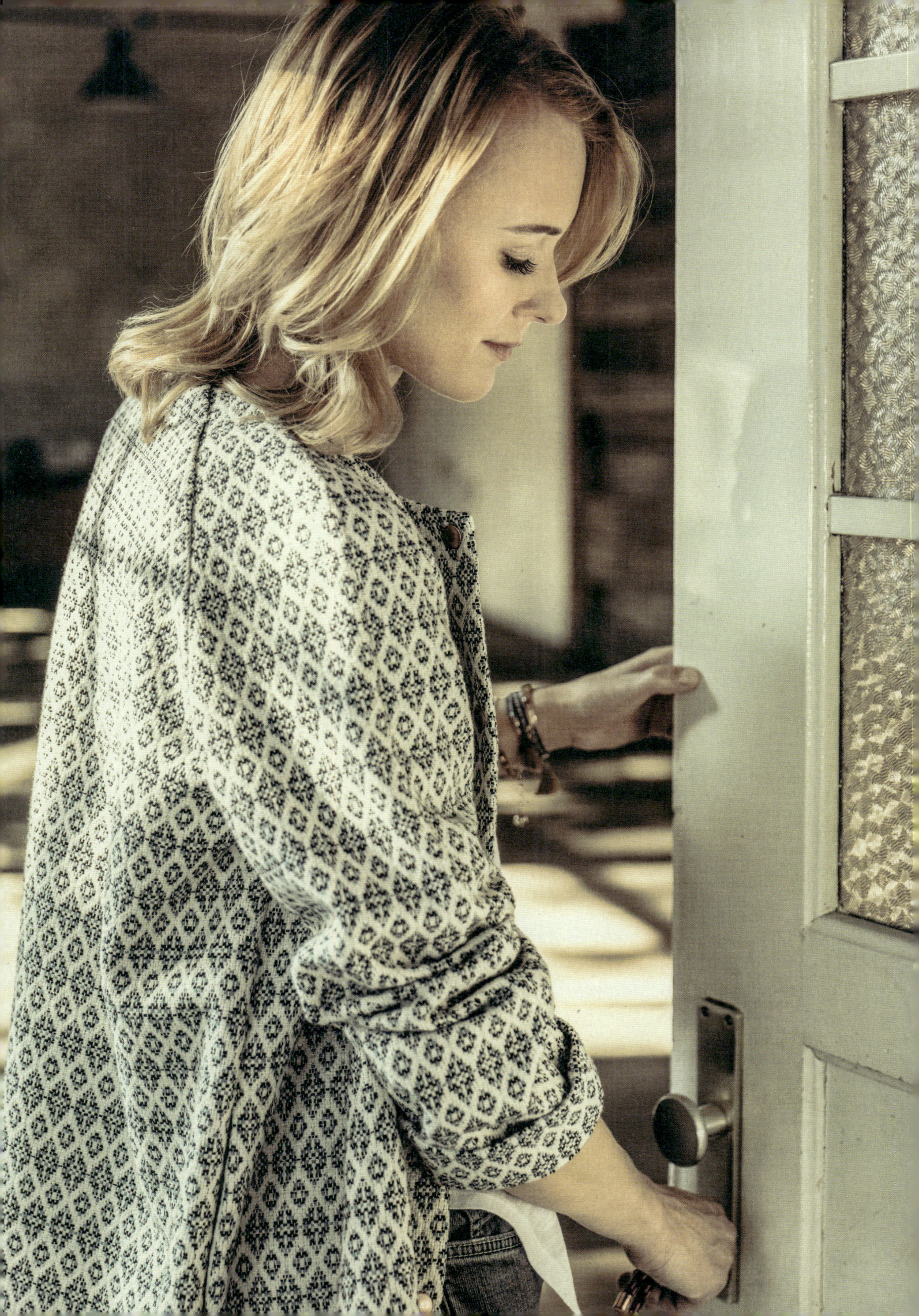

# ANKOMMEN
## Einen inspirierenden Ort für die Praxis schaffen

*»Sei – versuche nicht,*
*jemand zu werden.«*
Osho

Für mich ist meine Yogapraxis wie ein Ankommen bei mir zu Hause in meinem Körper und ein Zur-Ruhe-Kommen meiner Gedanken. Das ist etwas ganz Besonderes, und deswegen zelebriere ich meine Praxis richtig. Wie für eine gute Feier braucht man für seine Yogapraxis einen passenden Ort, den man auch mit gebührender Aufmerksamkeit einrichten sollte; das muss nicht gleich ein eigenes Yogazimmer sein. Manchmal muss improvisiert werden, und vielleicht muss der schmale Flur herhalten, weil die Wohnung zu klein oder zu voll ist. Ab und zu muss vielleicht ein Teppich weichen oder ein Stuhl zur Seite gestellt werden. Ich habe früher sogar häufig meine Matte neben dem Fernseher ausgerollt, damit meine damals noch kleinen Kinder mich in der Nähe haben und ich mich neben dem Sandmännchen ein bisschen dehnen und bewegen konnte.

Aber ganz ehrlich: Wenn es wirklich etwas Besonderes für dich und deine Seele sein soll, dann braucht es einen ebenso besonderen Ort – einen Platz, der dich dazu inspiriert, einen Gang runterzuschalten, und dich einlädt, etwas für dich zu tun. Denk einmal daran, wie du dich fühlst, wenn du einen richtig schönen Spa-Bereich betrittst. Man entschleunigt schon auf den ersten Metern und fühlt sich geborgen, denn man weiß, dass man sich hier verwöhnen wird.

Also mach dich auf die Suche nach dem Raum in deinem Zuhause, der für dich mit einem absoluten Wohlgefühl verbunden ist. Wenn du mit mehreren Menschen zusammenlebst, sollte es der Raum sein, den du am ehesten zu deinem persönlichen Reich zählst. Kannst du hier einen freien Bereich finden, in dem es genug Platz für deine ausgerollte Matte gibt?

> »Etwas zu schaffen besteht zum Teil lediglich in der Aufgabe,
> auf große und kleine Ablenkungen zu verzichten.«
> E. B. White

Straßenlärm und Geräusche aus der Nachbarschaft lassen sich nicht immer abschalten. Mit deinen Mitteln kannst du es trotzdem schaffen, eine Atmosphäre herzustellen, in der du für einen Moment zur Ruhe kommen und aus dem Alltag aussteigen kannst. Finde für deine Praxis einen Ort, an dem kein Fernseher oder Computer steht. Schalte dein Telefon aus und stell die Klingel an der Tür auf leise. Lass Mobiltelefon, iPad und Laptop in einem anderen Raum, außerhalb deiner Sicht- und Reichweite. Es hilft auch, wenn man nicht direkt neben dem Schreibtisch praktiziert oder Dinge um sich herum hat, die einen an noch zu erledigende Aufgaben erinnern oder ablenken könnten.

Je aufgeräumter die Umgebung ist, desto besser. Denn die Klarheit deiner Umgebung überträgt sich auf dein Inneres, und dort vermissen wir oft Fokus und Einfachheit. Die Gedanken schlagen oft ohnehin schon Loopings und werden dazu weiter angespornt, wenn dich zum Beispiel die dreckige Socke unterm Bett in der Stellung der Kobra daran hindert, in Einklang mit dir selbst zu kommen. Denn das erinnert dich möglicherweise auch daran, dass das Waschpulver aufgebraucht ist und du heute noch einkaufen gehen musst. Oder der Stapel ungeöffneter Briefe auf dem Tisch macht dir ein schlechtes Gewissen und verhindert, dass du zur Ruhe kommst. Unser Geist lässt sich nur zu gerne ablenken. Verhilf dir selbst zu mehr Ruhe, indem du deine Räume aufgeräumt und schlicht hältst.

In meinem Yogabereich zu Hause habe ich einen Altar stehen. Das ist eine wunderschöne große Holzkiste, auf die ich Dinge stelle, die einen besonderen Wert haben. Da stehen Figuren von indischen Göttern, die eine besondere Bedeutung für mich haben, Yandala- und Meditations-Karten, besondere Heilsteine und andere Gegenstände, die mich inspirieren, ermutigen, besänftigen oder mir Kraft schenken. An der Wand darüber hängen Bilder, Fotos und Sprüche,

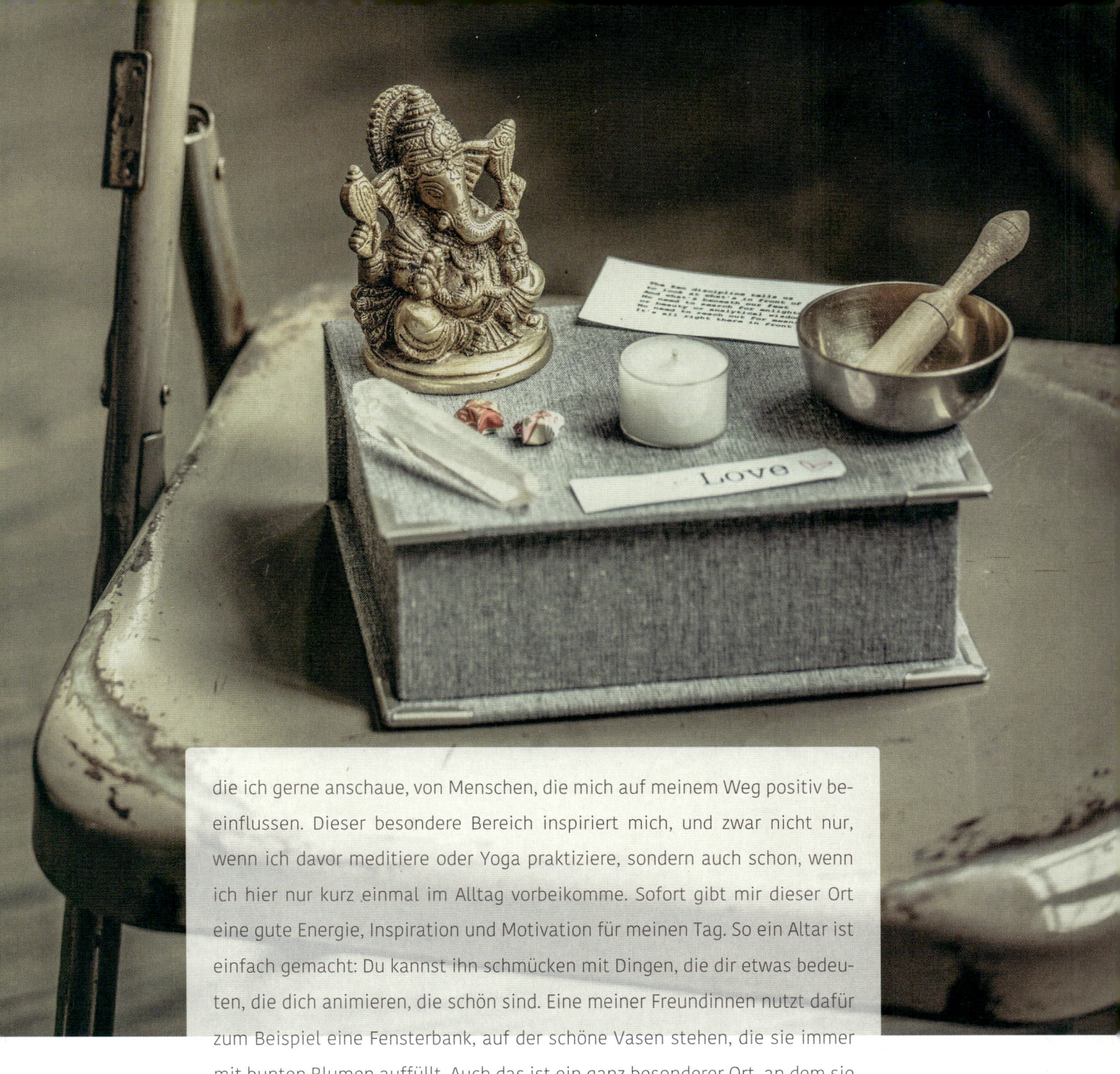

die ich gerne anschaue, von Menschen, die mich auf meinem Weg positiv beeinflussen. Dieser besondere Bereich inspiriert mich, und zwar nicht nur, wenn ich davor meditiere oder Yoga praktiziere, sondern auch schon, wenn ich hier nur kurz einmal im Alltag vorbeikomme. Sofort gibt mir dieser Ort eine gute Energie, Inspiration und Motivation für meinen Tag. So ein Altar ist einfach gemacht: Du kannst ihn schmücken mit Dingen, die dir etwas bedeuten, die dich animieren, die schön sind. Eine meiner Freundinnen nutzt dafür zum Beispiel eine Fensterbank, auf der schöne Vasen stehen, die sie immer mit bunten Blumen auffüllt. Auch das ist ein ganz besonderer Ort, an dem sie sich immer wieder auflädt, sobald nur ihr Blick darauf fällt.

Ich selbst bin kein allzu großer Fan von Räucherstäbchen und orangenen Tücher für eine heimelige Atmosphäre ... aber hier ist wirklich alles erlaubt, was dich anspricht, was dich inspiriert, was dir Kraft gibt oder dich zur Ruhe kommen lässt. Mehr Energie und Motivation bekommst du, wenn der Raum eine angenehme Raumtemperatur von ca. 22 Grad hat. Lasse vorher noch einmal frische Luft herein, um die beste Voraussetzung für eine reinigende und nährende Yogapraxis zu schaffen.

Licht sorgt nicht nur für Helligkeit, sondern auch dafür, dass ein Raum eine besondere Atmosphäre bekommt. Dabei spielt die Platzierung der Lichtquelle genauso eine Rolle wie die Helligkeit der Lichtkörper. Ich vermeide es, das Deckenlicht anzuschalten, vor allem wenn es sich um Spots handelt, damit bei den Übungen im Liegen meine Augen nicht unnötig geblendet oder abgelenkt werden. Benutze Kerzen, um eine angenehme Atmosphäre am Abend herzustellen, oder dimme das Licht, wenn möglich. Der Geist nimmt über die reduzierte Lichtquelle am Ende des Tages wahr, dass der gesamte Körper und auch der Geist selbst langsam zur Ruhe kommen dürfen.

Es gibt wenige Dinge, die sofort unter die Haut gehen und die einen so richtig berühren. Musik gehört definitiv dazu. Musik kann mich an einen anderen Ort bringen, in eine neue Stimmung versetzen und meine Laune schlagartig verändern.

Musik kann aber noch viel mehr; sie kann alle Ebenen deines Seins verbinden und tief durch alle Schichten des Körpers (im Yoga **Koshas** genannt) hindurchdringen. Klänge verfeinern unsere Sinneswahrnehmungen und befördern uns aus einer Welt des Denkens heraus in ein Umfeld des Wahrnehmens und Fühlens. In der Verbindung von Klang mit Yoga entspannt der Körper und Geist und unsere Selbstheilungskräfte werden mobilisiert.

Manchmal fühlt man sich einfach nicht in der Stimmung, um auf die Yogamatte zu gehen, oder kommt nicht so richtig in Schwung. Musik kann dann unsere Motivation und sogar unser Kraftpotenzial bei körperlichen Übungen um einiges steigern. Und hier ist alles an Musikrichtungen erlaubt, was dich in eine gute Laune versetzt. Natürlich gibt es spezielle Yogatracks, also Musik, die besonders für die Yogapraxis geeignet ist, aber vielleicht bringt dich dein Lieblingskünstler heute vielmehr in Verbindung mit dir selbst als irgendwelche Mantraklänge. Probiere es aus! Go for it!

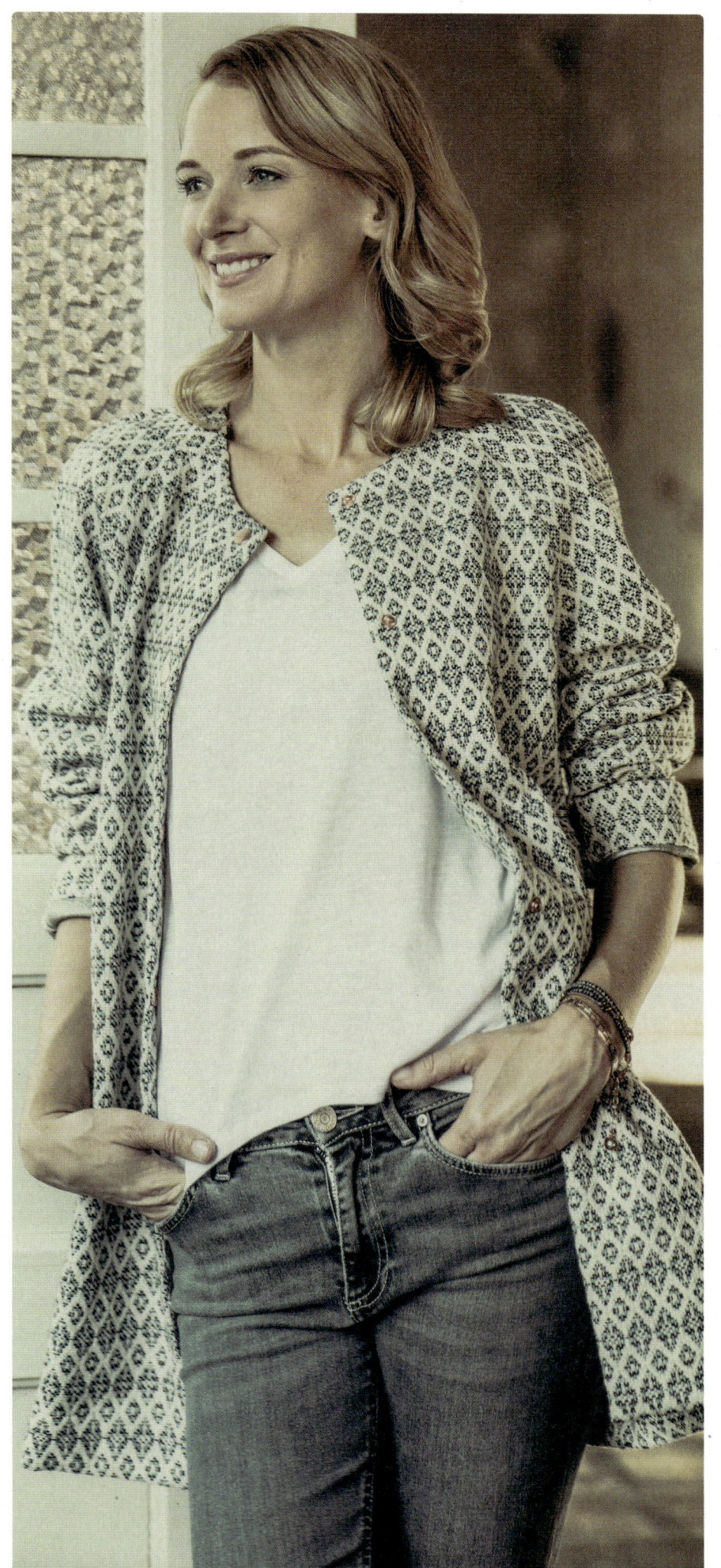

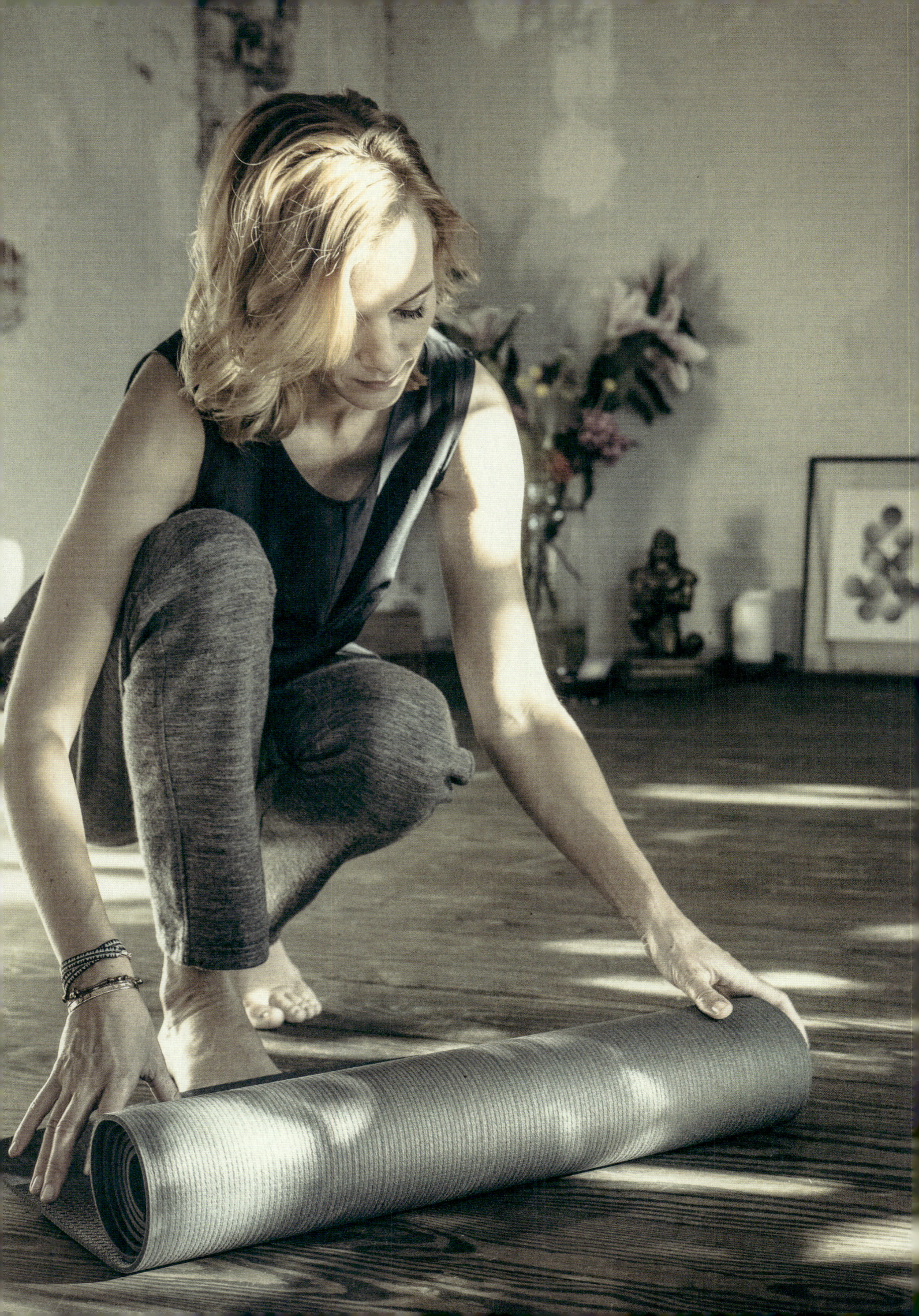

# INTEGRIEREN
## Die Yogapraxis in den Alltag einbauen und dranbleiben

*»Das größte Geschenk, das du jemandem machen kannst, ist Zeit. Denn wenn du deine Zeit hergibst, verschenkst du einen Teil deines Lebens, den du niemals zurückbekommst.«*
Unbekannt

Wenn wir etwas Neues beginnen, sind wir in unseren Gedanken häufig sehr beflügelt, haben gute Vorsätze und träumerische Vorstellungen davon, wie wir unser neues Projekt von nun an in unser tägliches Leben integrieren werden.

Mit neu zu etablierenden Gewohnheiten verhält es sich allerdings meist wie folgt: Der Beginn ist so mühselig wie ein Raketenstart. Beim Start einer Rakete muss der Schub wesentlich größer sein als das Gewicht der Rakete selbst. Eine wahnsinnige Anstrengung also, um die Rakete in die Luft zu befördern. Ist sie erst einmal da oben auf ihrer Flugbahn, braucht es anschließend nicht mehr diesen immensen Kraftaufwand, um die Rakete weiterhin fliegen zu lassen.

Auch für uns bedeutet das, uns bewusst zu machen, dass sich die Yogapraxis zu Hause nicht von selbst etablieren wird. Vielmehr braucht es unser stetiges Bemühen – im Yoga nennen wir dies **Tapas**, eine innere Disziplin, die uns gerade zu Anfang immer wieder darin unterstützt, am Ball zu bleiben. **Tapas** ist wie ein inneres Feuer, das uns dazu bringt, vom Wollen oder bloßen Darübernachdenken zu den Taten überzugehen.

**Tapas** hältst du am Laufen, indem du dir zum Beispiel eine feste Tageszeit vornimmst, zu der du praktizierst. Dadurch läufst du nicht Gefahr, die Praxis immer weiter nach hinten hinauszuschieben und liegst so schließlich nicht mit einem unguten Gefühl im Bett, weil du es heute wieder nicht auf die Matte geschafft hast.

Nenne es Rhythmus oder Routine, aber wenn du jeden Tag in der gleichen Art und Weise beginnst, legt das den Grundbaustein für deinen Erfolg. Denn auch der Weltklasseschwimmer Michael Phelps hat erkannt, dass mit jedem routinierten Akt ein Meilenstein für einen klitzekleinen Erfolg gelegt wird, der sich während des Tages addiert und addiert und die großen Erfolge dann schließlich völlig ohne großes „Trara" kommen lässt.

Die Tageszeit beeinflusst unseren Körper und unseren Geist. Am frühen Morgen sind unsere Gelenke steif und unsere Muskeln fühlen sich verkürzt an. Dafür ist der Körper kraftvoll und unser Geist klar und es fällt uns relativ leicht, uns zu fokussieren. Am Abend ist der Körper von den Aktivitäten des Alltags viel beweglicher. Allerdings fühlen wir uns häufig körperlich müde und der Kopf ist am Abend schon mit allen möglichen Informationen des Tages gefüllt, sodass es schwerfällt, sich zu konzentrieren.

Deine Yogapraxis kann also ein perfekter Begleiter für beide Tageszeiten sein, sofern du deine Praxis dementsprechend anpasst.

Eine dynamische, kraftvolle Sequenz am Morgen bringt dich in Schwung für den Tag. Eine ruhige ausgleichende Praxis am Abend bereitet dich perfekt auf eine erholsame Nachtruhe vor.

Egal zu welcher Zeit du praktizierst, plane immer Zeit für die Endentspannung mit ein. Dein Körper braucht ca. sechs Minuten, um vom aktiven auf das passive Nervensystem umzuschalten. So viel Zeit solltest du dir in **Shavasana** (Endstellung im Yoga) mindestens geben.

Wer schon einmal mit vollem Bauch praktiziert hat, weiß, dass das keinen Spaß bringt und sich die Yogaeinheit eher nur wie eine „halbe Sache" angefühlt hat. Tatsächlich sind wir mit gefülltem Magen nicht zu 100 Prozent leistungsfähig im Yoga. Achte daher immer darauf, dass du mindestens zwei Stunden vor der Praxis nichts isst, oder probiere es direkt einmal aus, wie wunderbar es sein kann, nüchtern morgens mit Yoga in den Tag zu starten.

Auch die Jahreszeiten beeinflussen unseren Körper. Im Sommer ist unser Körper erwärmt und auch unser Gemüt neigt eher zum Hitzigsein. Eine ruhigere, ausgleichende Praxis tut uns da gut. Im Winter sind wir eher träge und durch das kalte Wetter in Europa ist der Körper schnell ausgekühlt. Eine aktive und anregende Praxis bietet sich hier an. Wenn im Herbst der Wind um die Häuser fegt, herrscht auch in uns häufig eine innere Unruhe. Eine erdende Praxis, wie Übungen aus dem Yin Yoga oder Meditation, sind dann hilfreich, um uns besser auf eine Sache zu konzentrieren.

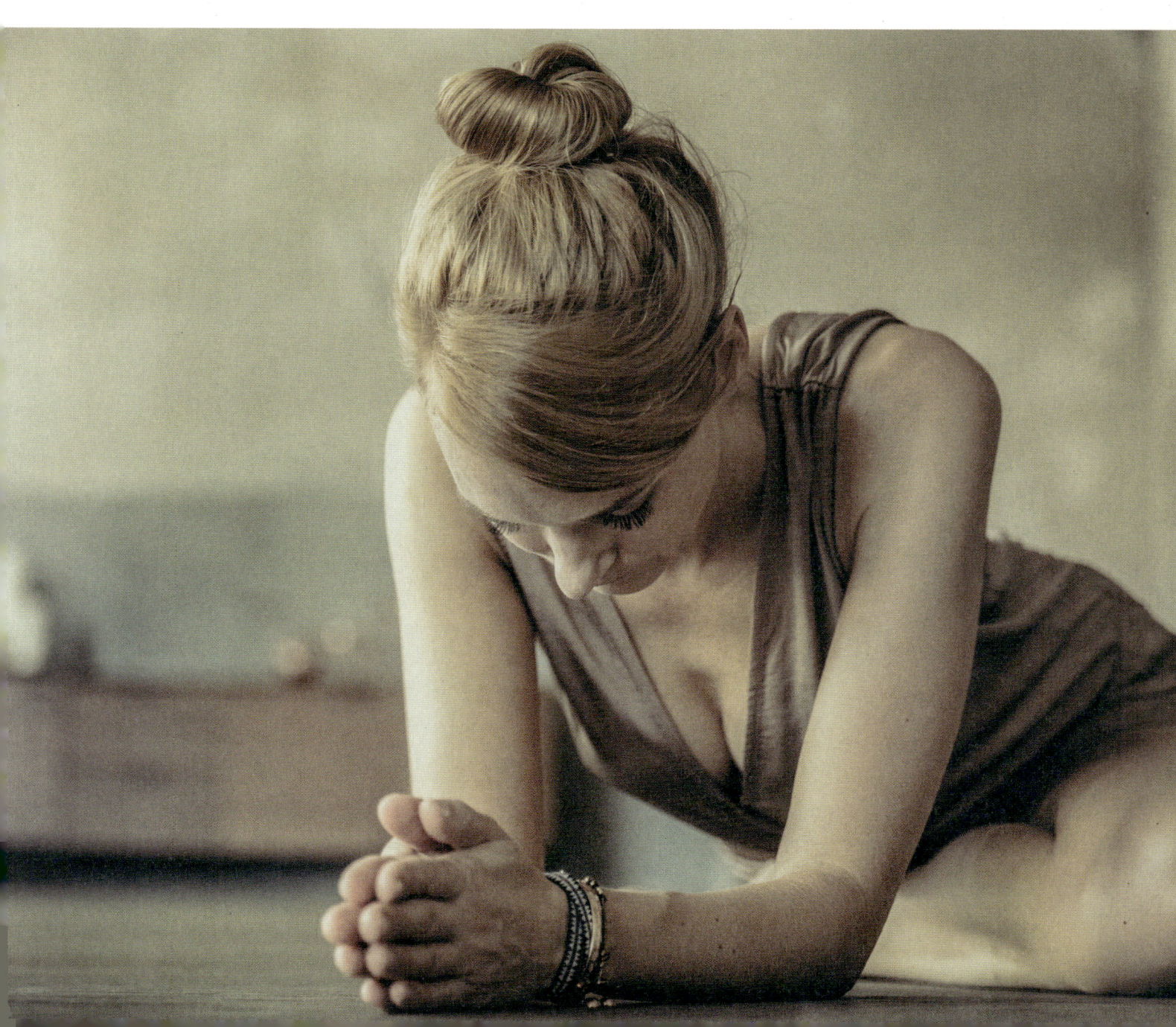

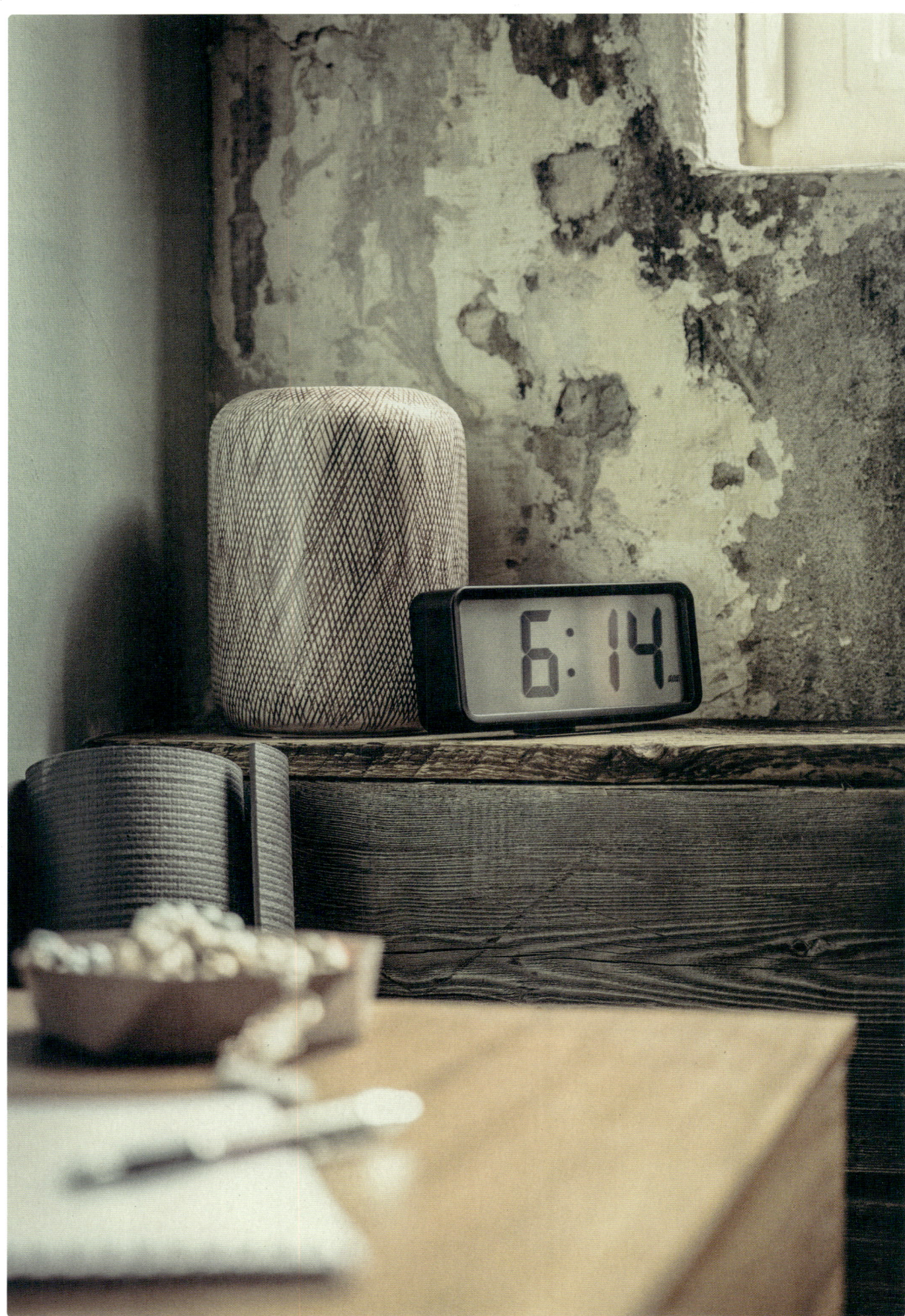

Ich glaube, irgendwann steigen wir alle mal aus. Ich meine damit, dass fast jeder für eine kurze oder längere Zeit einfach einmal damit aufhört, Yoga zu praktizieren. Und dann sind sie auch schon da, die guten Vorwände und warum es gerade zeitlich nicht damit klappt, wieder auf die Matte zu gehen.

Besonders dann, wenn uns sehr viele Gründe dagegen einfallen, brauchen wir Yoga höchstwahrscheinlich am meisten. Yoga stärkt uns besonders in Phasen, in denen alles drunter und drüber geht, wenn uns kaum Zeit bleibt und wir vor Ängsten und Sorgen nur so überquellen.

Das Herz deiner Yogapraxis ist Hingabe und Verbindlichkeit. Das bedeutet, dass du dir selbst ein Versprechen gibst und auch dazu stehst. Mach dich direkt hier und jetzt von all deinen gewohnten Ausflüchten und Entschuldigungen frei. Plane jeden Tag ein paar Minuten Zeit für deine Praxis ein.

Yoga lebt von der Regelmäßigkeit! Auch wenn wir gerne sagen, dass wir keine Zeit dafür haben, können die meisten von uns doch die Zeit aufbringen – meist planen wir sie nur nicht gut genug ein. Versuche einmal das Wort „Zeit", wann immer du es benutzt, durch das Wort „Leben" zu ersetzen. Wie fühlt sich das an?

Täglich zumindest eine kurze Sequenz zu üben ist wichtiger, als einmal pro Woche eine riesige Yogasession einzuplanen.

Die schönste Neuigkeit für alle, die keine oder wenig Zeit (Leben) haben: Die Yogapraxis darf auch mal nur zehn Minuten dauern. Habe nicht das Gefühl, dass unter 60 Minuten „nichts drin" sei. Schraube lieber den Anspruch runter und lasse dafür Yoga alltäglicher werden. Das ist so wie beim Zähneputzen: Wenn du zweimal vergisst, deine Zähne zu putzen, dann putzt du beim nächsten Mal auch nicht eine halbe Stunde. Es ist vielmehr die Regelmäßigkeit, die es bringt.

# VORBEREITEN
## Die richtigen Hilfsmittel verwenden

*»Vor allem anderen ist die Vorbereitung
der Schlüssel zum Erfolg.«*
A. Graham Bell

„Der schlaue Yogi nimmt sich Hilfsmittel." Diesen Spruch habe ich einmal von einem meiner Lehrer gehört und seitdem nicht mehr vergessen. Und recht hat er, denn Yoga ist wahrlich keine olympische Disziplin und wir bekommen am Ende unserer Praxis auch keine Medaille oder ein Zertifikat dafür, dass wir besonders gut waren.

Wir praktizieren nur für uns und nicht für den Lehrer oder irgendwelche Mit-Yogis, daher heißt die Devise: lieber sicher und genau praktizieren statt unachtsam und zu gewagt. Die Einzigen, die uns Leistungsdruck machen bei unserer Praxis zu Hause, sind wir selbst. Daher solltest du lieber neue Stellungen mit den richtigen Hilfsmitteln ausprobieren und dich auf eine entspannte und genügsame Reise einstellen. Oder wie es so schön vor der Eingangstür meines Lieblingsstudios in Hamburg heißt: **„Please leave your shoes and your ego at the door.** – Bitte lass deine Schuhe und dein Ego vor der Tür."

Manchmal sind wir uns zu schade für die Hilfsmittel, verfehlen dadurch aber oft die richtige Dehnung oder finden es in der Stellung einfach nur sensationell ungemütlich. In der Entwicklung unserer Praxis sind Block und Gurt essenziell und erhalten uns die Freude an der Übung.

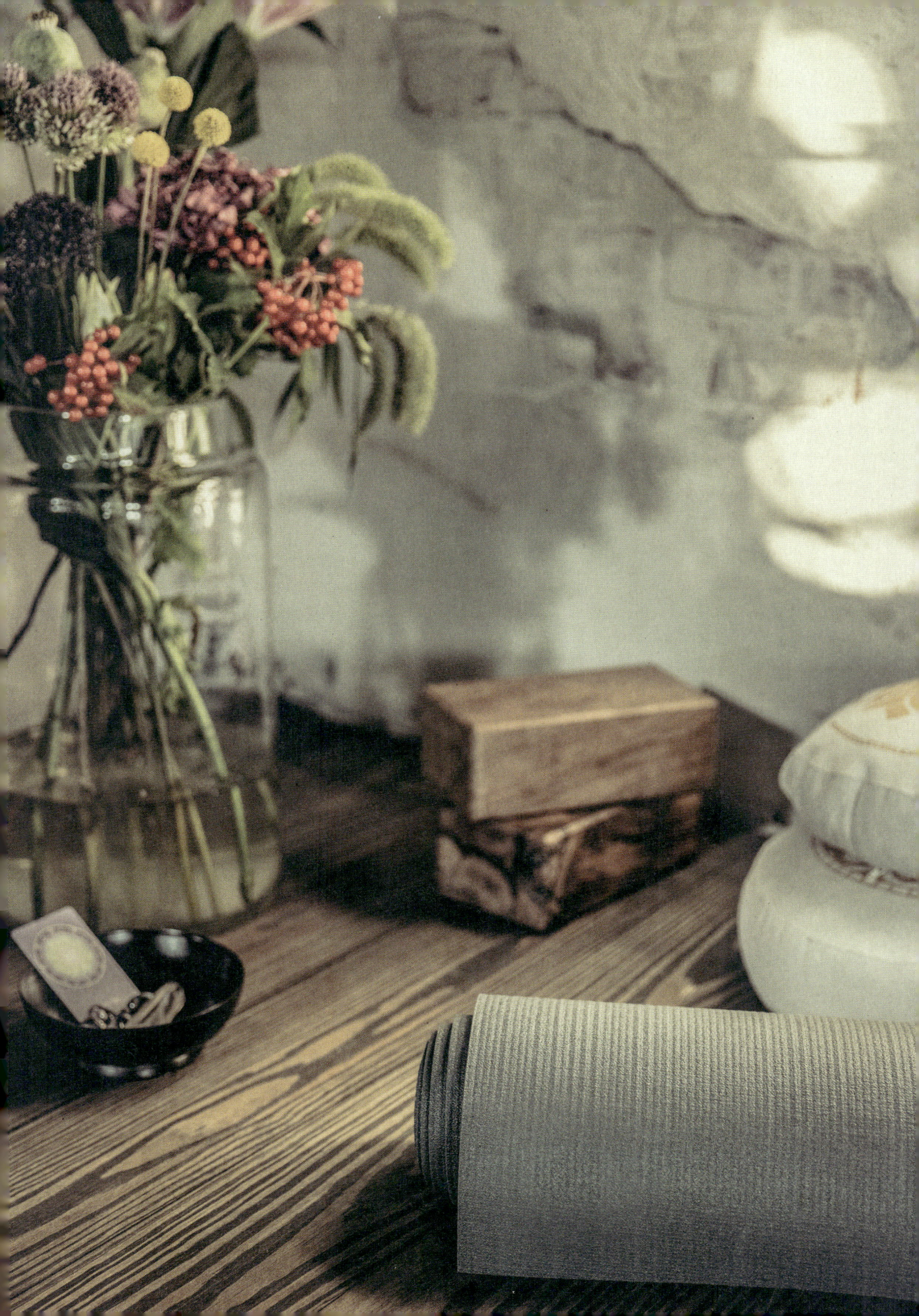

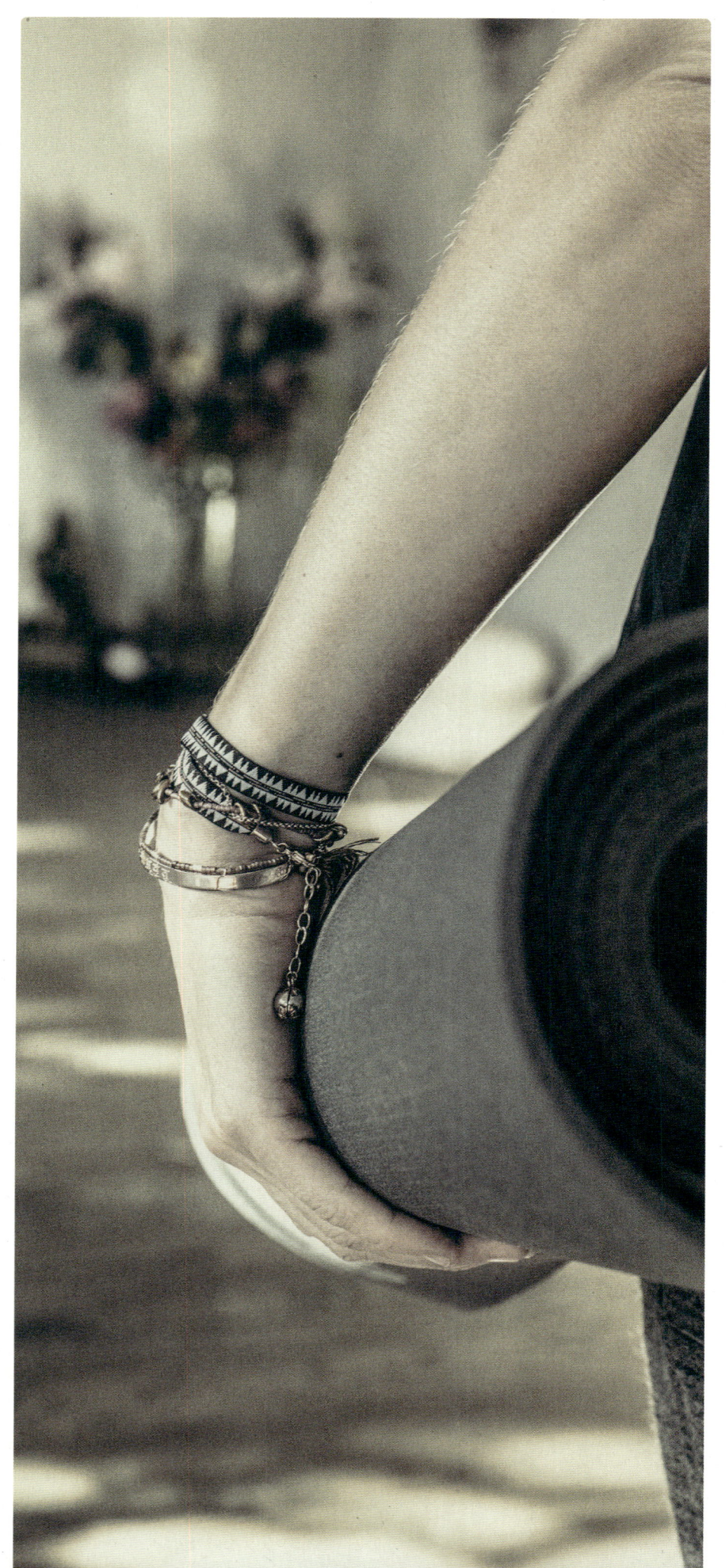

Als Yoganeuling tut es am Anfang eine einfache und günstige Yogamatte. Falls du Yoga tatsächlich für dich entdeckt hast und regelmäßig praktizieren möchtest, dann empfehle ich, dass du dir jetzt eine richtig gute Matte zulegst.

Ich habe die Erfahrung gemacht, dass sich eine Matte in guter Qualität im Laufe eines Yogalebens auszahlt, auch wenn für gute Matten häufig hohe Preise verlangt werden. Doch diese Investition lohnt sich, denn durch eine gute Matte wirst du mehr Freude an der eigenen Praxis haben. Eine Yogamatte ist deine wichtigste Investition beim Yoga. Verschiedene Stile brauchen verschiedene Matten. Auch dein Körpertyp bestimmt, welche Matte für dich geeignet ist.

Für dynamisches und schweißtreibendes Yoga wie Vinyasa-Flow, Hatha Yoga oder Bikram Yoga – und auch für die Praxis in diesem Buch – empfehle ich vor allem rutschfeste Matten. Wer beim Yoga schnell schwitzige Hände bekommt, für den eignen sich Matten aus Naturgummi, die nicht ganz glatt in der Oberfläche sind, sondern ein wenig „Grip", also Griffigkeit, haben. Kuschelige Matten aus Schafswolle eignen sich für ruhigere Yogaarten, Meditation und therapeutisches Yoga.

Matten mit einer Dicke von 7 bis 9 Millimetern sind schonender für die Gelenke, vor allem für vorbelastete Knie.

Reisematten (mit einer Dicke von nur 2 bis 3 Millimetern) sind leicht und deshalb besonders gut zu transportieren. Sie eignen sich allerdings eher als Zweitmatte für unterwegs.

Die Standardlänge einer Matte beträgt etwa 173 Zentimeter. Viele Anbieter haben aber auch längere Matten im Sortiment. Die lohnen sich schon ab einer Körpergröße von 174 Zentimetern.

Egal aus welchem Material die Matte ist, anfangs riechen alle sehr intensiv. Richtig gut und rutschfest wird eine Yogamatte erst, wenn du viel auf ihr praktiziert hast.

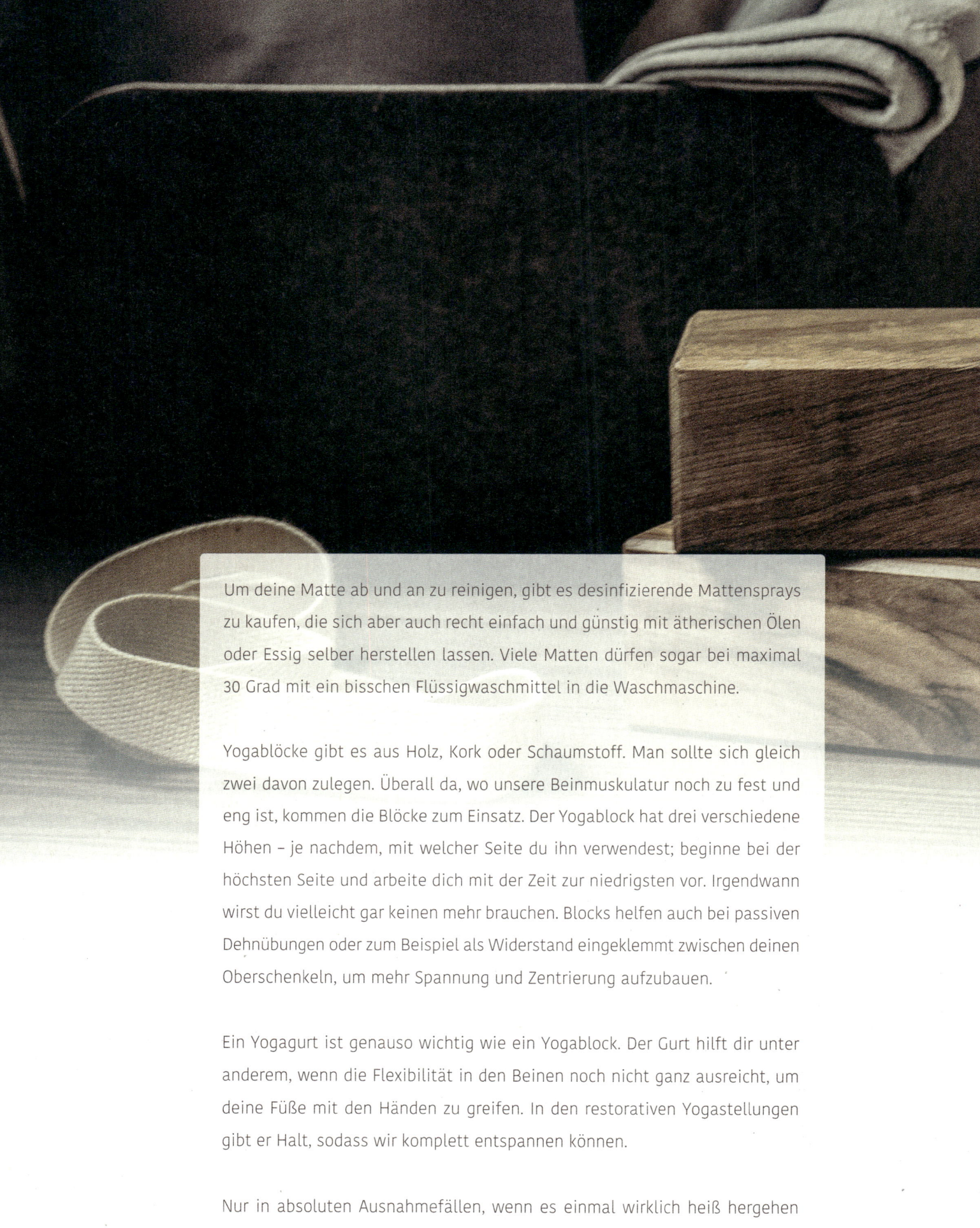

Um deine Matte ab und an zu reinigen, gibt es desinfizierende Mattensprays zu kaufen, die sich aber auch recht einfach und günstig mit ätherischen Ölen oder Essig selber herstellen lassen. Viele Matten dürfen sogar bei maximal 30 Grad mit ein bisschen Flüssigwaschmittel in die Waschmaschine.

Yogablöcke gibt es aus Holz, Kork oder Schaumstoff. Man sollte sich gleich zwei davon zulegen. Überall da, wo unsere Beinmuskulatur noch zu fest und eng ist, kommen die Blöcke zum Einsatz. Der Yogablock hat drei verschiedene Höhen – je nachdem, mit welcher Seite du ihn verwendest; beginne bei der höchsten Seite und arbeite dich mit der Zeit zur niedrigsten vor. Irgendwann wirst du vielleicht gar keinen mehr brauchen. Blocks helfen auch bei passiven Dehnübungen oder zum Beispiel als Widerstand eingeklemmt zwischen deinen Oberschenkeln, um mehr Spannung und Zentrierung aufzubauen.

Ein Yogagurt ist genauso wichtig wie ein Yogablock. Der Gurt hilft dir unter anderem, wenn die Flexibilität in den Beinen noch nicht ganz ausreicht, um deine Füße mit den Händen zu greifen. In den restorativen Yogastellungen gibt er Halt, sodass wir komplett entspannen können.

Nur in absoluten Ausnahmefällen, wenn es einmal wirklich heiß hergehen sollte und meine Hände zu schwitzig werden, brauche ich ein zusätzliches

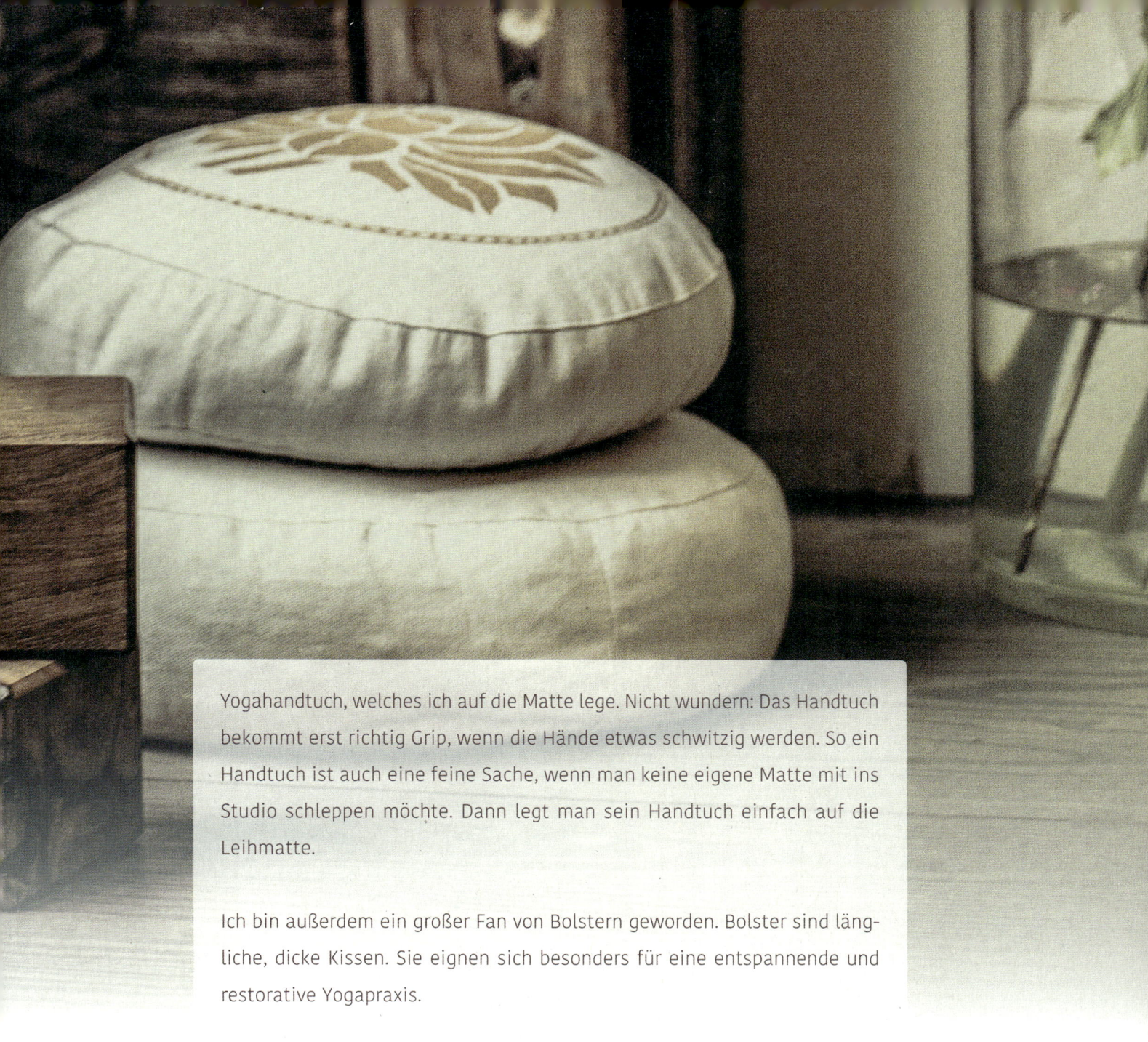

Yogahandtuch, welches ich auf die Matte lege. Nicht wundern: Das Handtuch bekommt erst richtig Grip, wenn die Hände etwas schwitzig werden. So ein Handtuch ist auch eine feine Sache, wenn man keine eigene Matte mit ins Studio schleppen möchte. Dann legt man sein Handtuch einfach auf die Leihmatte.

Ich bin außerdem ein großer Fan von Bolstern geworden. Bolster sind längliche, dicke Kissen. Sie eignen sich besonders für eine entspannende und restorative Yogapraxis.

Auch eine Decke ist äußerst praktisch und vielseitig einsetzbar. Sie sollte eine feste Struktur haben und sich fest rollen oder falten lassen. In Yogastudios werden häufig Möbelpackerdecken benutzt. Die sind wunderbar, um darauf zu sitzen, um sich in Shavasana zuzudecken, und ebenso als Hilfsmittel für restorative Yogastellungen einsetzbar.

Meditationskissen erleichtern das entspannte längere Sitzen. Sie heben dein Becken etwas an, sodass sich der untere Rücken in der natürlichen Kurve nach innen aufrichten kann. Hier gibt es verschiedenen Höhen und Dicken je nach Körpertyp.

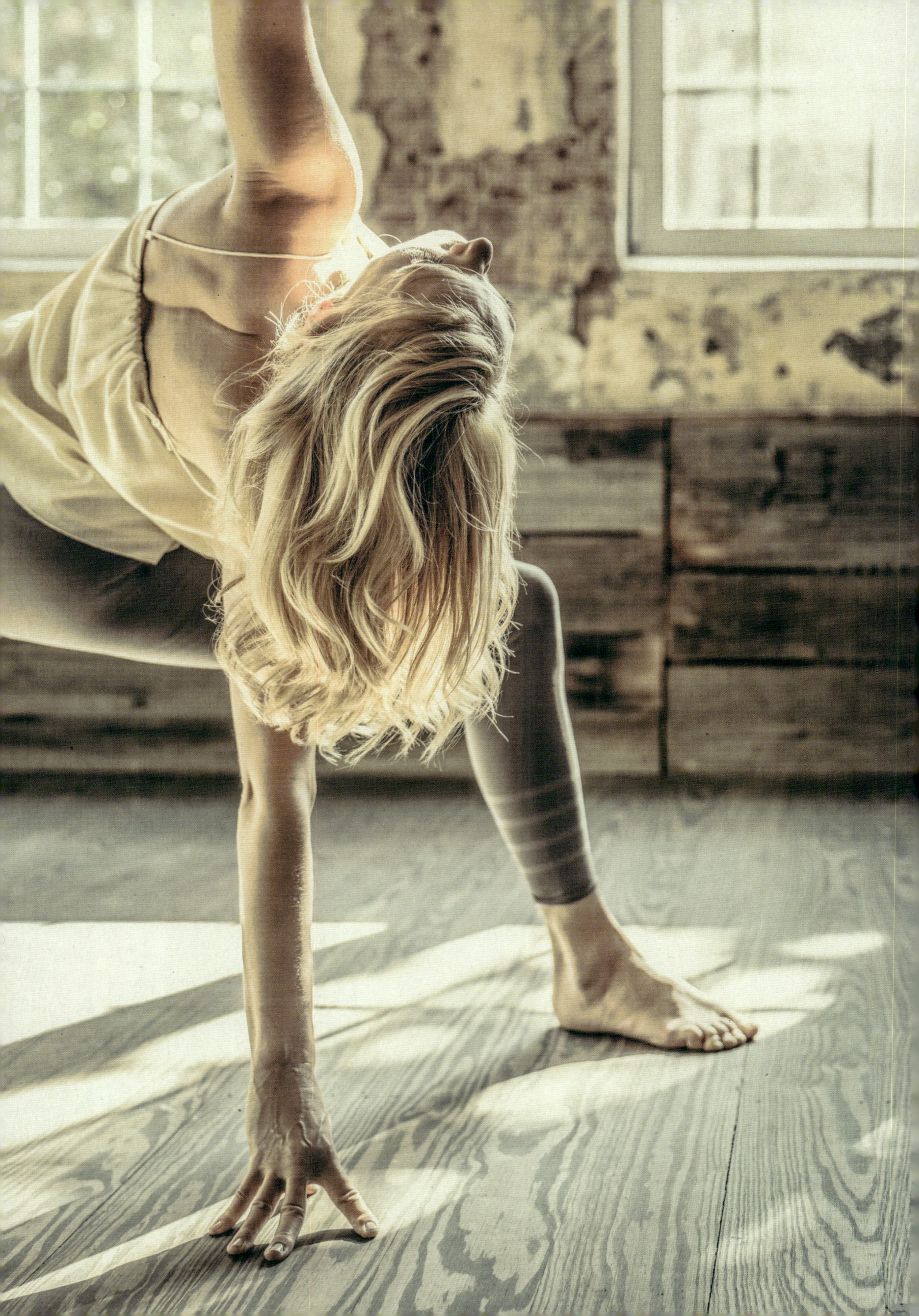

# ERFAHREN
## Das eigene Maß finden und Grenzen akzeptieren

*»Praktiziere und alles wird kommen.«*
Patthabi Jois

Es wird überliefert, dass der Hindu-Gott Shiva, der den Menschen die Weisheit des Yoga gebracht haben soll, über 8.400.000 Yogastellungen gekannt habe. Aber nein, keine Angst, die müssen wir nicht alle beherrschen. Weder geht es hier darum, den einarmigen Handstand zu beherrschen, noch darum, im Spagat mit den Händen freudig über dem Kopf ausgestreckt zu sitzen oder im Unterarmstand mit den Fußsohlen den Kopf zu berühren. Dies sind Yogastellungen, die uns oft sehr beeindrucken; sie dürfen dich dazu inspirieren, vielleicht eine neue Yogastellung zu lernen oder dich motivieren – die Stellungen jedoch, von denen du und dein Körper am meisten profitieren, sind die einfachen Stellungen. Dabei ist es egal, auf welchem Level du dich als Yogi oder Yogini befindest.

Je besser wir die Basics, die Grundlagen, beherrschen und über einen langen Zeitraum mit ruhigem Atem in ihnen verweilen können, desto leichter wird es uns dann im nächsten Schritt fallen, auch einmal eine gewagtere Stellung einzunehmen.

Versuche, in den Yogastellungen möglichst präzise in deiner Ausrichtung zu werden und darauf zu achten, dass dein Atem ruhig fließt.

Eine relativ häufige Bemerkung, die ich höre, wenn ich erzähle, dass ich Yoga unterrichte, ist: „Yoga? Ach nein! Dafür bin ich viel zu ungelenkig." Mmmhh … das ist für mich das Gleiche, als würdest du sagen: „Waschen? Ach nein! Dafür bin ich viel zu schmutzig!"

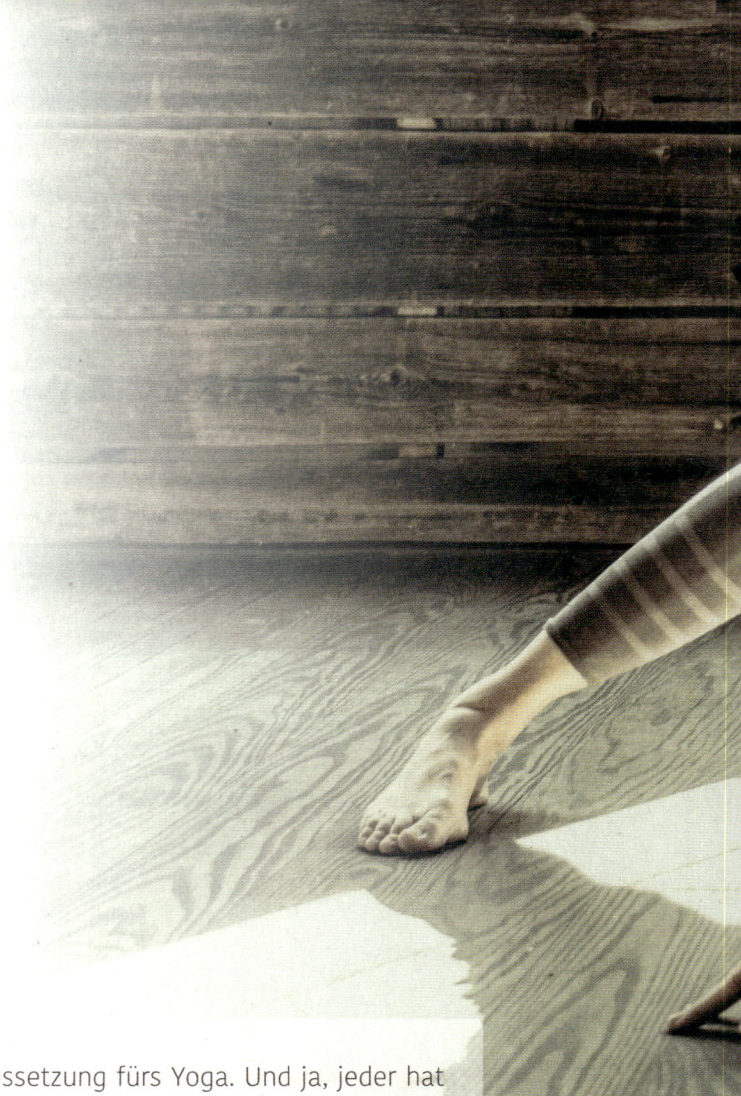

Nein ehrlich, es gibt keine Grundvoraussetzung fürs Yoga. Und ja, jeder hat eine andere Grundflexibilität, die er mitbringt. Und so ist das Level in offenen Kursen und in Anfängerklassen oft schon sehr unterschiedlich. Da hilft es, nicht zu viel nach rechts und links zu schauen und ganz bei sich zu bleiben.

Die Frage, die du dir stellen solltest, lautet nicht: Wie flexibel bin ich?, sondern: Wie flexibel möchte ich sein? Vielleicht flexibel genug, um dir die Schuhe zubinden zu können? Um mit den Kindern auf dem Boden zu sitzen? Oder dich nach acht Stunden Sitzen auf dem Bürostuhl noch gut zu fühlen? Im Yoga gibt es meist eine immer noch schwierigere, aufregendere Wow-Yogastellung, die man erreichen könnte. Und hey, das gilt auch für Yogalehrer! Es gibt sozusagen keinen Endpunkt an zu erreichender Flexibilität. Aber will man das? Um es mit den Worten von Leslie Kaminoff, einem Experten für Yoga und Anatomie, zu sagen: „Trainieren wir für den Cirque du Soleil?" Oder geht es vielmehr um die Erfahrung, die wir auf dem Weg machen?

Gerade wenn wir erste Erfolge im Yoga haben und die Stellungen zunehmend anspruchsvoller werden, wollen wir das „Immer-Mehr". Ich selbst habe die Erfahrung gemacht, dass es mich an keinen guten Ort führt. Oft sagt uns der

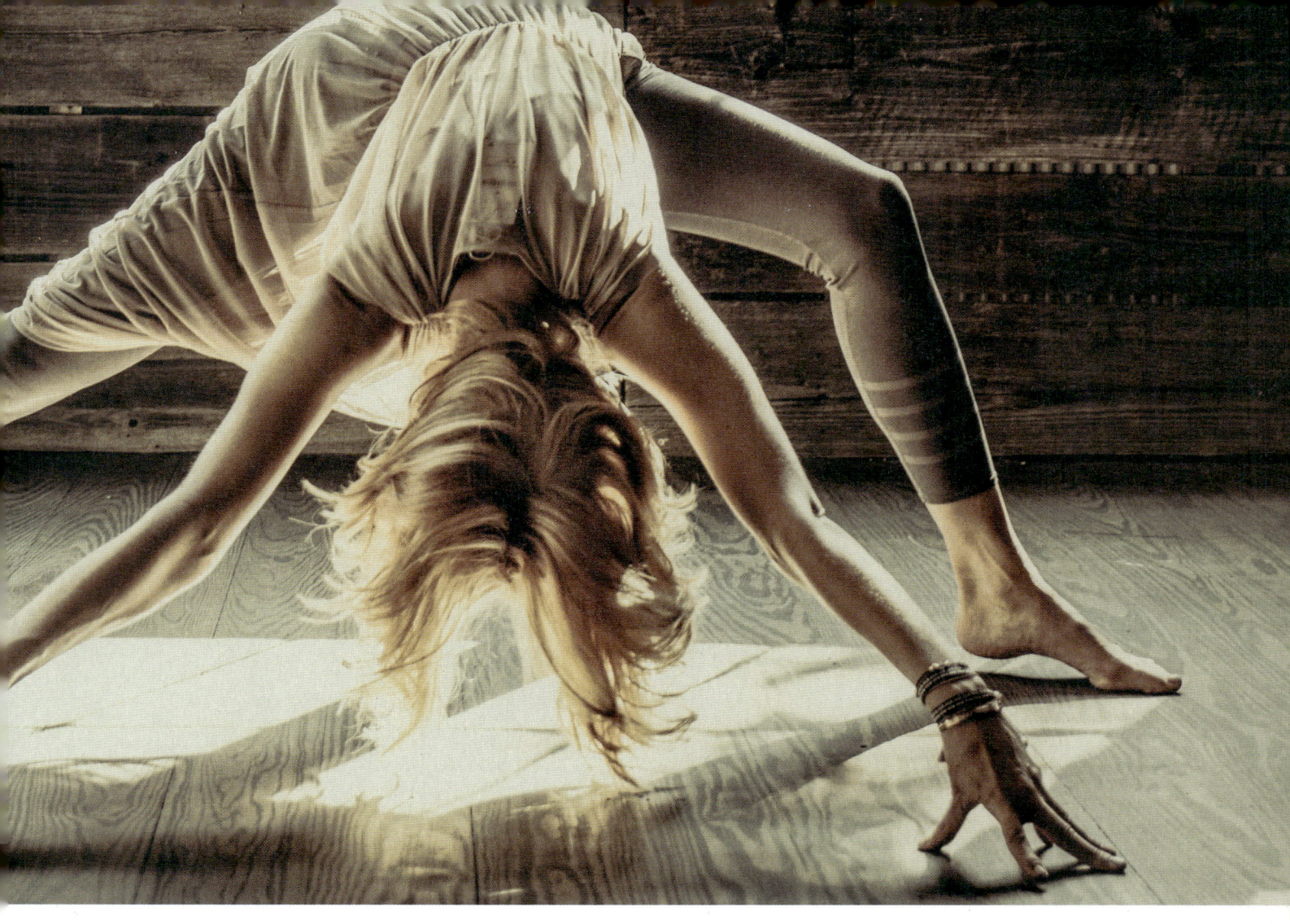

Körper, wann Schluss ist – noch bevor es der Kopf tut. Yoga bedeutet nicht so sehr, die schwierigsten Stellungen zu beherrschen, sondern führt uns eher zu der Frage: Wie gehe ich damit um, wenn ich an die eigenen Grenzen der Flexibilität stoße?

Hier ist eine große Tugend, die ich immer wieder auf der Matte erfahre, Geduld. Es braucht einfach Zeit für bestimmte Dinge, und das ist auch bei Yogaübungen so. Schon allein dafür lohnt es sich zu praktizieren. Damit komme ich zum Annehmen meiner selbst und der Dinge, die momentan möglich sind. Und das bringt mir die wunderbare Balance zwischen meinem Bemühen, das ich mit in die Stunde bringe, und dem Geschehenlassen dessen, was da ist; so entsteht eine Weichheit, die mir auch den Druck nimmt, tiefer in eine Stellung kommen zu wollen. Wenn das passiert, entstehen die tollsten Erfahrungen auf der Matte, die mich mehr und mehr zu meiner Flexibilität bringen.

Mein erster Yogalehrer hat es so schön beschrieben: Wir gehen immer wieder auf die Matte, damit der Körper flexibel wird; dann kann der Atem ungehindert und frei fließen und schließlich werden auch die Gedankenstrukturen im Kopf beweglicher und das Denken flexibler. Das ist die Flexibilität, nach der ich strebe und die mir Spaß macht. Und wie ist es bei dir?

Wenn wir Yoga praktizieren, stoßen wir oft an die eigenen Grenzen in Bezug auf unsere Flexibilität und Kraft – und dann ist es wichtig, achtsam mit uns umzugehen. **Ahimsa** ist das Prinzip der Gewaltlosigkeit, an das wir uns auch auf der Matte versuchen zu halten. Ich persönlich empfinde den Atem immer als ein gutes Indiz dafür, wie liebevoll ich mit mir selbst in der Stellung umgehe. Wenn der Atem stockt oder ich ganz aufhöre zu atmen, dann bin ich oft schon über die Grenze des Möglichen hinausgegangen. Wenn du die Yogastellungen praktizierst, schließe bewusst deine Augen und lasse dich vom Atem und nicht vom Willen führen.

Das Sanskritwort **Adhikara** wird oft mit „Schüler sein" gleichgesetzt. Genauer übersetzt heißt es: „die Fähigkeit, lernen zu wollen" bzw. „die Befähigung oder Autorisierung, einem Yogapfad zu folgen".

Was genau ist mit dieser Kompetenz gemeint?
Es bedeutet, die Neugierde zu bewahren und den Geist eines Anfängers zu pflegen, das heißt auch, als Schüler derjenige zu sein, der eine Frage mal zuerst an den Lehrer stellt. Und es gehört dazu, Ausdauer zu haben, empfänglich zu sein für Neues, fähig zu sein, sich dem Fluss anzuvertrauen, und die Sehnsucht und den Enthusiasmus zu pflegen, mehr zu erfahren. Es ist die Art und Weise, wie wir unser Inneres pflegen, damit die Lehren, wenn sie zu uns kommen, dort auch gesät werden können.

Lasse dir also Zeit, **dein Yoga zu erfahren,** anstatt es nur mit dem Kopf zu erleben. Es ist Tag für Tag eine wunderbare neue Reise, auf die wir uns begeben.

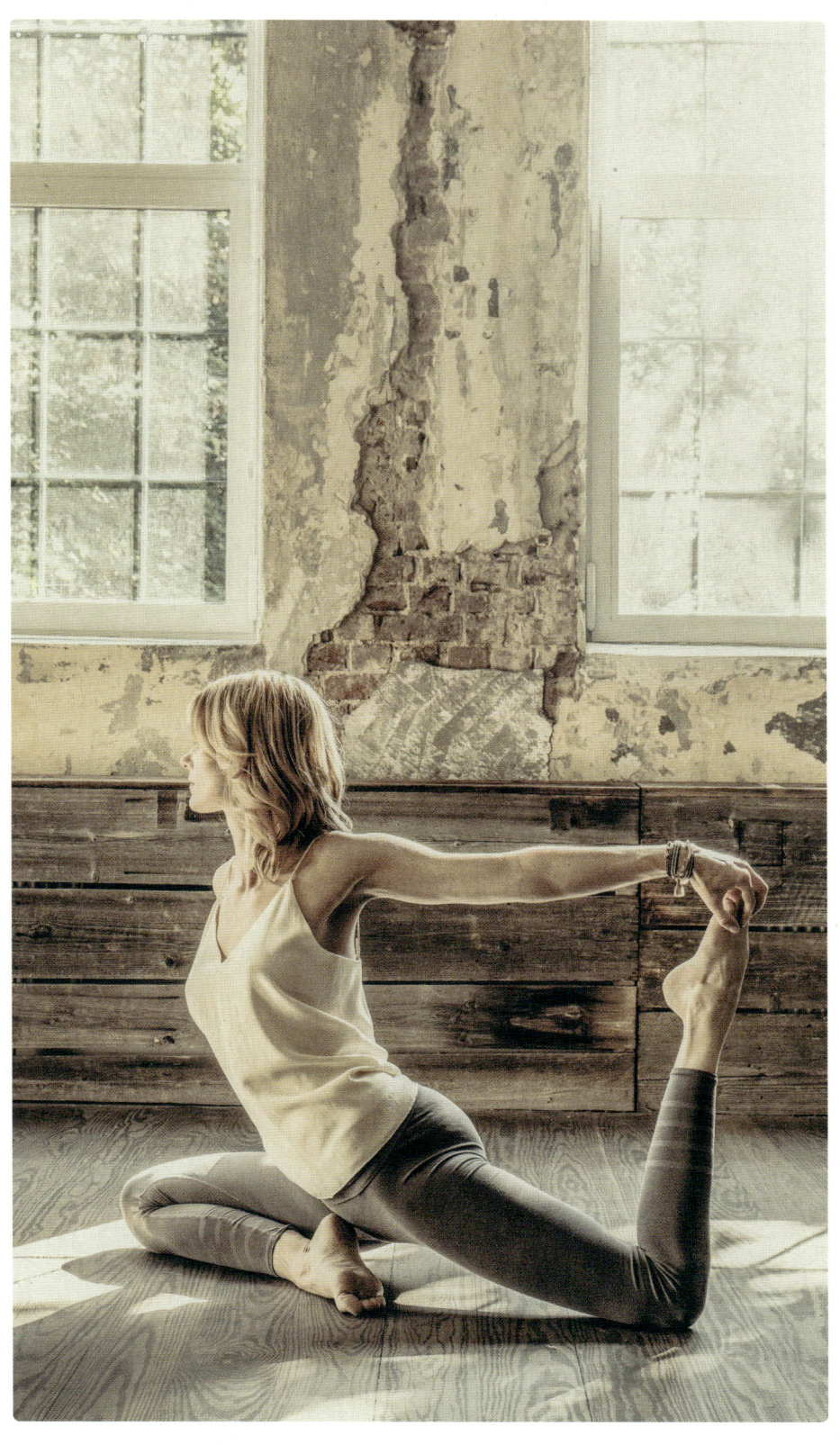

# VERSTEHEN
## Der Aufbau einer Yogaeinheit in einfachen Schritten

*»Leben ist das erste Geschenk, Liebe das zweite und Verständnis das dritte.«*
Marge Piercy

Eine eigene Praxis für zu Hause zu etablieren, scheitert häufig am Wie und am Was. Meine Intention mit diesem Buch ist es, dir die Informationen „hinter den Stellungen" zu geben und außerdem Tipps zur korrekten Ausführung und Inspiration fürs Dranbleiben, sodass du mit einem einfach umsetzbaren Modulsystem deine Yogapraxis kreativ und deinen Bedürfnissen entsprechend Tag für Tag anpassen kannst.

Ich denke beim Aufbau einer Yogapraxis gerne ans Essen, vielleicht weil ich selbst so leidenschaftlich gerne esse und weil eine Yogapraxis ähnlich nährend für den Körper sein kann. Ich stelle mir also vor, wie ich hungrig in die Küche gehe oder mich im Restaurant an den Tisch setze, und dabei frage ich mich: Wonach ist mir? Worauf habe ich wirklich Hunger? Wie soll meine Vorspeise schmecken, was soll mein Hauptgericht werden und was brauche ich noch als Nachtisch, um das Ess-Erlebnis abzurunden?

Genauso gehe ich auch auf die Matte und frage mich dabei: Was braucht mein Körper heute? Was braucht mein Geist? Welchen Nutzen, welche Stärke will ich heute mitnehmen? Das kann jeden Tag gerne etwas anderes sein, denn auf Milchreis hätten wir schließlich auch nicht Tage hintereinander Lust, oder?

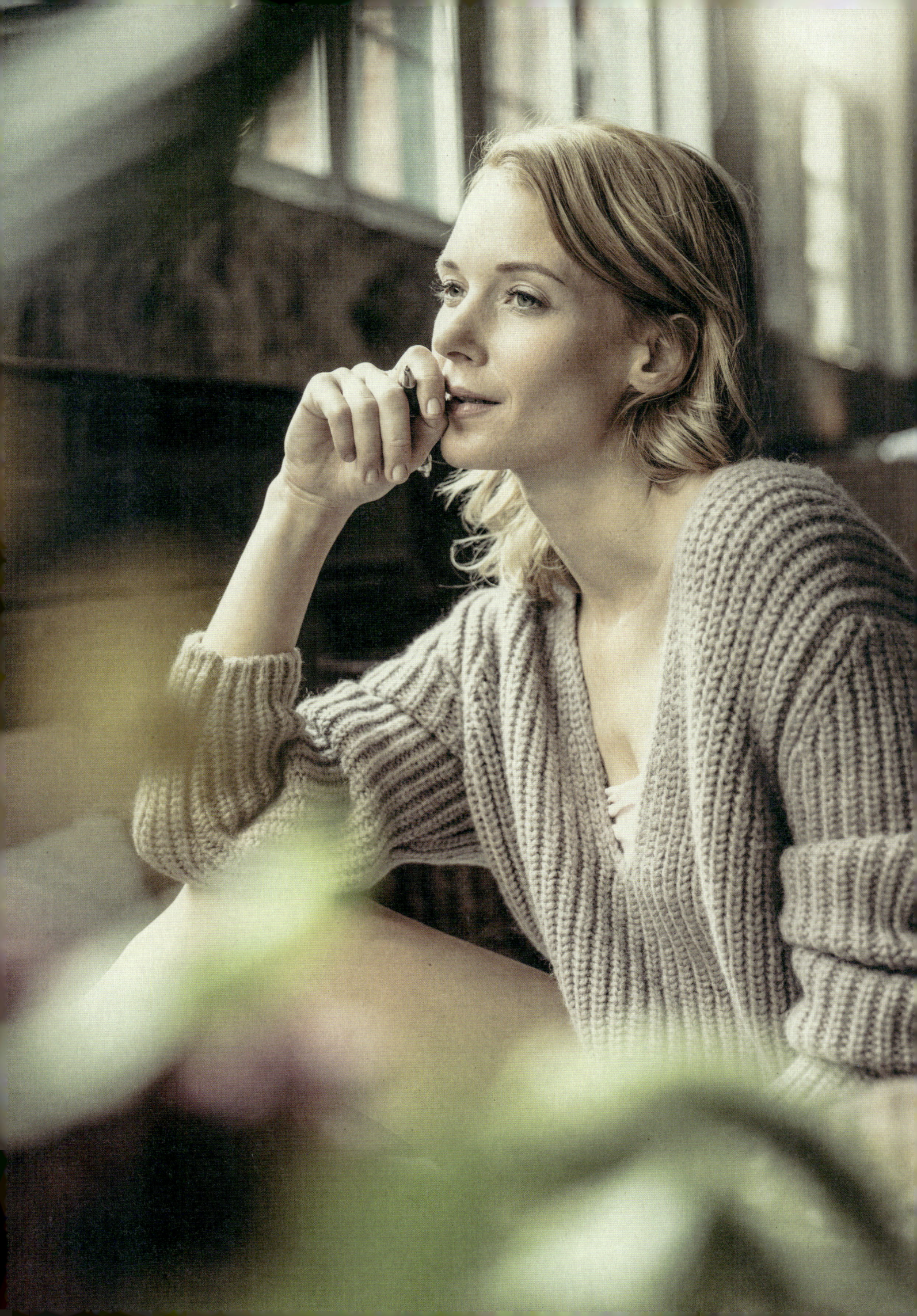

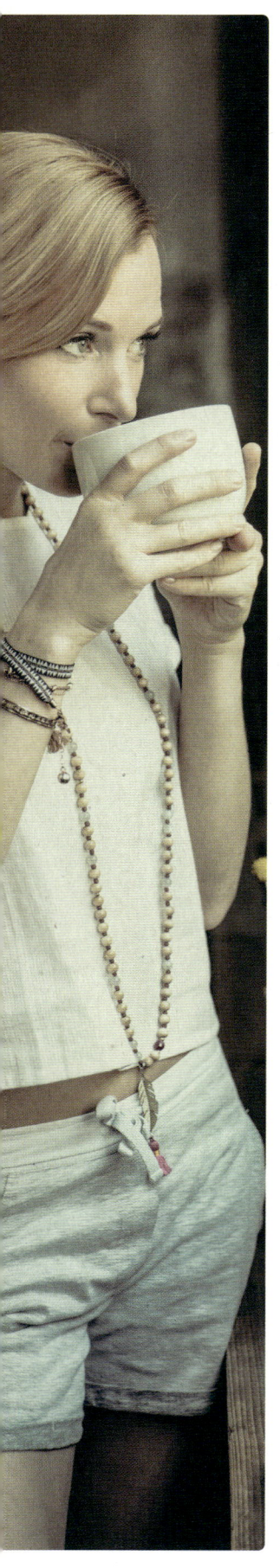

Der erste Schritt besteht darin herauszufinden, was du gerade körperlich, mental und emotional brauchst, womit du dich also nähren möchtest. Danach wählst du deine Yogastellungen für diesen Tag aus.

> »Organisieren ist das, was man tut, bevor man etwas tut, damit dann, wenn man es tut, nicht alles drunter und drüber geht.«
> A. A. Milne

Im Yoga haben wir einen Beginn, die sogenannte Aufwärmphase, zum Ankommen in unserem Körper, um bewusst zu atmen und um einen zentrierenden Einstieg zu bekommen. Darauf folgt der Hauptteil mit den eigentlichen Stellungen. Und am Ende gibt es eine Cooldown-Phase und die Endentspannung (Shavasana), was mit dem Dessert zu vergleichen ist und damit der Praxis einen süßen und ausgleichenden Abschluss verleiht.

Das Ganze dient dazu, dass wir uns nicht verletzen, der Körper ausreichend vorbereitet ist und wir den größtmöglichen Nutzen aus unserer Praxis ziehen können, sowohl körperlich als auch mental. Deine Yogapraxis sollte ein sicheres, harmonisches und ganzheitliches Erlebnis sein.

Im Folgenden betrachten wir die Yogapraxis aufgeteilt in diese drei Bereiche, sozusagen nach dem Baukastenprinzip.

Um deine Praxis individuell deinen Bedürfnissen anzupassen, ohne dabei immer die gleiche vorgegebene Abfolge praktizieren zu müssen, kannst du dein Yogaprogramm mit diesem Modulsystem selbstständig und sicher zusammenstellen und gut für dich sorgen. Dabei ist es so wie mit einer Diät oder Ernährungsempfehlung: Sie funktioniert vor allem dann gut, wenn du lernst, auf deinen Körper zu hören und dabei abzuspeichern, wie sich bestimmte Yogahaltungen für dich anfühlen und wie du dich danach fühlst.

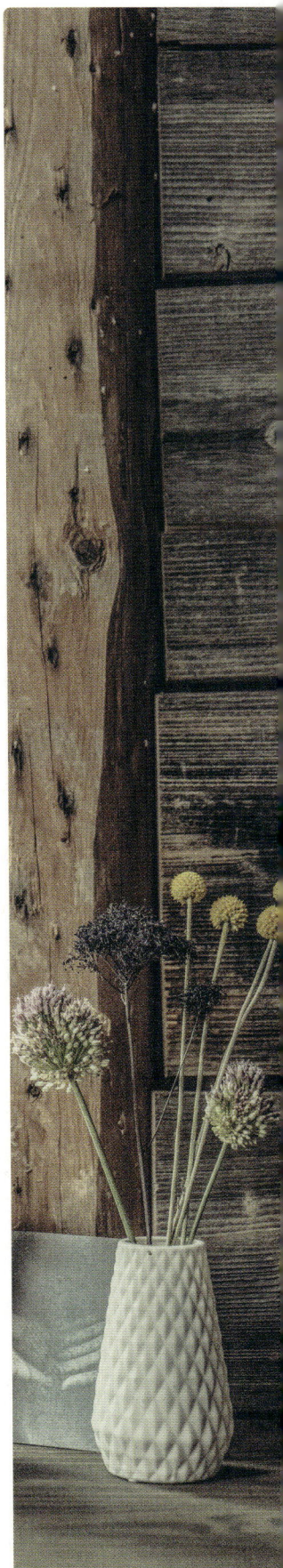

## Die Ankomm- und Aufwärmphase

»Es ist deine innere Haltung zu Beginn einer Aufgabe,
die entscheidet, ob es ein Erfolg oder Misserfolg wird.«
Corrine Dewlow

Der Beginn deiner Yogapraxis hat genauso wie der Beginn eines neuen Jahres etwas Frisches und Aufregendes. Alles ist möglich. Wo beginnst du? Was möchtest du erzählen, erleben, erschaffen? Was braucht dein Körper, deine Seele, dein Herz und dein Geist heute?

Du darfst bestimmen, wie es werden soll, genauso wie du jeden Tag deine Realität bestimmst. Du bestimmst dein Leben mehr, als du manchmal glaubst, und du hast mehr Einfluss darauf, als du annimmst. Was du siehst und was du nicht siehst; was du hörst und in welchem Moment du nicht zuhörst – du bestimmst deine Wahrnehmung. Du bestimmst, wie du etwas empfangen möchtest.

Wenn deine Grundeinstellung zum Beispiel eher negativ, skeptisch und ängstlich ist, wirst du das mit in deine gegenwärtige Situation hineininterpretieren. Du empfindest das Gesagte oder die beteiligte Person vielleicht als unnahbar oder verletzend und denkst, etwas sei gegen dich gerichtet oder jemand mag dich nicht.

Wenn deine Grundeinstellung hingegen eher positiv, liebevoll und großzügig ist, dann nimmst du dein Gegenüber und das Gesagte als vertraut, freundlich, annehmbar und verzeihbar wahr.

Unser Leben ist ein ständiger Austausch von Energien. Wenn du schlecht drauf bist, ändert sich dein Gesichtsausdruck, dein Blick, die Art, wie du Auto fährst, der Ton deiner Stimme und und und. Wenn du gute Laune hast, schwingt dein Gang, deine Stimme ist freundlich, du lächelst, vielleicht bist du verliebt.

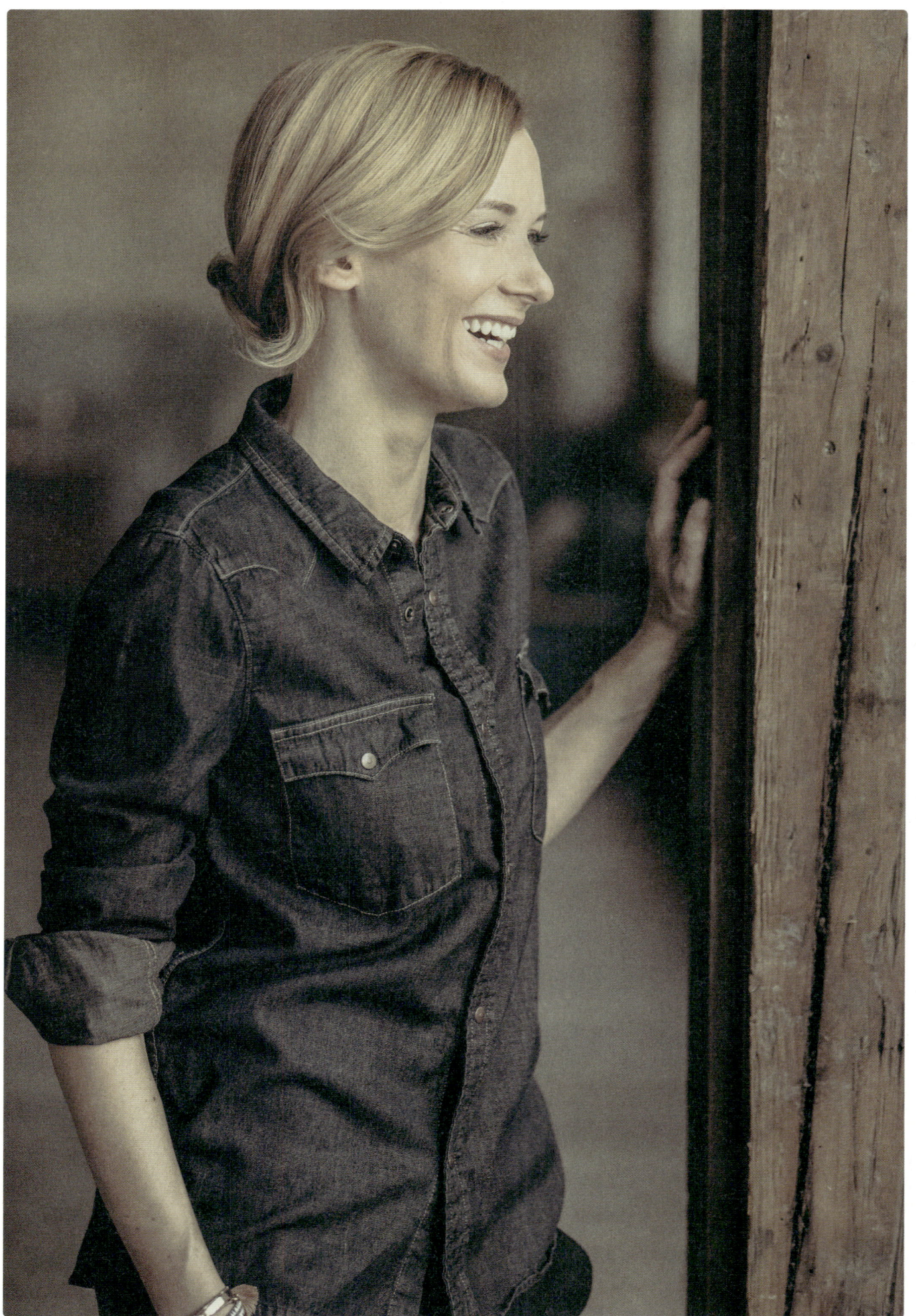

Die Energie, die wir ausstrahlen, kommt zu uns zurück, und der Energie liegt immer ein Gefühl zugrunde. Wir können dieses Gefühl in uns erkennen und damit auch die Energie, mit der wir unserem Leben und den Menschen darin begegnen. Wir können das Gefühl benennen und verstehen, woher es kommt. Wir können Gefühle akzeptieren und lernen, mit ihnen umzugehen. Deine Yogapraxis kann wunderbar ausgleichend für deine Energie und damit auch für deine Gefühle sein.

Bevor du deine Praxis beginnst, tauche für einen Moment ein bei dir selbst, indem du die Augen schließt, dich mit dir verbindest. Atme und fühle, was du gerade für dich brauchst. Dieser ruhige Beginn deiner Praxis dient dem Ankommen im Körper, im Geist und im Herzen. Nutze diesen Moment, um bei dir selbst einzuchecken. Wie fühlst du dich heute? Was braucht dein Körper gerade? Welche Qualitäten möchtest du erfahren?

Das Sanskritwort **Pratyahara** bedeutet wörtlich so viel wie „zurückziehen, abziehen" und es ist eine Art „Fasten" der Sinne damit gemeint; sich für eine Weile aus der äußeren Welt mit all ihren Einflüssen zurückzuziehen, sich zurücknehmen, um mehr auf seine innere Welt hören zu können. Versuche in deiner Yogapraxis die Wahrnehmung durch deine Sinne zu reduzieren und konzentriere dich auf Impulse und Wahrnehmungen, die für Körper, Geist und Seele nahrhaft sind.

Wenn du dich so für einen Augenblick von der Welt mit all ihren Reizen loslösen kannst, werden die neuen Erfahrungen umso intensiver und du wählst bewusster aus, was dir guttut.

Das darauf folgende Aufwärmen besteht aus einfachen Übungen, die oft mit dem Atem verbunden sind. Diese simplen ersten Wahrnehmungs- und Atemübungen helfen uns dabei, aus dem Kopf herauszukommen und im Körper anzukommen. Sie bringen uns in die Achtsamkeit und schützen uns vor Überdehnungen oder Verletzungen.

# Der Hauptteil

Wir haben im Yoga verschiedene Kategorien an Stellungen, dazu gehören unter anderem Vorwärtsbeugen, Hüftöffner, Rückwärtsbeugen, Standstellungen, Armbalancen, Twists, Core-Übungen, Umkehrstellungen und passive Stellungen. Jede dieser Kategorien hat eine etwas andere Wirkung auf den Körper, sorgt zum Beispiel für Anregung oder Ausgleich und kann dich auf emotionaler Ebene positiv beeinflussen. So lassen sich die entsprechenden Stellungen also optimal auswählen und zusammensetzen, um den Effekt zu erzielen, den du gerade in diesem Moment brauchst. Für mich bedeutet die Yogapraxis Fürsorge für das eigene Wohlsein.

Hier ist ein Überblick über die Stellungskategorien und wofür sie stehen:

## Standstellungen

B. K. S. Iyengar nannte sie „Donkey Work – Esels Arbeit", also harte Arbeit, die sehr viel Bemühen erfordert, aber gemacht werden muss. Standstellungen erfordern viel Kraft und bauen sie dementsprechend auch in hohem Maß auf. Sie stabilisieren uns auf vielen verschiedenen Ebenen. Die gleichmäßige Verbindung der Füße zum Boden ist in den Standstellungen essenziell, sie hilft uns dabei, uns zu erden und unseren Platz in der Welt einzunehmen. Standstellungen haben viel mit Balance zu tun und verbessern unsere Koordination und unser Gleichgewicht.

**Mentale und emotionale Themen bei Standstellungen:**
Erdende und beruhigende Wirkung, fördern die Konzentration, ausgleichend fürs Nervensystem

**Körperliche Themen bei Standstellungen:**
Körperhaltung optimieren, Gleichgewicht und Koordination verbessern, Muskelaufbau, Ausdauer optimieren

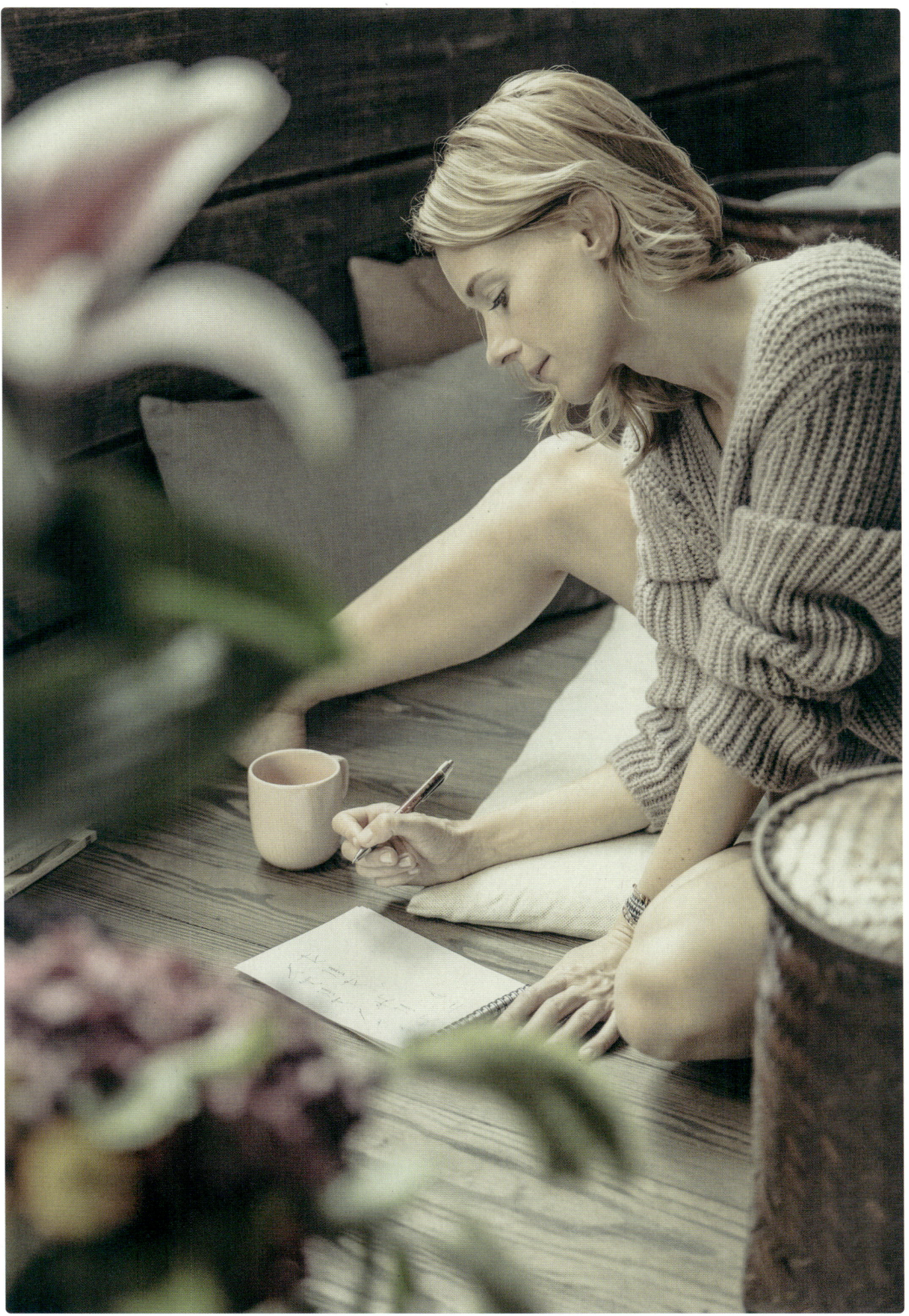

## Core-Übungen

In unserer Yogapraxis können wir durch eine starke Rumpfmuskulatur jede Yogastellung verbessern. Dies gibt uns auch das Gefühl von Balance und Leichtigkeit. Core-Arbeit verbindet uns mit unserem Fühlen. Es schafft eine Verbundenheit zur angeborenen inneren Intelligenz. Das ist wichtig in herausfordernden Yogastellungen, wenn du vor der Frage stehst: Wie weit gehe ich in die Haltung hinein? Und es geht hier auch darum, zentriert zu sein in deiner Mitte (Core), wenn du nach draußen in die Welt trittst, sodass du nicht zum Fußabtreter wirst von jedem, der eine stärkere Persönlichkeit hat.

**Mentale und emotionale Themen bei Core-Übungen:**
Spiritueller und ethischer Halt, sich mit den eigenen Werten verbinden, aus der Ohnmacht heraus und in die eigene Macht kommen, Willenskraft, Entscheidungskraft, Selbstwertgefühl, eigene Stärke aufbauen, Gefühle und Erlebnisse verarbeiten, Tatendrang

**Körperliche Themen bei Core-Übungen:**
Lendenwirbelsäule stabilisieren, frühzeitige Abnutzung und degenerative Erkrankung der Lendenwirbelsäule verhindern, Atem vertiefen, Verdauung optimieren, Blutzufuhr verbessern, Sauerstoffversorgung optimieren

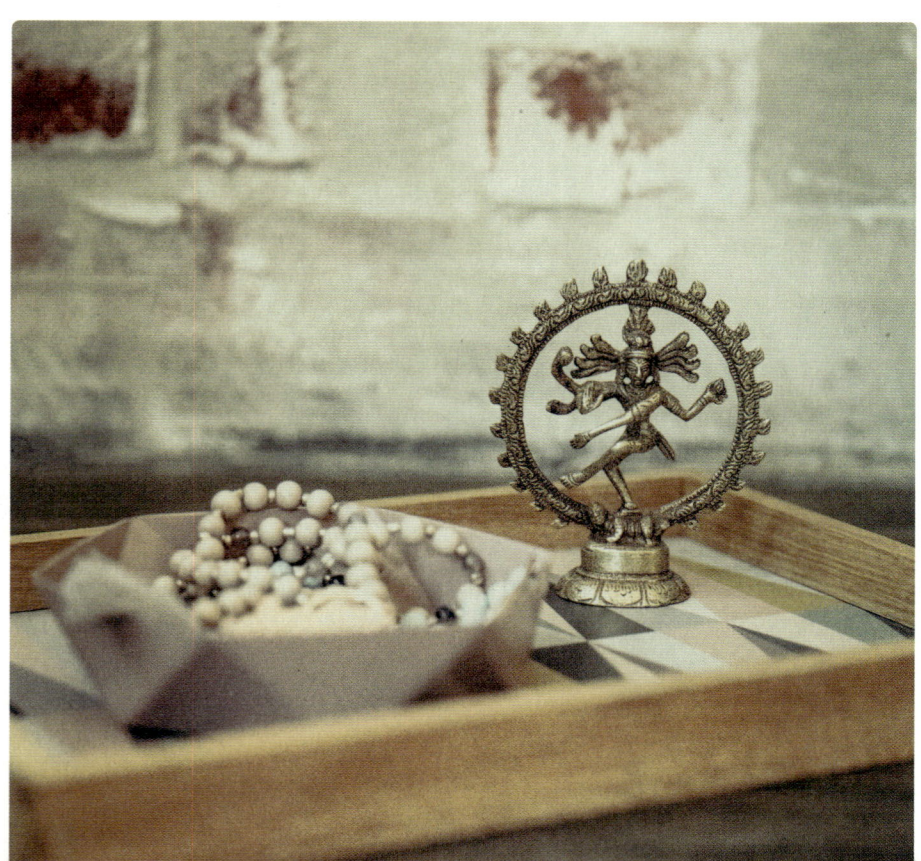

## Armbalancen

Armbalancen erfordern Kraft und Flexibilität zugleich. Sie fordern uns heraus, wieder neugierig zu sein wie Kinder und uns selbst auszuprobieren.

**Mentale und emotionale Themen bei Armbalancen:**
Angst überwinden, Perspektivenwechsel, Mut und Vertrauen aufbauen

**Körperliche Themen bei Armbalancen:**
Vorbeugung Osteoporose, Gleichgewichtsreflex wird verbessert, Muskulatur im oberen Rumpf und in den Armen aufbauen

## Hüftöffner

Hüftöffner sind ein Segen für alle, die viel Zeit im Sitzen verbringen. Der große Hüftbeuger, auch „Psoas major" genannt, hat sich ja schon ganz schön einen Namen gemacht. Er verkürzt sich durch zu langes Sitzen oder spannt sich reflexartig an bei jeglicher Form von Stress. Man sagt übrigens, unser Becken sei wie eine Schublade, in die man seine Emotionen und Erlebnisse steckt. Diese Anspannungen bleiben dort, bis wir sie über heilsame Hüftöffner aus dem Körper wieder entweichen lassen. Spannungen im Nervensystem werden dadurch aufgelöst und alles kommt wieder in Fluss.

**Mentale und emotionale Themen bei Hüftöffnern:**
Stress-Release, Erdung, Kreativität, schöpferische Kraft, Lebensfreude steigern, Veränderungen annehmen, Vertrauen, Selbstachtung, Erfolg, negative Energien loslassen, Geduld, Widerstände auflösen

**Körperliche Themen bei Hüftöffnern:**
Beweglichkeit steigern, Rückenschmerzen lösen, sitzender Haltung entgegenwirken

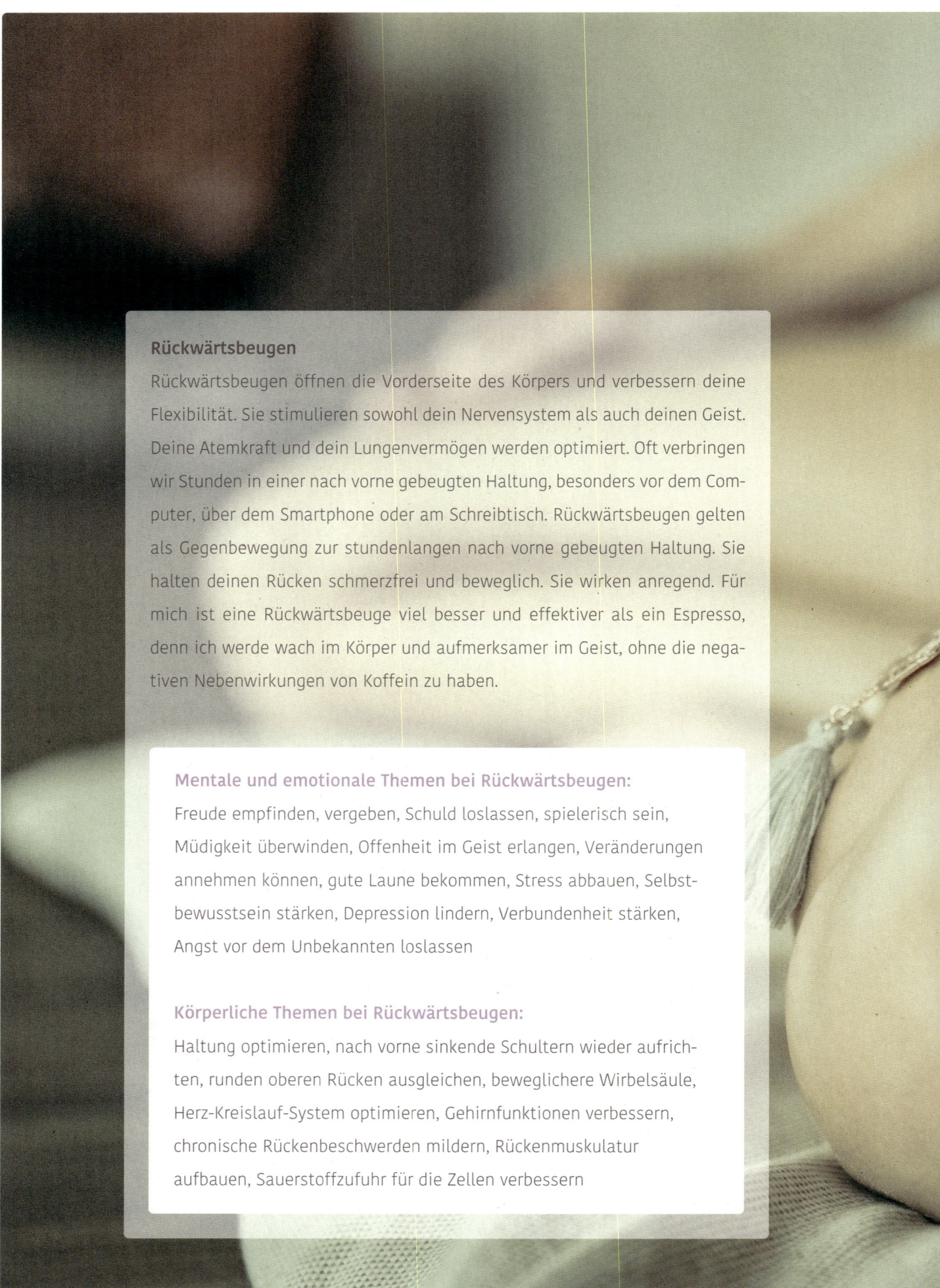

### Rückwärtsbeugen

Rückwärtsbeugen öffnen die Vorderseite des Körpers und verbessern deine Flexibilität. Sie stimulieren sowohl dein Nervensystem als auch deinen Geist. Deine Atemkraft und dein Lungenvermögen werden optimiert. Oft verbringen wir Stunden in einer nach vorne gebeugten Haltung, besonders vor dem Computer, über dem Smartphone oder am Schreibtisch. Rückwärtsbeugen gelten als Gegenbewegung zur stundenlangen nach vorne gebeugten Haltung. Sie halten deinen Rücken schmerzfrei und beweglich. Sie wirken anregend. Für mich ist eine Rückwärtsbeuge viel besser und effektiver als ein Espresso, denn ich werde wach im Körper und aufmerksamer im Geist, ohne die negativen Nebenwirkungen von Koffein zu haben.

#### Mentale und emotionale Themen bei Rückwärtsbeugen:

Freude empfinden, vergeben, Schuld loslassen, spielerisch sein, Müdigkeit überwinden, Offenheit im Geist erlangen, Veränderungen annehmen können, gute Laune bekommen, Stress abbauen, Selbstbewusstsein stärken, Depression lindern, Verbundenheit stärken, Angst vor dem Unbekannten loslassen

#### Körperliche Themen bei Rückwärtsbeugen:

Haltung optimieren, nach vorne sinkende Schultern wieder aufrichten, runden oberen Rücken ausgleichen, beweglichere Wirbelsäule, Herz-Kreislauf-System optimieren, Gehirnfunktionen verbessern, chronische Rückenbeschwerden mildern, Rückenmuskulatur aufbauen, Sauerstoffzufuhr für die Zellen verbessern

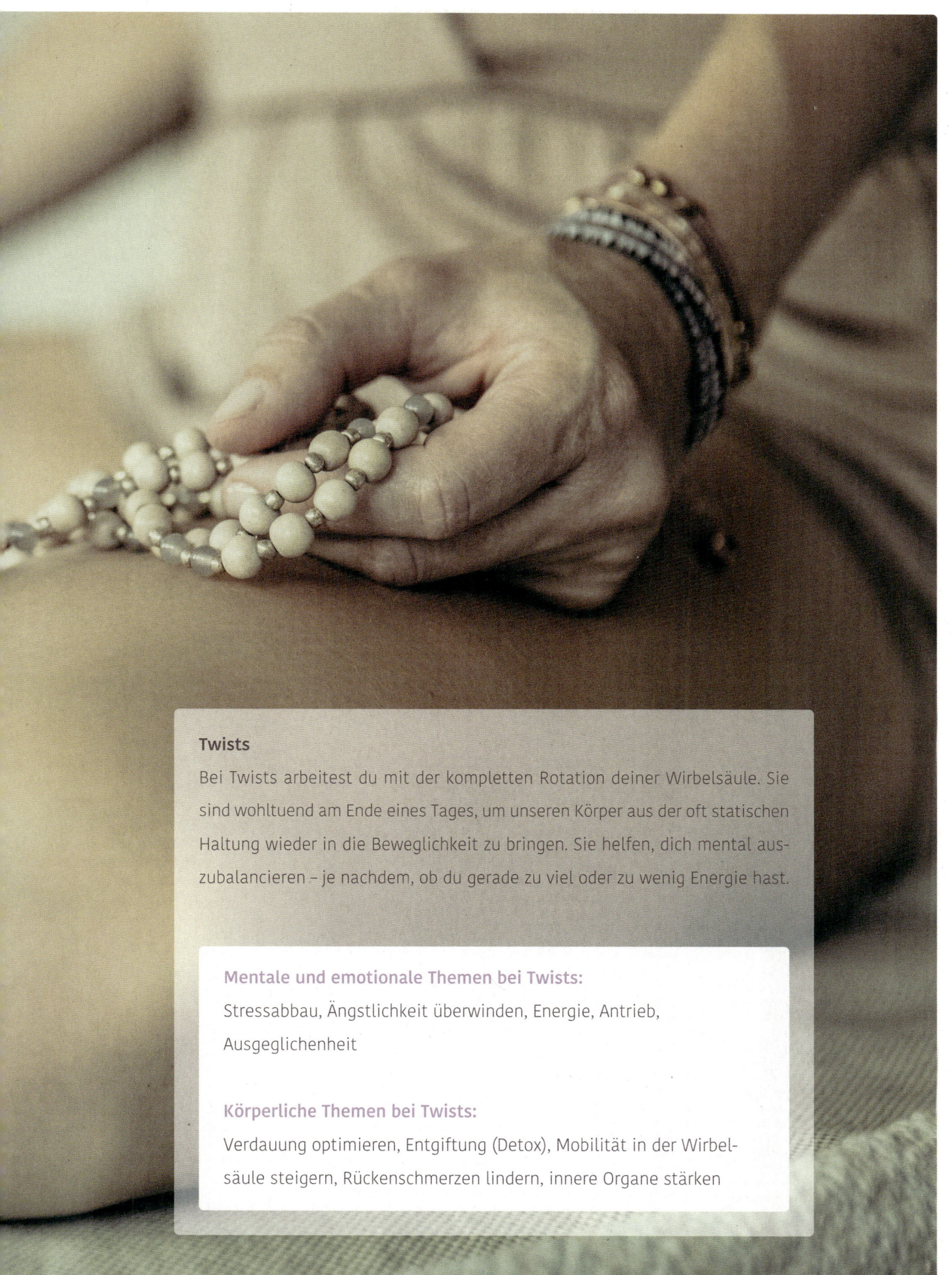

### Twists

Bei Twists arbeitest du mit der kompletten Rotation deiner Wirbelsäule. Sie sind wohltuend am Ende eines Tages, um unseren Körper aus der oft statischen Haltung wieder in die Beweglichkeit zu bringen. Sie helfen, dich mental auszubalancieren – je nachdem, ob du gerade zu viel oder zu wenig Energie hast.

**Mentale und emotionale Themen bei Twists:**

Stressabbau, Ängstlichkeit überwinden, Energie, Antrieb, Ausgeglichenheit

**Körperliche Themen bei Twists:**

Verdauung optimieren, Entgiftung (Detox), Mobilität in der Wirbelsäule steigern, Rückenschmerzen lindern, innere Organe stärken

### Vorwärtsbeugen

Vorwärtsbeugen sorgen für mentale Erholung. Der Blick ist nach innen gerichtet und hilft dabei, dich zu sammeln und bei dir selbst anzukommen. Vorwärtsbeugen beruhigen das Nervensystem und lassen dich zu Kräften kommen. Deine inneren Organe werden besser durchblutet und dein Stoffwechsel und deine Verdauung somit optimiert. Auch der Unterleib wird besser durchblutet, was gerade bei Frauen während der Periode oder nach einer Geburt einen positiven Effekt hat. Auf mentaler Ebene können nach Vorwärtsbeugen Unruhe, Ängste und Sorgen weniger bedrohlich wirken. Sie wirken außerdem lindernd und hilfreich bei Depression und Schlafstörungen. Anspannungen in der Nackenmuskulatur und im Rücken werden gelöst. Die gesamte Rückseite des Körpers wird hier gedehnt. Gerade die Muskulatur, die sich im Sitzen häufig verkürzt, bekommt hier eine wohltuende Streckung.

**Mentale und emotionale Themen bei Vorwärtsbeugen:**
Ruhe finden. Schlaf verbessern, Zweifel loslassen, Ängste minimieren, Sicherheit aufbauen, Sorgen gehen lassen, Geduld aufbauen, Akzeptanz finden, Nerven beruhigen, Stress abbauen

**Körperliche Themen bei Vorwärtsbeugen:**
Zu langes Sitzen ausgleichen, Anspannung im Nackenbereich und Rücken abbauen, verkürzte rückwärtige Ober-und Unterschenkelmuskulatur strecken

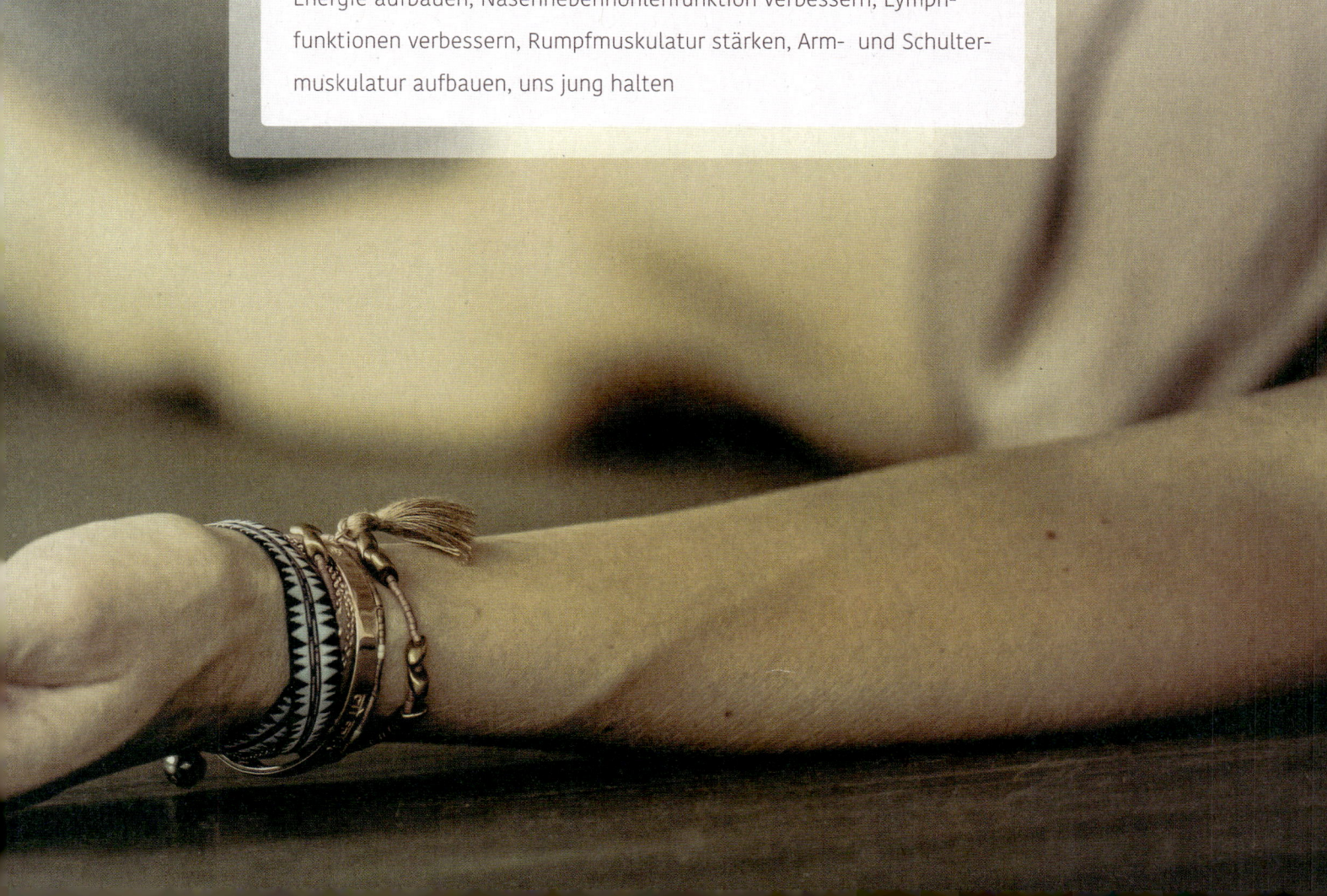

## Umkehrstellungen

Umkehrstellungen lassen uns wahrhaft Kopf stehen. Wir bringen in diesen Yogahaltungen das Herz über den Kopf und verändern damit unter anderem die Sicht auf die Dinge, die uns so beschäftigen. Oftmals finden sich nach einer solchen Umkehrhaltung neue Wege und Lösungen. Dein Gehirn wird in den Umkehrhaltungen optimal durchblutet und mit einer Extraportion Sauerstoff versorgt. Der spielerische Aspekt, Neugierde und Wagemut werden in uns durch die untypischen Körperhaltungen – mal auf den Händen, auf den Unterarmen oder sogar auf dem Kopf zu stehen – gefördert. Für den Organismus ist es sehr erfrischend, den Blut- und Versorgungskreislauf umzudrehen.

**Mentale und emotionale Themen bei Umkehrstellungen:**

Erfrischung für den Geist, Angst überwinden, neue Impulse setzen, Selbstbewusstsein steigern, Vertrauen aufbauen, Nervensystem beruhigen (beim Schulterstand und in der Haltung, bei der wir die Beine an der Wand hochlegen)

**Körperliche Themen bei Umkehrstellungen:**

Energie aufbauen, Nasennebenhöhlenfunktion verbessern, Lymphfunktionen verbessern, Rumpfmuskulatur stärken, Arm- und Schultermuskulatur aufbauen, uns jung halten

**Passive Stellungen**

Passive Stellungen sind der Gegenpol zu unserem sehr dynamischen und bewegten Lebensstil. Unser Alltag hat meist eine Yang-Qualität; das bedeutet, wird, sind dann aktiv und der Alltag ist gefüllt mit körperlichen und mentalen Aktivitäten und mit Entscheidungen, die getroffen werden müssen. Unsere Durchsetzungskraft ist gefordert und alles läuft in einem hohen Tempo, was wir häufig als Stress oder Zeitdruck empfinden. Passive Stellungen, auch restorative Haltungen genannt, haben eine ausgleichende Yin-Qualität. Sie geben uns Weichheit und Ruhe zurück. Sie haben etwas Sanftes, Erholsames und bauen uns wieder auf. Daher praktiziert man sie gerne bei Erschöpfung, nach einer Krankheit, am Ende des Tages oder wann immer man sich regenerieren möchte. Der Name lässt schon vermuten, dass wir hier nicht viel tun müssen, dafür wird mit vielen Hilfsmitteln gearbeitet.

Mentale und emotionale Themen bei passiven Stellungen:
Erholung, sich selbst etwas Gutes tun, Schlaf verbessern, ein guter Zuhörer sein, eins sein, Gesamtheit erfahren, Gelassenheit, Ruhe, Achtsamkeit, Entschleunigung, Akzeptanz, Trennung annehmen

Körperliche Themen bei passiven Stellungen:
Regenerierung, körperliche Funktionen nach Operation und Krankheit aufbauen, während der Menstruationsphase entspannen, Atemfunktionen verbessern

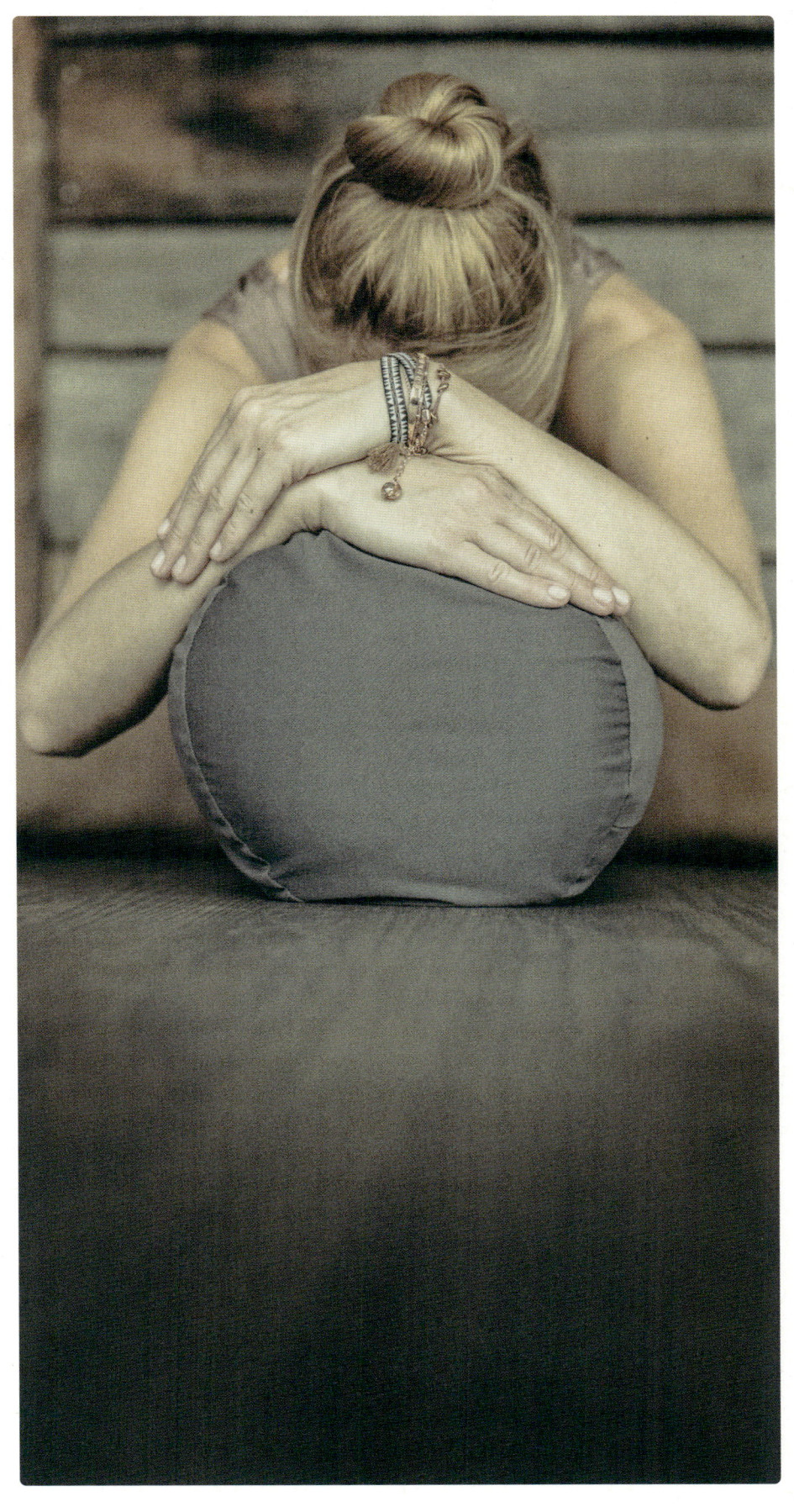

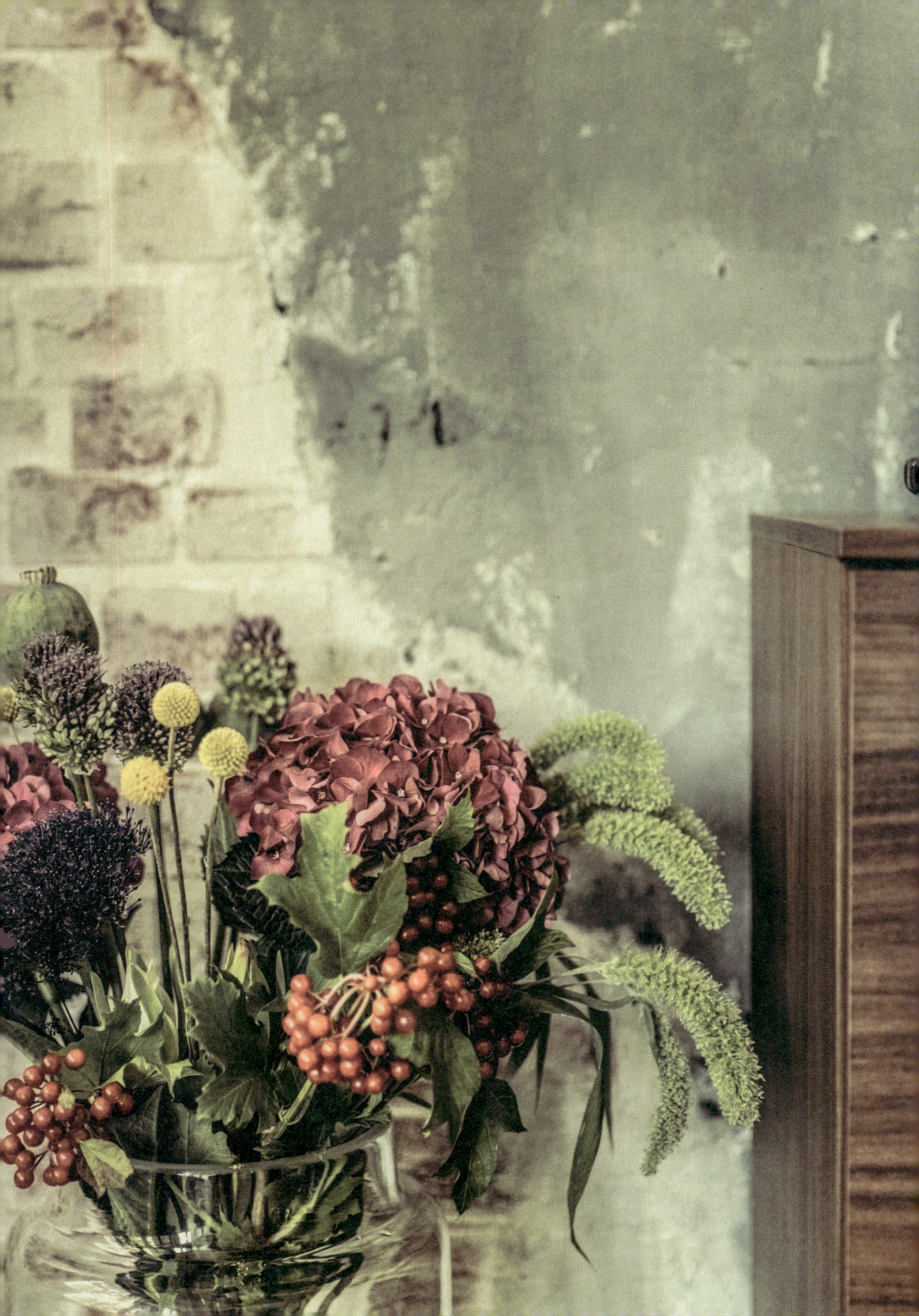

# GESTALTEN
## Yogasequenzen für die eigenen Bedürfnisse eigenständig entwickeln

Eine ganzheitliche Yogapraxis enthält idealerweise Yogastellungen aus allen auf den vorherigen Seiten genannten Kategorien. Eine sinnvolle Abfolge, wenn du alle Kategorien nutzen möchtest, sieht so aus:

- Aufwärmübungen
- Core-Übungen
- Standstellungen
- Armbalancen/aktive Umkehrstellungen (wie zum Beispiel Handstand)
- Hüftöffner
- Rückwärtsbeugen
- Twists
- Vorwärtsbeugen
- ruhigere Umkehrstellungen
  (zum Beispiel **Viparita Karani** oder den vollen Schulterstand)
- Cool-down
- restorative Stellungen
- Entspannung

Doch ganz nach deinem Befinden und dem, was du gerade für dich benötigst, kannst du den Fokus auch auf weniger oder sogar auf nur eine Stellungsgruppe fokussieren. Praktiziere jedoch immer in Verbindung mit einem Aufwärm- und Cool-down-Teil.

Einige Yogahaltungen wirst du mehrfach finden, denn sie bedienen mehrere Stellungsgruppen zugleich; so ist zum Beispiel der nach unten schauende Hund eine Umkehrhaltung, aber auch eine Vorwärtsbeuge, und der gestreckte Winkel ist sowohl eine Standhaltung als auch ein Hüftöffner.

## Generelle Hinweise

- Beginne die Stellungen immer in Verbindung mit der Atmung. Jede Bewegung folgt der Atmung.

- Halte die Stellung für fünf tiefe Atemzüge, bevor du zur anderen Seite oder zur nächsten Übung wechselst.

- Praktiziere immer beide Seiten gleich lang, auch wenn dir eine Seite weniger leichtfällt als die andere.

- Baue einen oder mehrere Spannungsbögen für deine Praxis auf, indem du mit Übungen beginnst, die dir leichter fallen. Gehe dann langsam und achtsam über zu Übungen, die schwieriger sind, und lasse die Praxis ausklingen mit einfacheren Übungen.

- Du kannst die Stellungen jeweils aus dem Stand beginnen oder aus dem nach unten schauenden Hund (**Adho Mukha Shvanasana**).

- Wenn du im Flow (mit dem Atem in einer fließenden Abfolge) praktizieren möchtest, baue ein **Vinyasa**, das heißt: eine bestimmte mit dem Atem verbundene Bewegungsabfolge, zwischen den Stellungen oder sogar zwischen jeder Seite der Yogastellungen ein. Ein Beispiel für ein **Vinyasa** findest unten du bei den Aufwärmübungen.

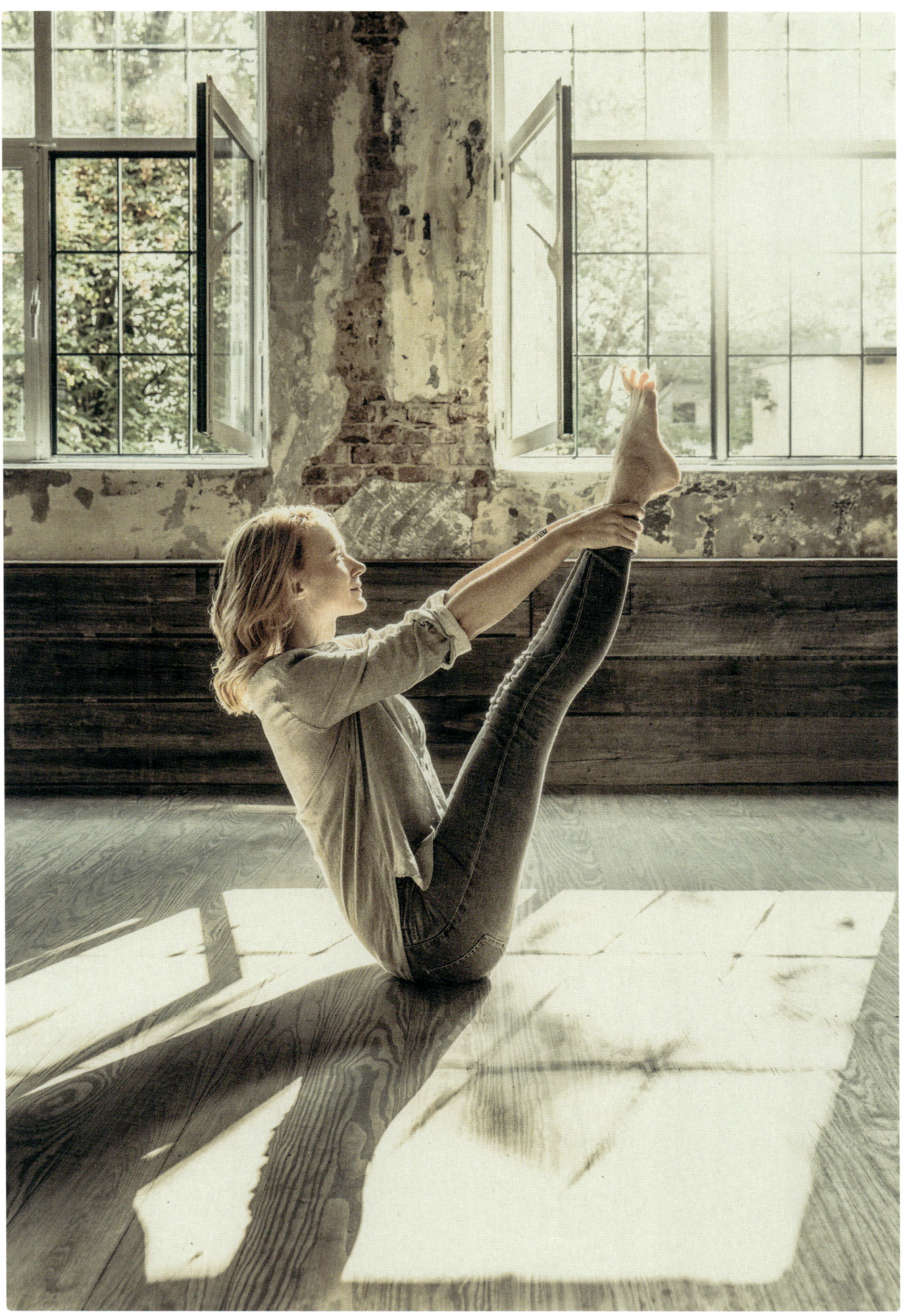

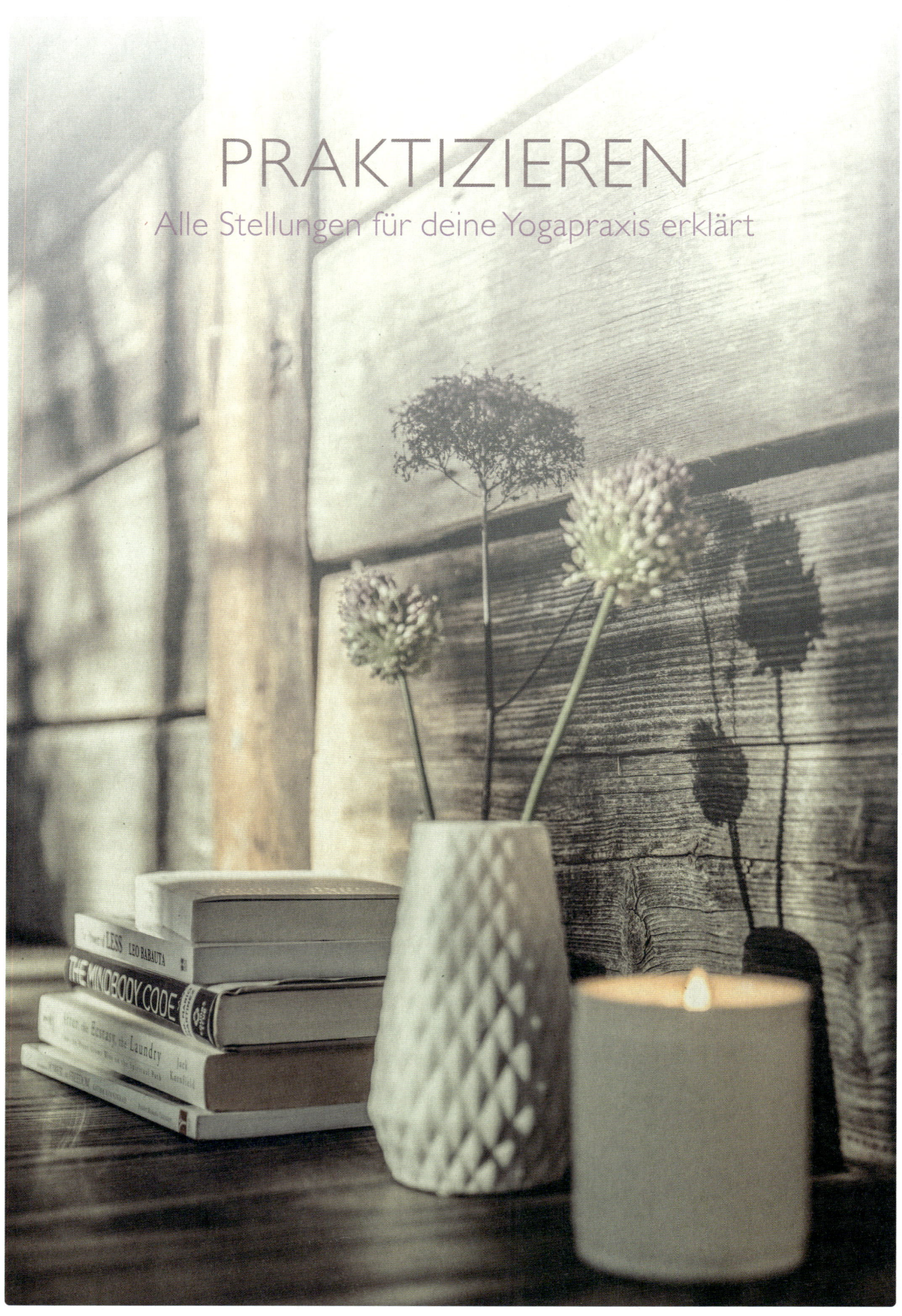

# PRAKTIZIEREN

Alle Stellungen für deine Yogapraxis erklärt

# AUFWÄRMÜBUNGEN

Hier empfehle ich, simple Bewegungen mit dem Atem zu kombinieren; das bedeutet: Eine Bewegung folgt der Einatmung, die nächste Bewegung folgt der Ausatmung. Es ist alles erlaubt, was dich in die Bewegung und in die Verbindung mit deinem Atem bringt.

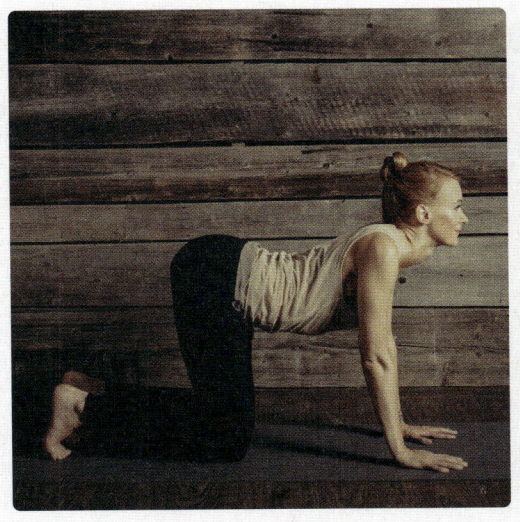 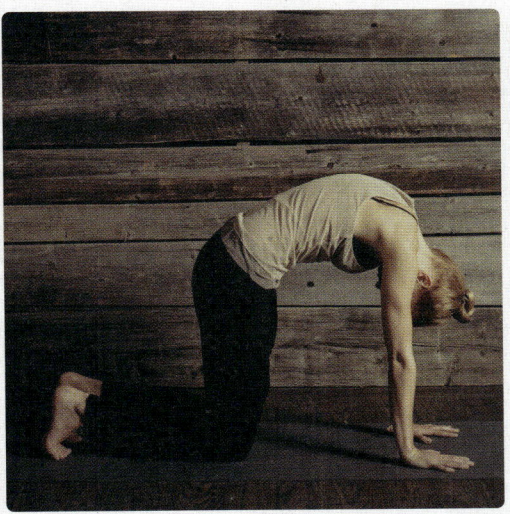

Platziere im Vierfüßlerstand deine Hände genau unter deinen Schultern auf der Matte und deine Knie exakt unter deinem Becken. Lasse mit der Einatmung deinen unteren Rücken etwas ins Hohlkreuz sinken, öffne deinen Brustkorb, strecke den Hals und hebe den Kopf.

Runde mit der Ausatmung deinen Rücken in die Gegenrichtung, ziehe den Bauchnabel und die komplette Vorderseite des Rumpfs zur Rückseite hin. Drücke dich für diesen Katzenbuckel aus den Knien und Händen rund nach oben, während du den Nacken entspannst und den Kopf sinken lässt.

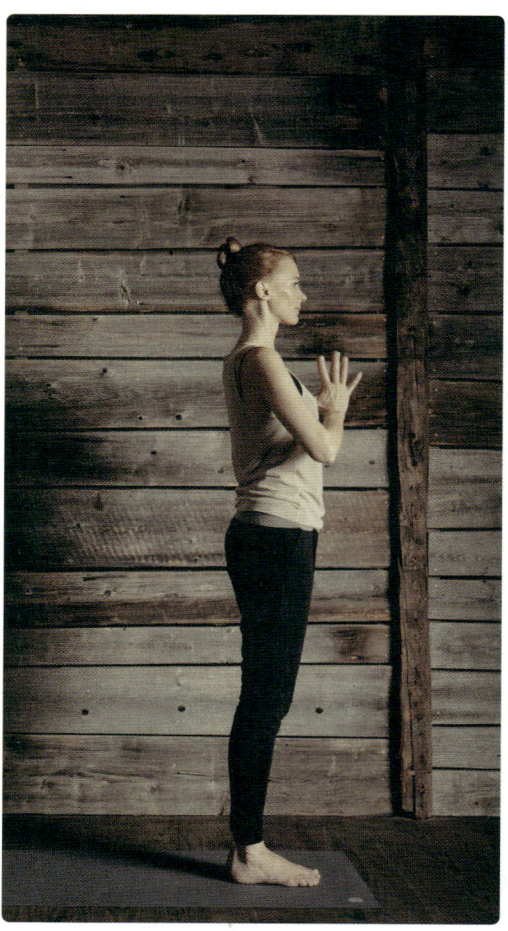

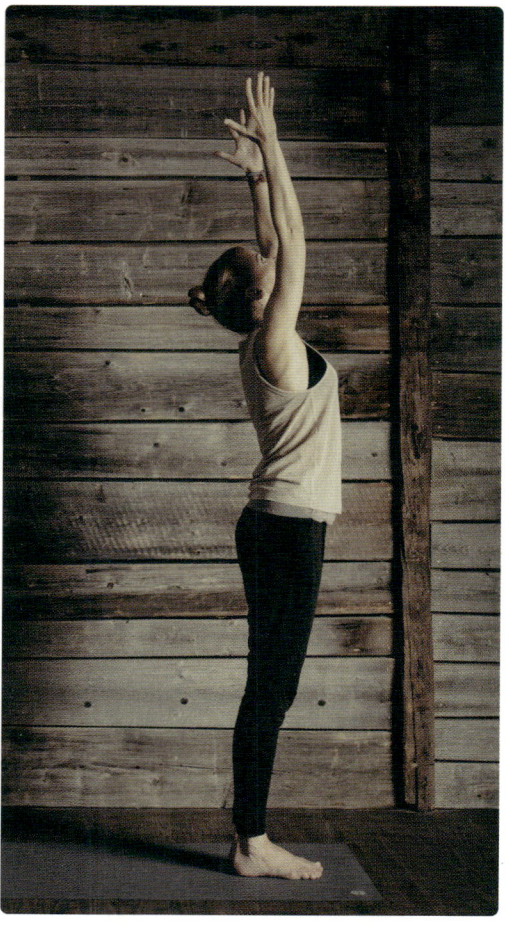

Fließe im Rhythmus deines Atems. Beginne am Anfang deiner Matte mit den Händen vor dem Herzen gefaltet im Anjali Mudra.

Atme ein und strecke die Arme nach oben zur Decke.

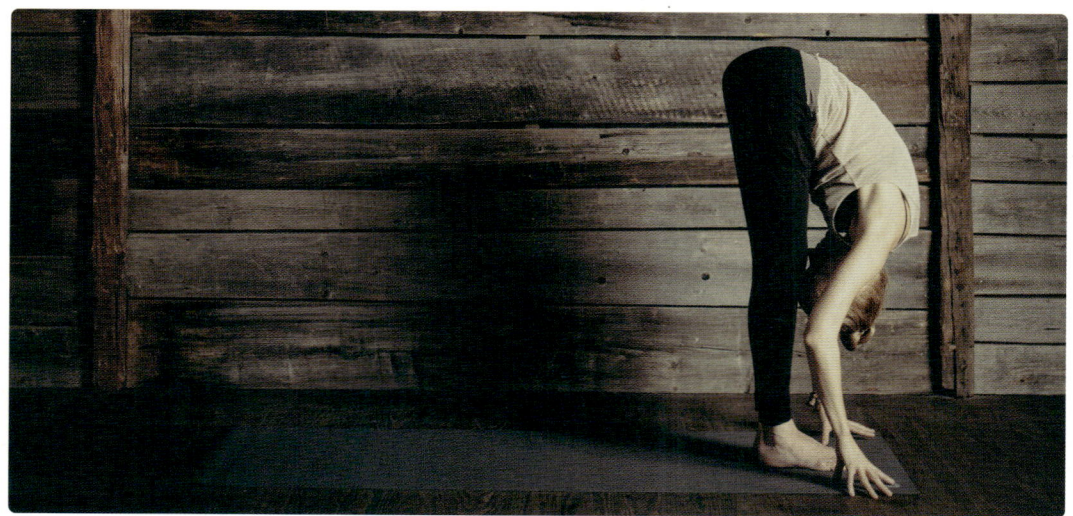

Atme aus und beuge deinen Oberkörper nach unten zu deinen Beinen.

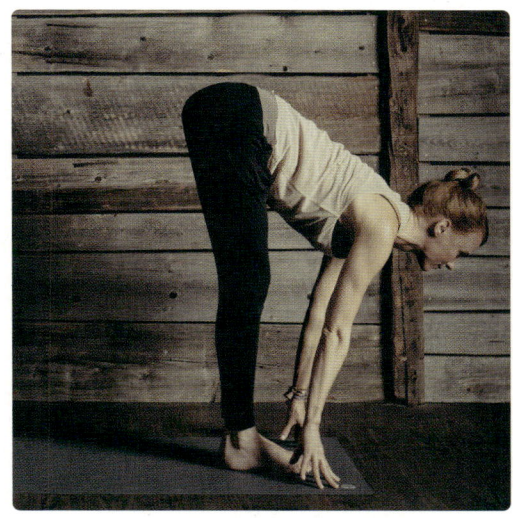

Atme ein und hebe den Oberkörper lang nach vorne an.

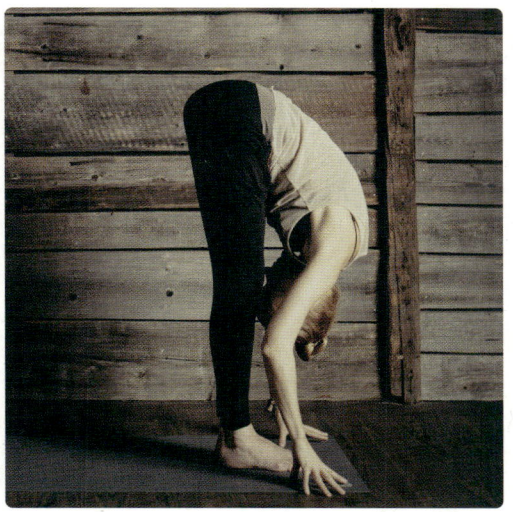

Atme aus und beuge deinen Oberkörper wieder nach unten zu deinen Beinen.

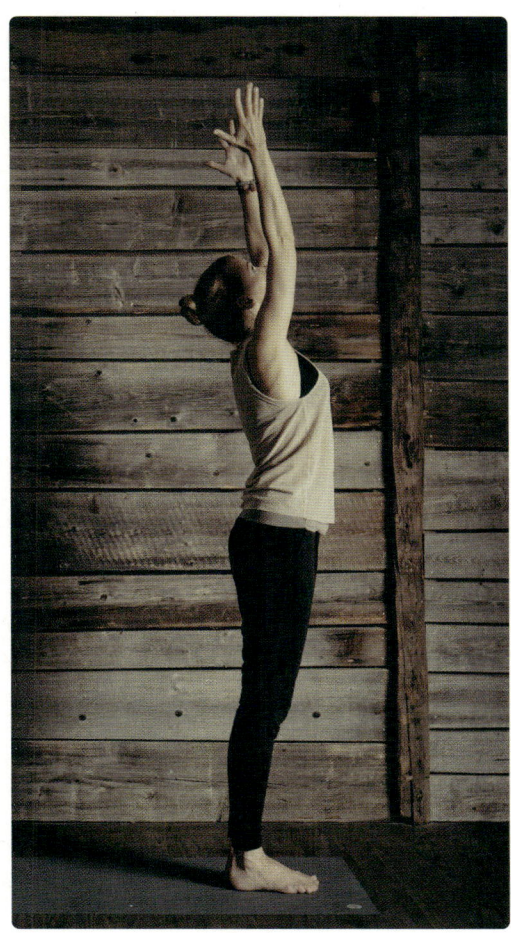

Atme ein und strecke die Arme nach oben zur Decke.

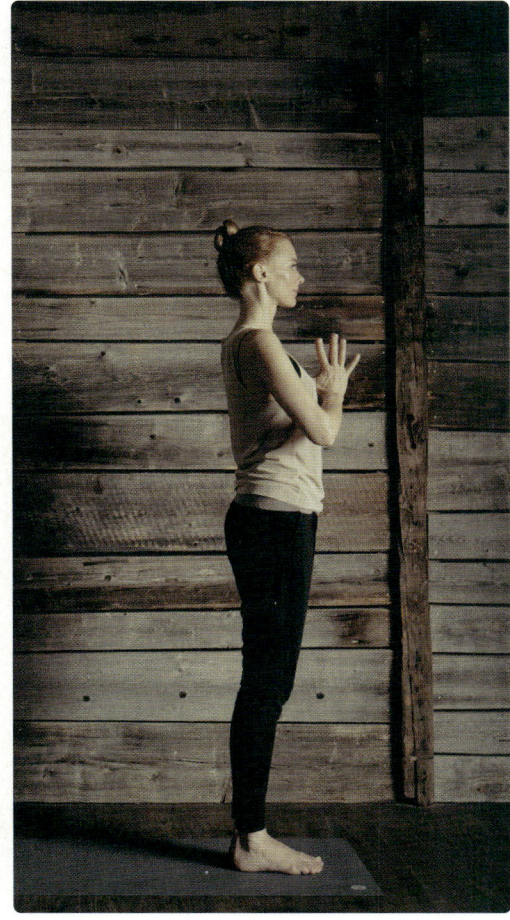

Atme aus und ende am Anfang deiner Matte mit den Händen vor dem Herzen gefaltet im Anjali Mudra.

# Sonnengruß

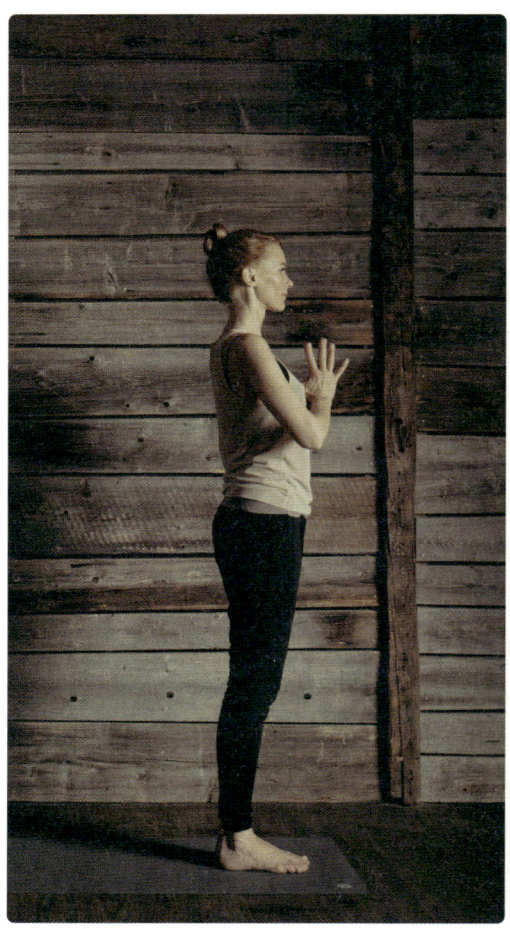 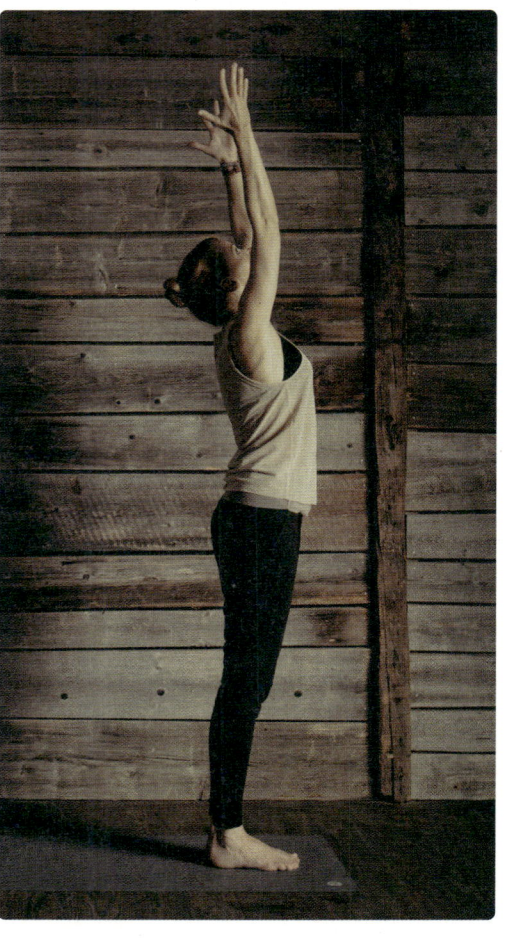

**Fließe im Rhythmus deines Atems.** Beginne am Anfang deiner Matte mit den Händen vor dem Herzen gefaltet im **Anjali Mudra**.

Atme ein und strecke die Arme nach oben zur Decke.

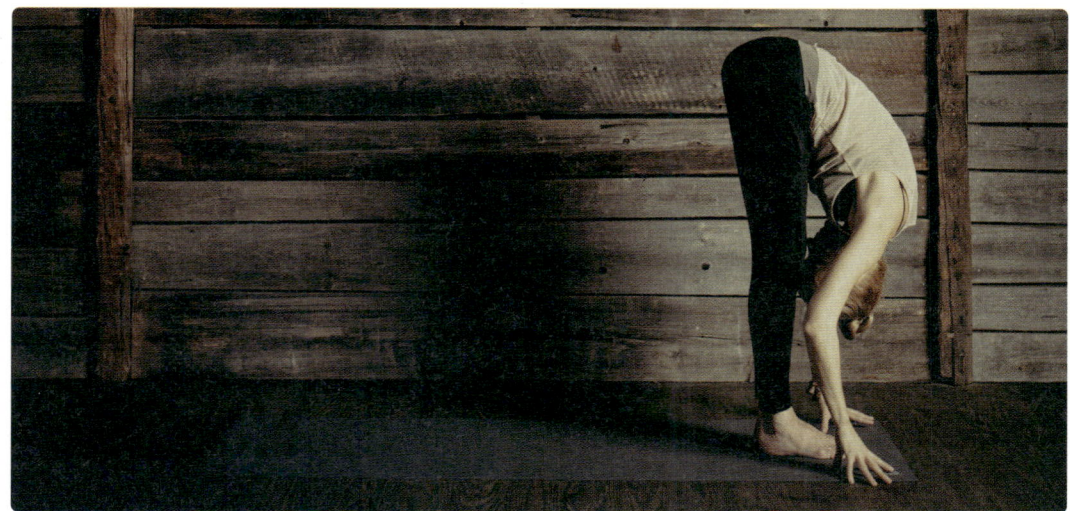

Atme aus und beuge deinen Oberkörper nach unten zu deinen Beinen.

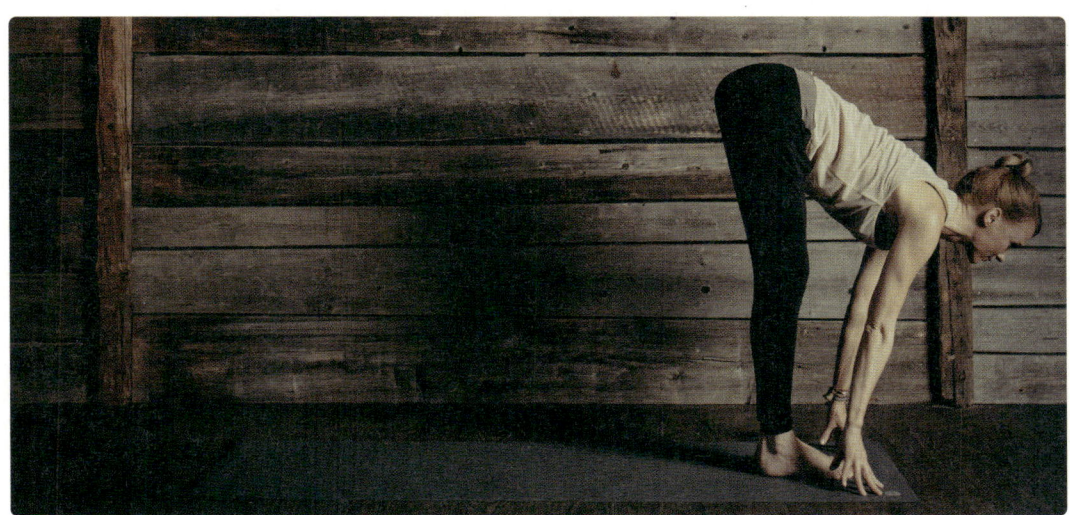

Atme ein und hebe den Oberkörper lang nach vorne an.

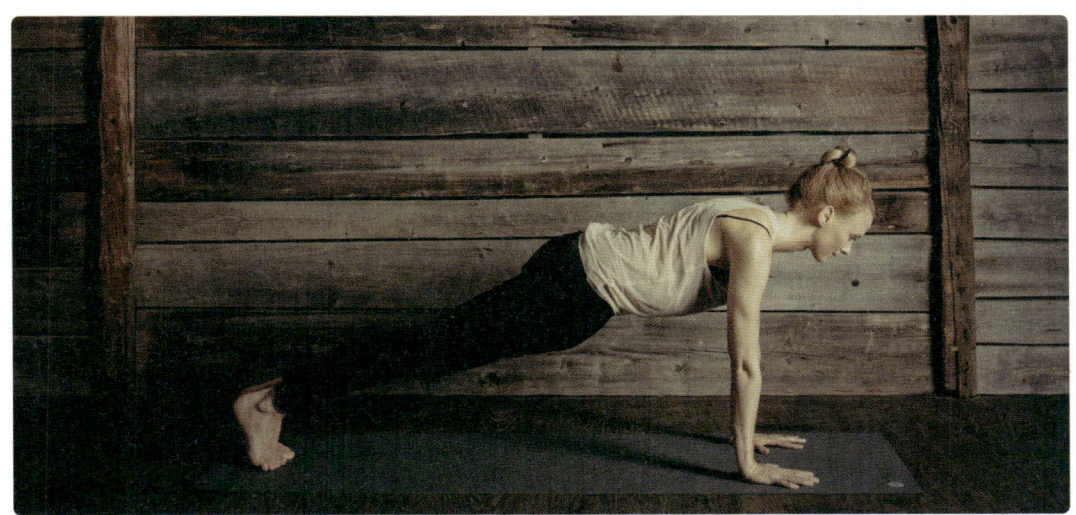

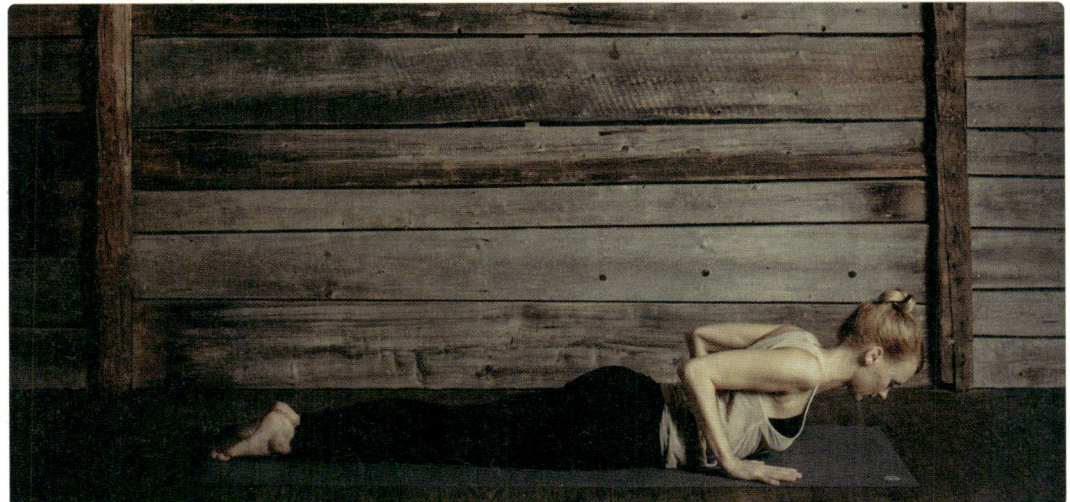

Atme aus und gehe von hier in die Planke und sinke nach unten auf den Boden ab.

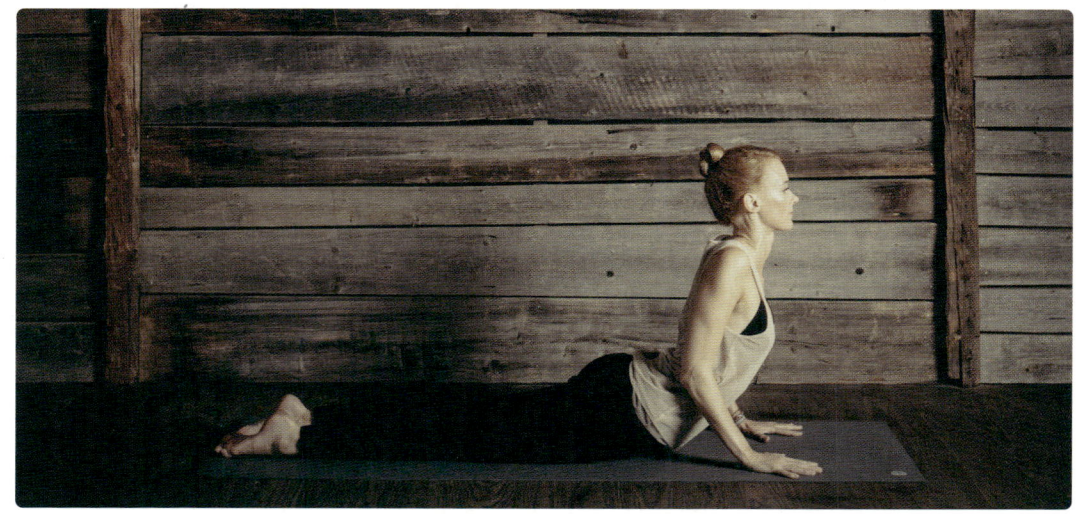

Atme ein und runde den oberen Rücken nach oben.

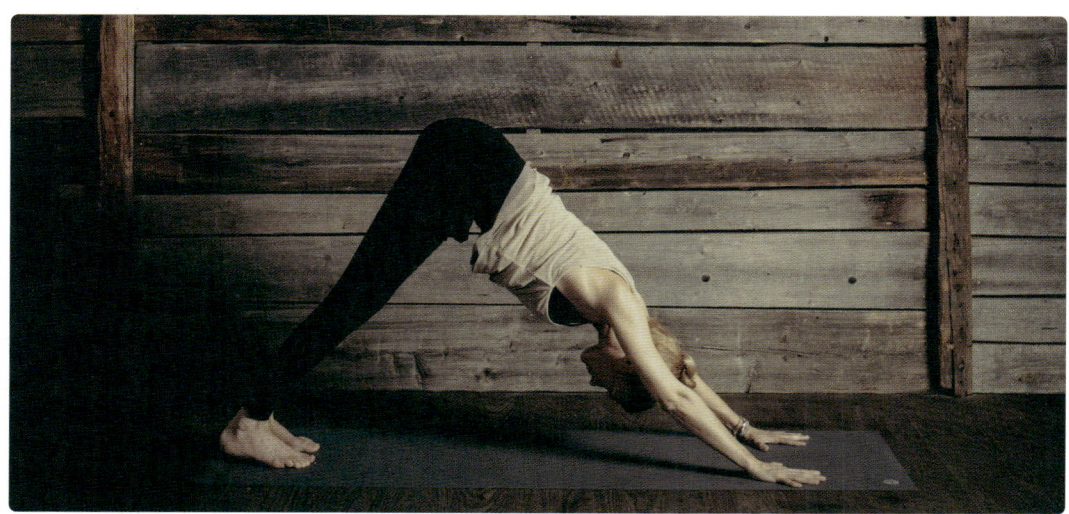

Atme aus und drücke dich zurück in den nach unten schauenden Hund.
Bleibe hier für fünf tiefe Atemzüge.

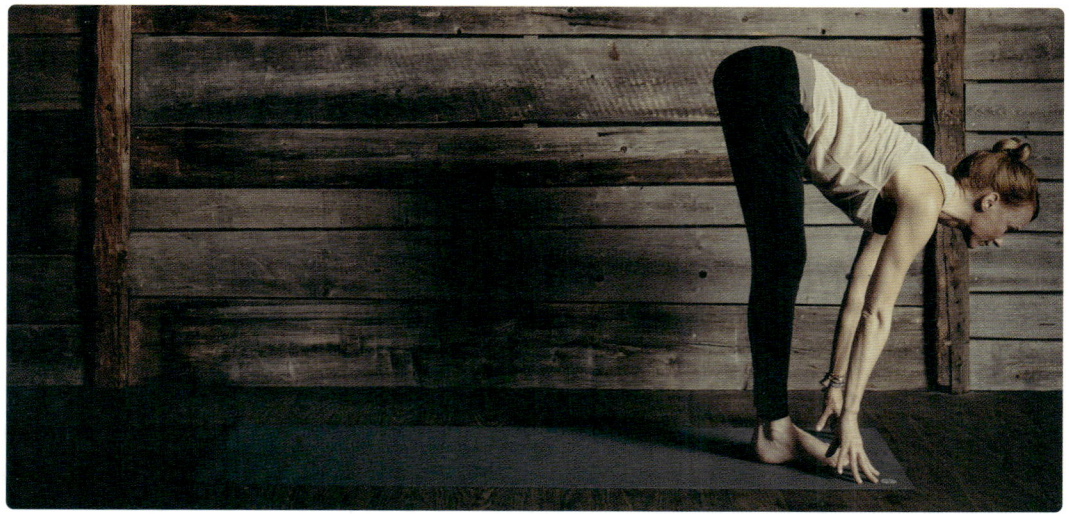

Atme ein, komme über den Ausfallschritt oder mit beiden Beinen gesprungen zum Anfang
deiner Matte und hebe den Oberkörper lang nach vorne an.

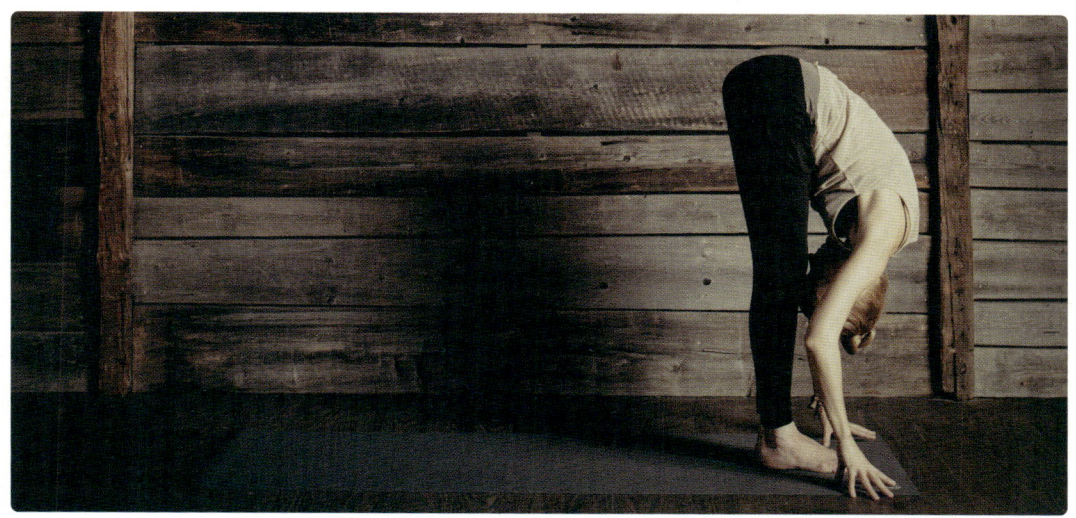

Atme aus und beuge deinen Oberkörper nach unten zu deinen Beinen.

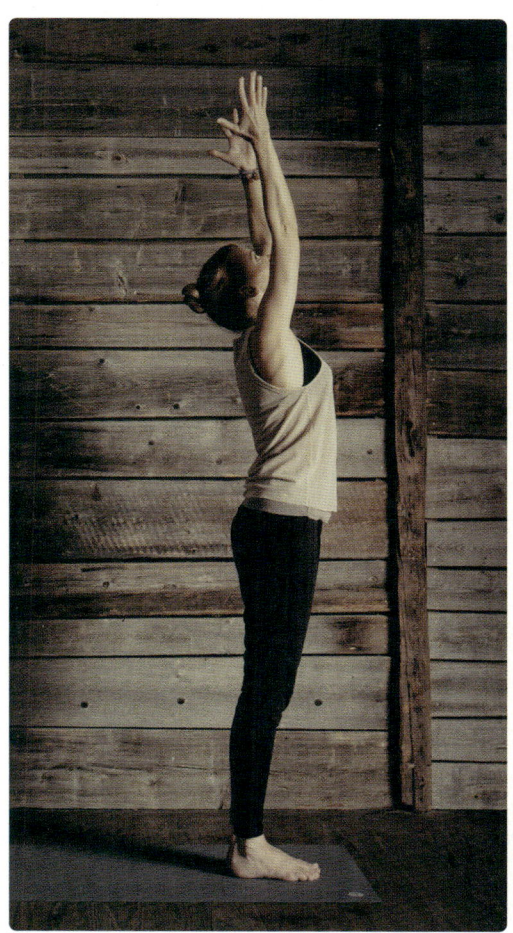

Atme ein und strecke die Arme wieder nach oben zur Decke.

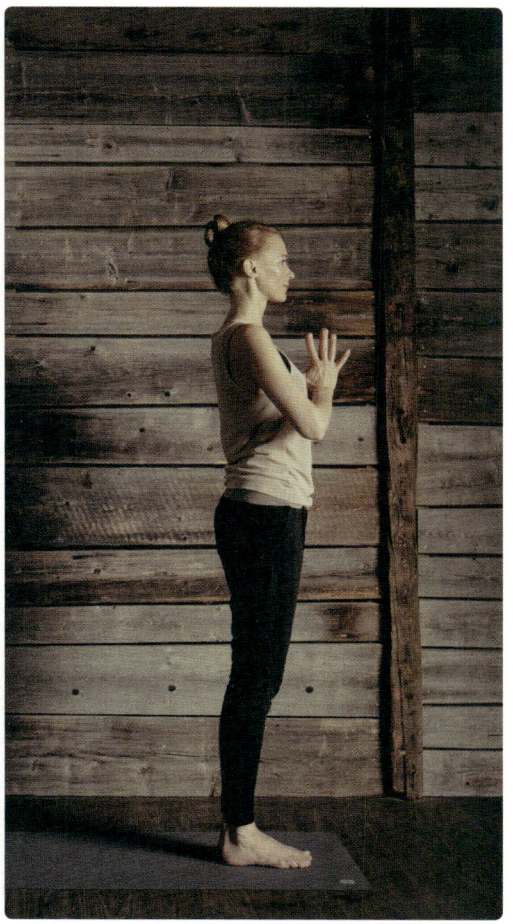

Atme aus und ende am Anfang deiner Matte mit den Händen vor dem Herzen gefaltet im Anjali Mudra.

# Vinyasa Planke – Kobra – Hund

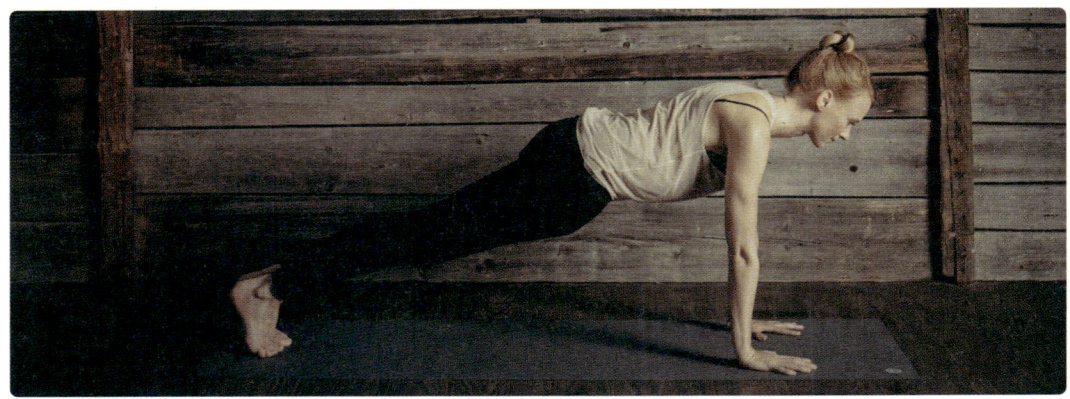

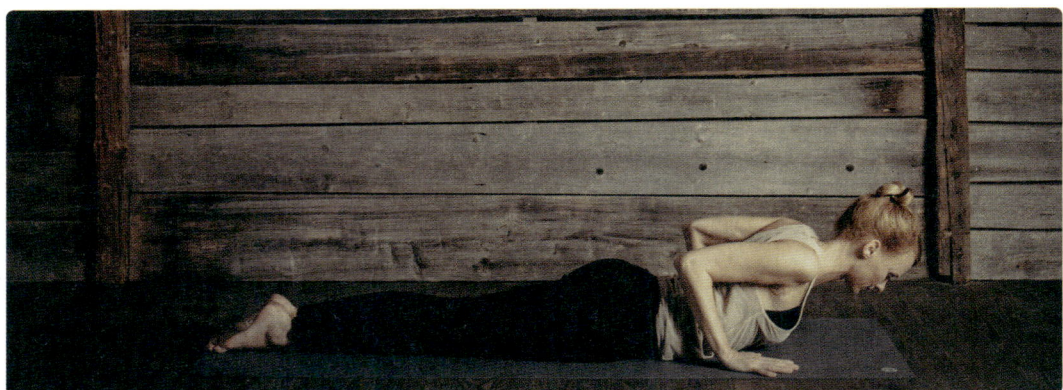

Komme in die Planke und sinke nach unten auf den Boden ab.

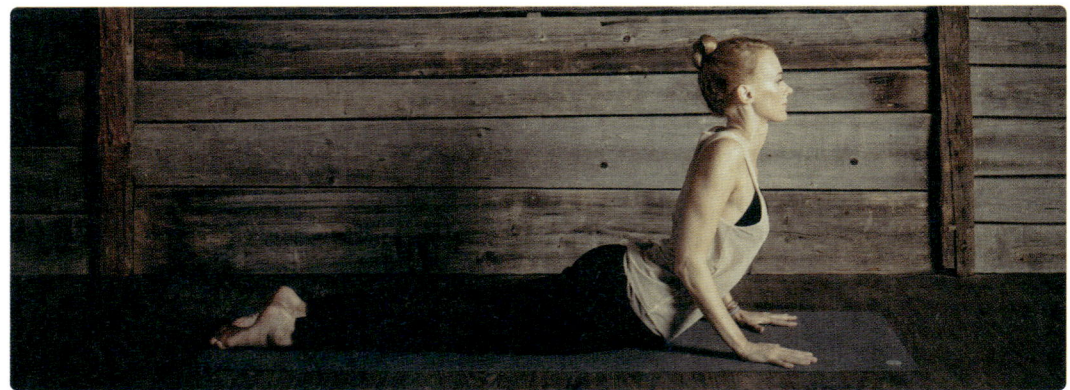

Atme ein und runde den oberen Rücken nach oben für die Kobra.

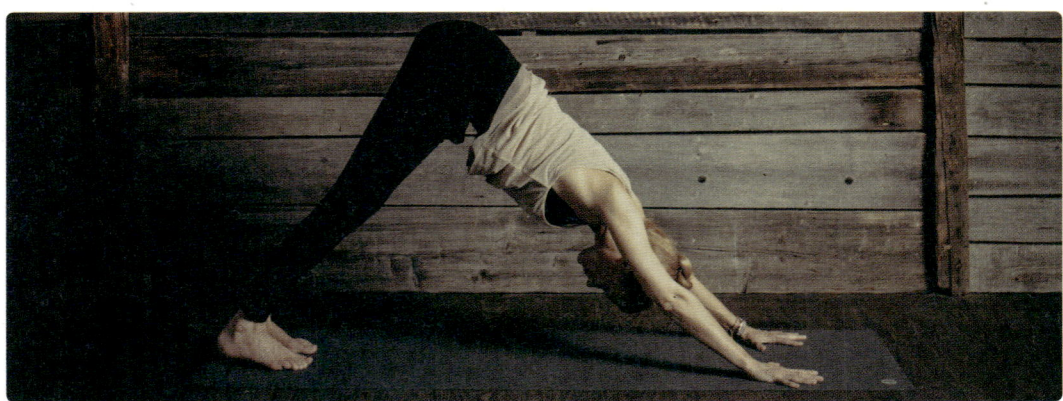

Atme aus und drücke dich zurück in den nach unten schauenden Hund.
Bleibe hier für fünf tiefe Atemzüge.

# Balasana – Adho Mukha Shvanasana – Uttansana
## Kind – Hund – Vorwärtsbeuge aus dem Stand

Dies ist meine Lieblingsalternative zum Ankommen im Atem, Körper und Geist in nur drei Stellungen. Ich mag diese kleine Sequenz besonders am Abend, wenn ich wenig Kraft habe. Verweile jeweils eine Minute in der Stellung und fahre dann mit deinen Übungen fort.

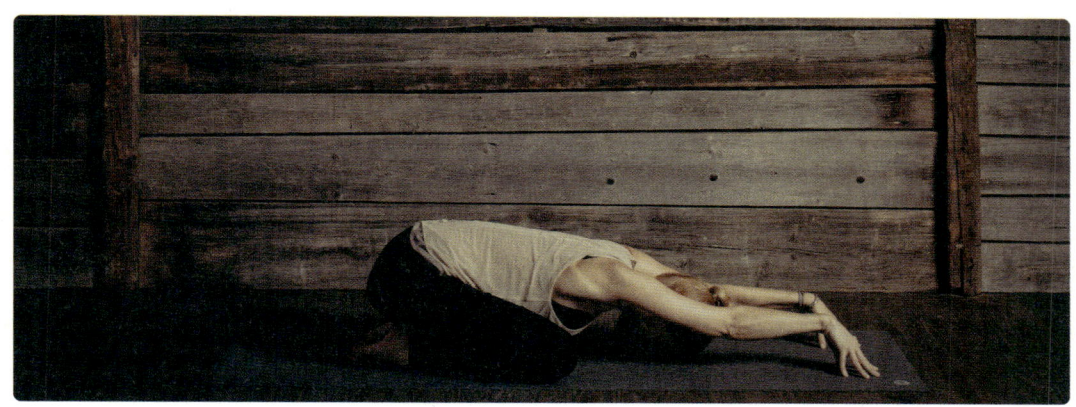

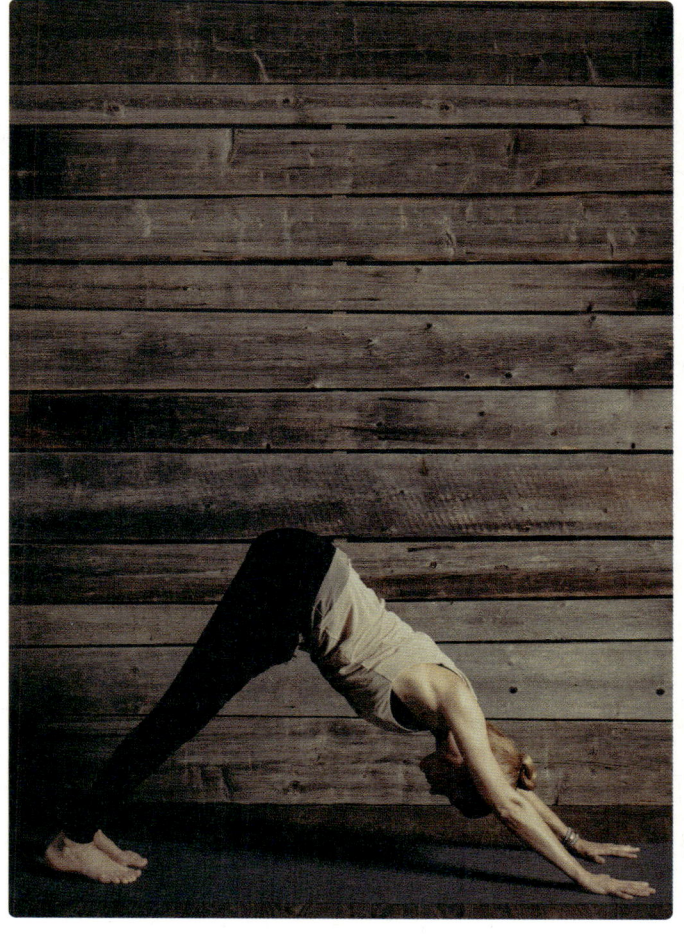 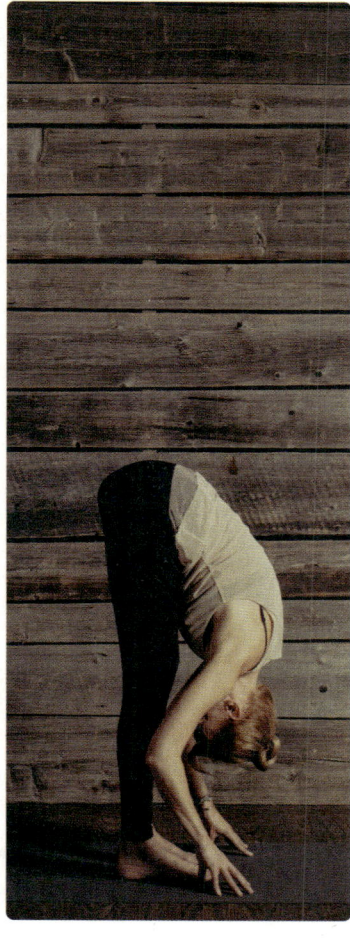

# STANDSTELLUNGEN

Standstellungen sind der wahre Kern dieser Yogapraxis.
Hier werden die größten Muskelgruppen beansprucht und dabei gleichzeitig
auch trainiert. Das erscheint oft sehr mühselig, baut aber immense Kraft
und Durchhaltevermögen auf. Diese Stärke gibt Sicherheit in den
darauf folgenden Asanas. Achte bei den Standstellungen immer
auf ein starkes Fundament in deinen Füßen.

# Vrikshasana

## Der Baum

Finde einen hüftbreiten Stand, bei dem du dein Gewicht gleichmäßig auf beide Füße verteilst. Verlagere dein Gewicht dann auf den linken Fuß, beuge das rechte Bein an und setze deine rechte Fußsohle an den linken inneren Oberschenkel. Eine leichtere Alternative ist, den Fuß am Unterschenkel aufzusetzen.

Achte darauf, dass die Zehenspitzen des rechten Fußes nach unten zeigen. Halte dein Gleichgewicht auf dem linken Bein und strecke beide Arme nach oben. Bringe wenn möglich die Handflächen zusammen. Wiederhole auf der anderen Seite.

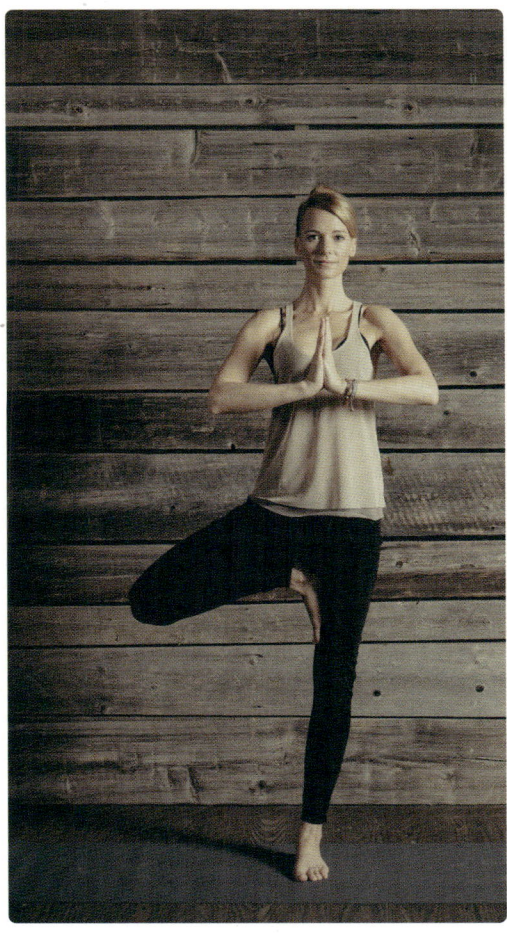
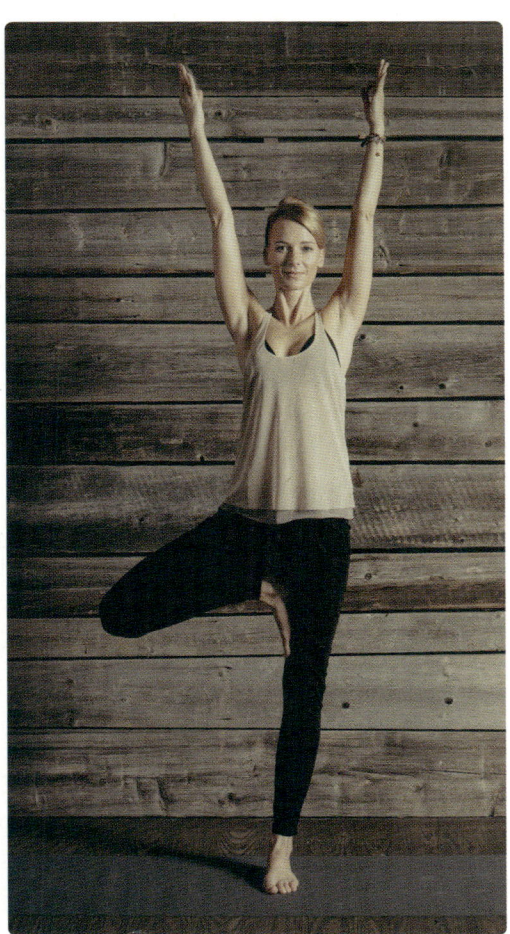

# Alanasana

## Der Ausfallschritt

Stelle im weiten Ausfallschritt den rechten Fuß vorne auf dem Boden auf. Deine Füße sind hüftbreit aufgestellt. Die Hände berühren den Boden zu beiden Seiten des vorderen Fußes.

Atme ein, hebe den Oberkörper an und strecke beide Arme über den Kopf nach oben aus. Hebe dein hinteres Bein höher, während du tiefer ins vordere Bein sinkst. Atme ruhig ein und aus. Wiederhole auf der anderen Seite.

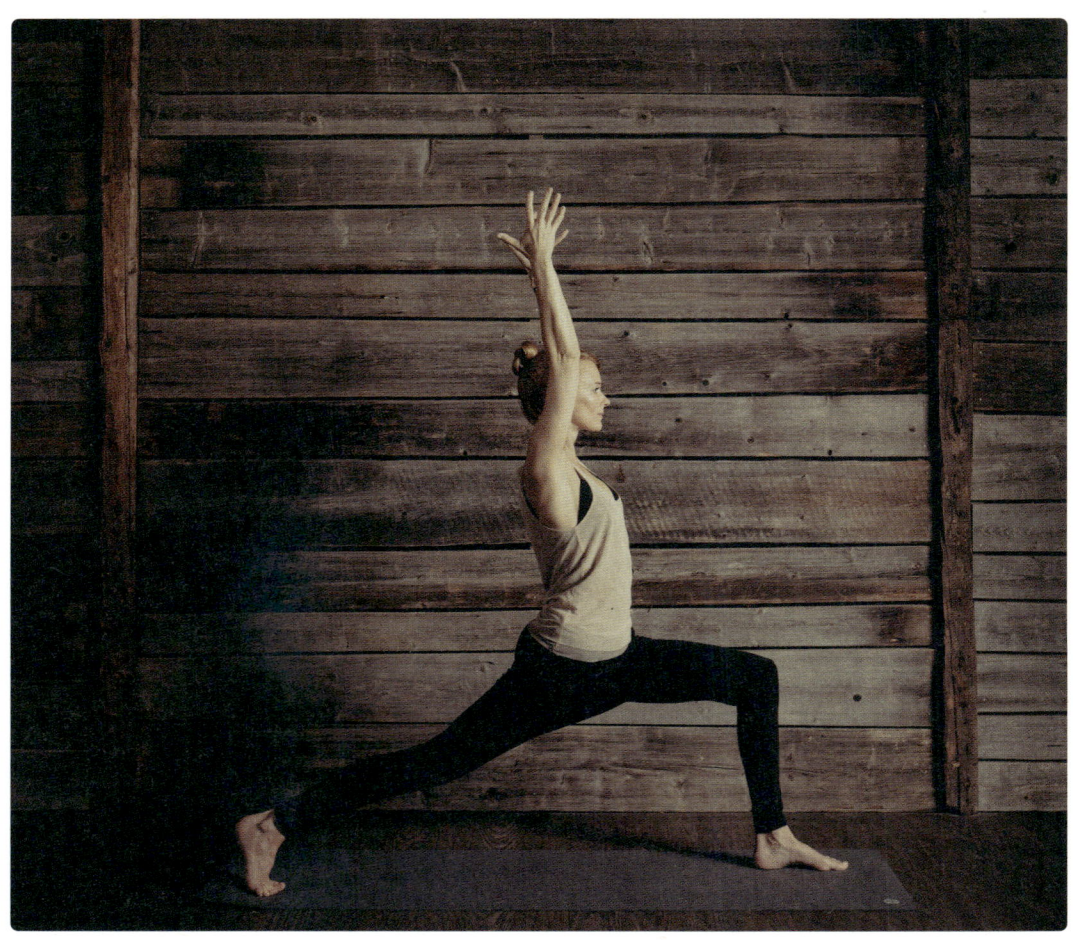

# Parivritta Alanasana

## Drehung im Ausfallschritt

Stelle im weiten Ausfallschritt den rechten Fuß vorne auf dem Boden auf. Deine Füße sind hüftbreit aufgestellt und deine Fußspitzen zeigen parallel nach vorne. Die Hände berühren den Boden zu beiden Seiten des vorderen Fußes.

Atme ein und strecke die hintere Ferse und die Krone des Kopfes voneinander weg. Hebe ausatmend deinen rechten Arm hoch nach oben. Nimm auch den Blick nach oben und dehne dich in alle Himmelsrichtungen aus. Wiederhole auf der anderen Seite.

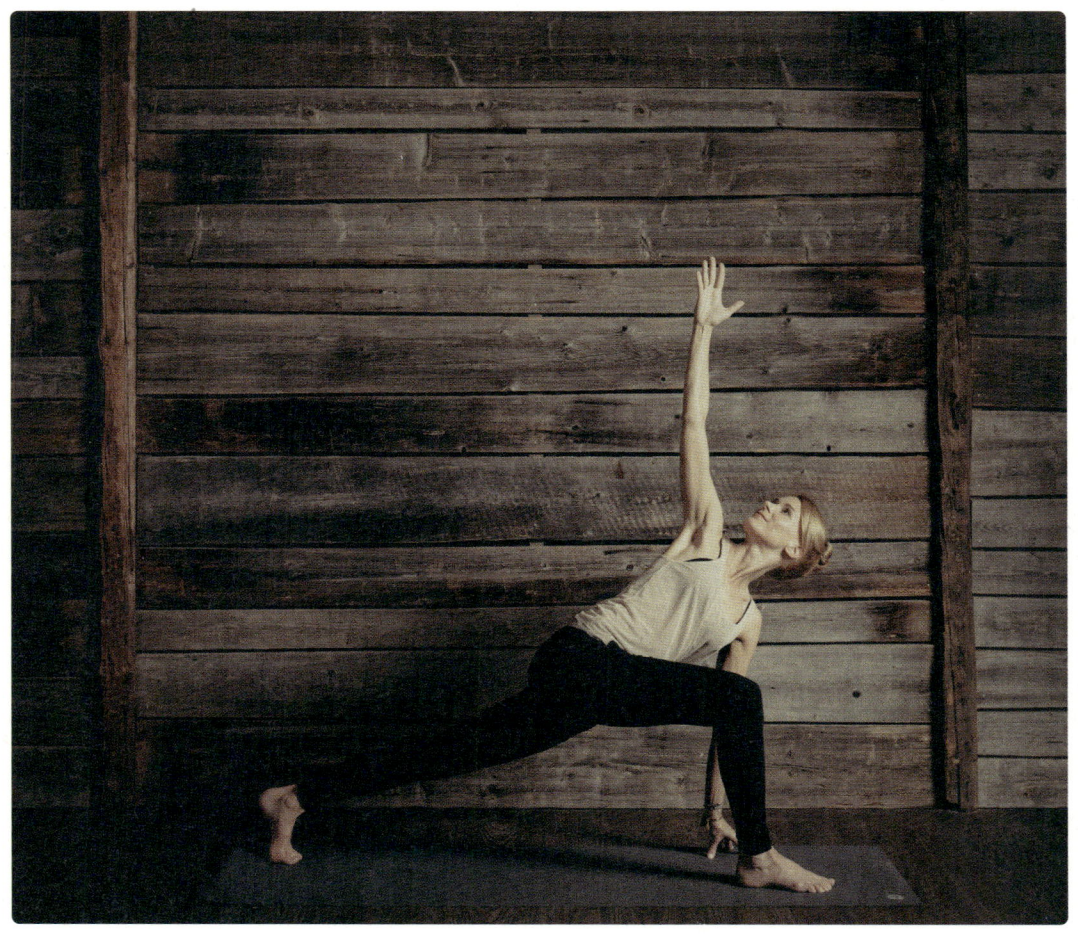

# Trikonasana

## Das Dreieck

Komm in eine weite Grätsche. Strecke die Arme auf Schulterhöhe aus. Platziere die Fußgelenke unter den Handgelenken. Drehe den linken Fuß leicht ein und den rechten Fuß 90° aus. Verlängere einatmend deine Wirbelsäule nach oben. Aktiviere die Muskulatur in den Beinen. Beuge mit der Ausatmung deinen Rumpf seitlich nach rechts. Platziere die rechte Hand auf dem Boden oder auf einem Block, dein Unterarm ist dabei etwa auf der Mitte des Unterschenkels. Strecke den linken Arm über der linken Schulter nach oben zur Decke.

Halte die Muskulatur in den Beinen aktiv und bringe achtsam die Rückseite deines Rumpfs in einer Linie mit der Rückseite deiner Beine und Hüfte. Atme ruhig und gleichmäßig. Mit der Einatmung kommst du aus der Stellung zurück zum Stehen in der weiten Grätsche. Wiederhole auf der anderen Seite.

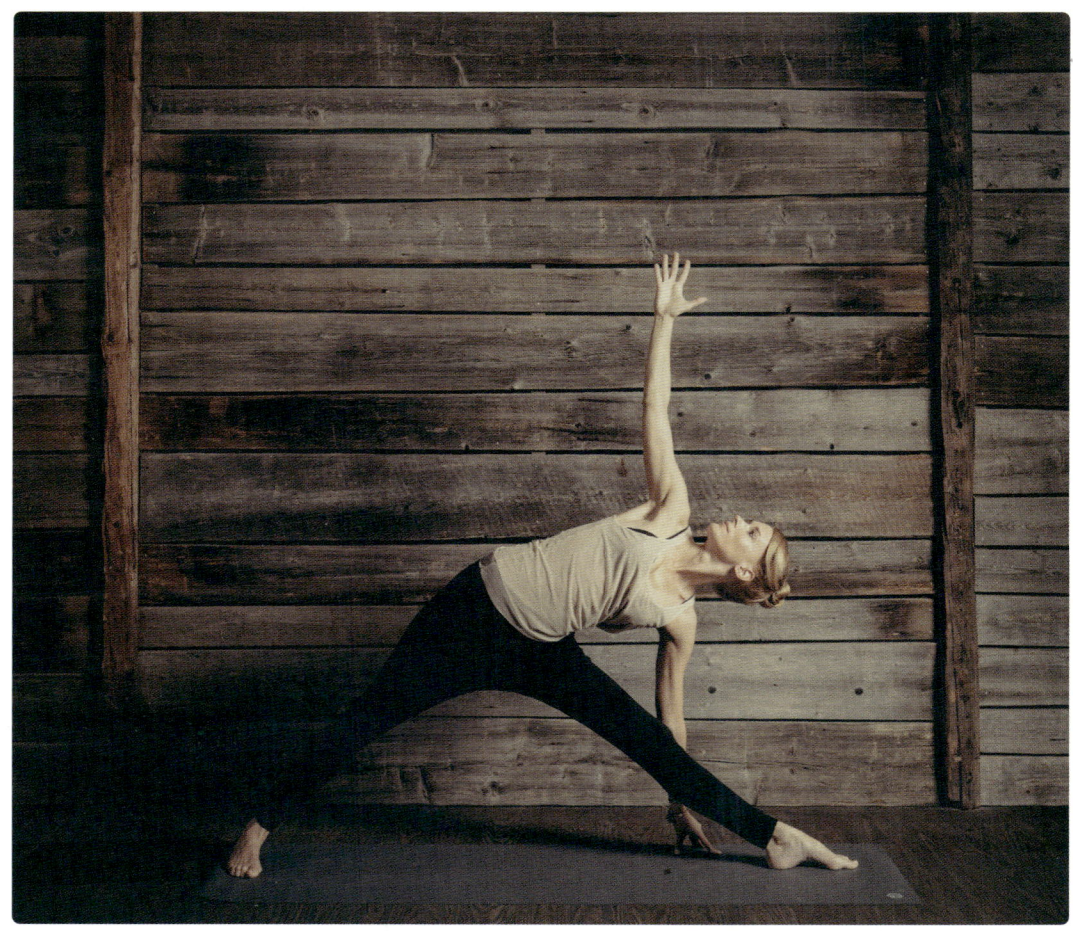

# Parivritta Trikonasana

## Das gedrehte Dreieck

Komme in den Ausfallschritt mit dem rechten Bein hinten. Beide Hände sind am Boden. Hole den hinteren Fuß ca. zehn Zentimeter näher heran und stelle ihn hüftbreit und im 60°-Winkel zum vorderen Fuß ab. Strecke nun dein vorderes Bein. Eventuell brauchst du Blöcke unter den Händen. Atme ein und verlängere den Oberkörper nach vorne. Nimm nun die linke Hand an die Hüfte; der Daumen zeigt dabei nach vorne und die Fingerspitzen Richtung Po.

Führe aktiv die linke Hüfte mit deiner Hand etwas weiter nach hinten, sodass beide Beckenseiten parallel sind. Drehe nun den Oberkörper nach links auf. Strecke ausatmend den linken Arm zur Decke aus, drehe den Kopf und richte den Blick nach oben. Wenn du sicher stehst, kannst du die rechte Hand an der Außenseite des linken Fußes platzieren. Wiederhole auf der anderen Seite.

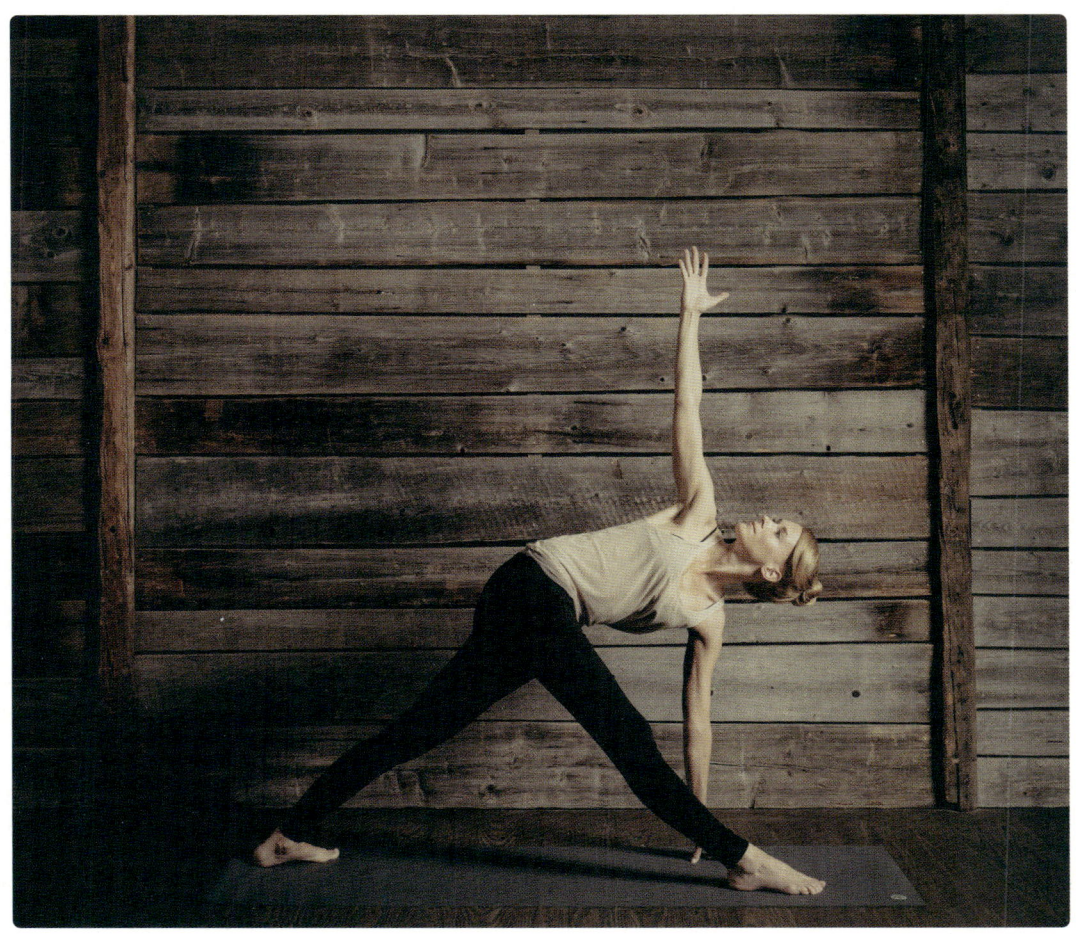

# Parshva Konasana

## Der seitlich gestreckte Winkel

Komme in eine weite Grätsche. Strecke die Arme auf Schulterhöhe aus. Platziere die Fußgelenke unter den Handgelenken. Drehe den linken Fuß leicht ein und den rechten Fuß 90° aus. Verlängere einatmend deine Wirbelsäule nach oben. Aktiviere die Muskulatur in den Beinen.

Beuge mit der Ausatmung dein rechtes Knie in einen 90°- Winkel und lege deinen rechten Unterarm auf deinem rechten Oberschenkel ab. Strecke nun deinen linken Arm über den Kopf aus. Halte die Stellung mit ruhigem Atem für zehn Atemzüge. Platziere wenn möglich die untere Hand auf dem Boden oder auf einem Block. Wiederhole auf der anderen Seite.

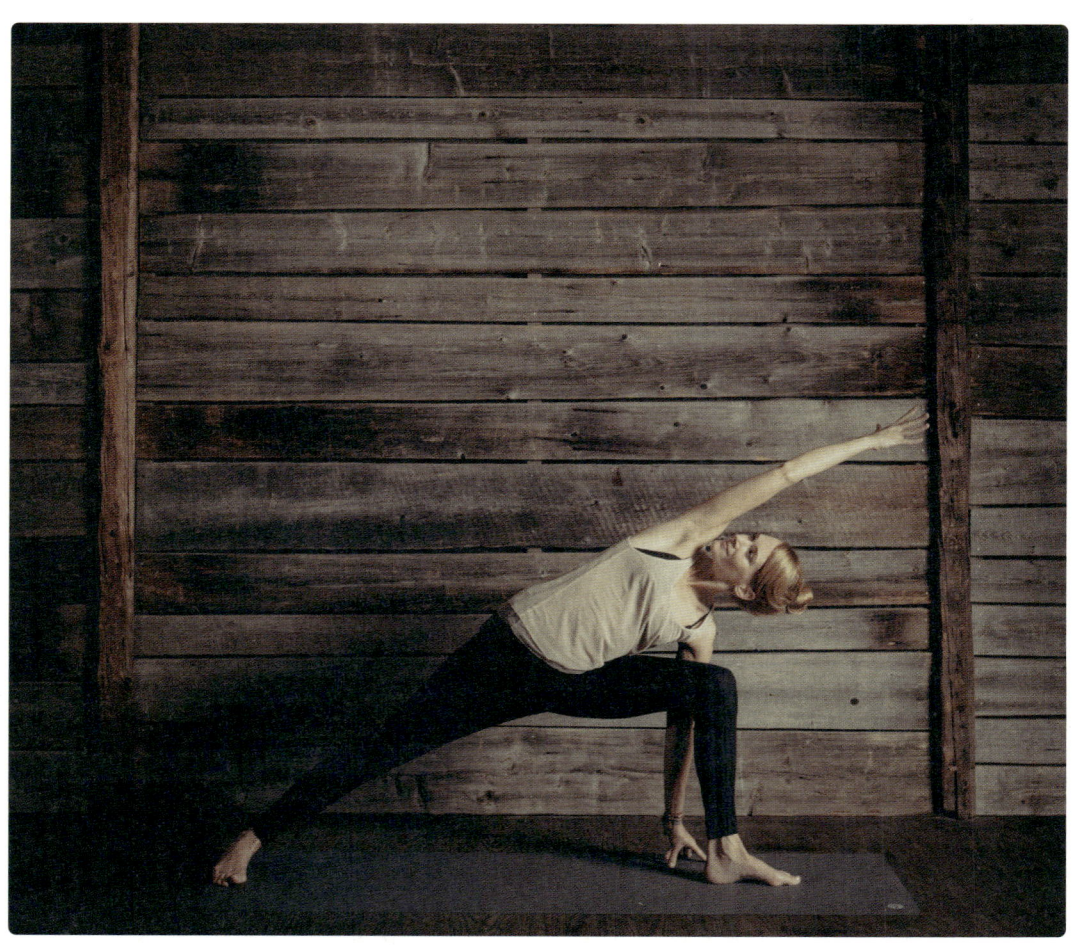

# Virabhadrasana I

## Der Krieger 1

Stelle im weiten Ausfallschritt den rechten Fuß vorne auf dem Boden auf. Deine Füße bleiben hüftbreit auseinander. Stelle nun den hinteren Fuß im 45°-Winkel zum vorderen Fuß auf dem Boden ab. Atme ein, hebe den Oberkörper gerade hoch und strecke beide Arme über den Kopf nach oben.

Achte darauf, dass dein Becken parallel nach vorne zeigt. Hebe dein hinteres Bein etwas höher, während du tiefer ins vordere Bein sinkst. Atme ruhig ein und aus. Halte die Übung. Strecke zum Beenden mit der Einatmung dann das vordere Bein und schließe mit der Ausatmung die Beine am vorderen Rand der Matte. Wiederhole auf der anderen Seite.

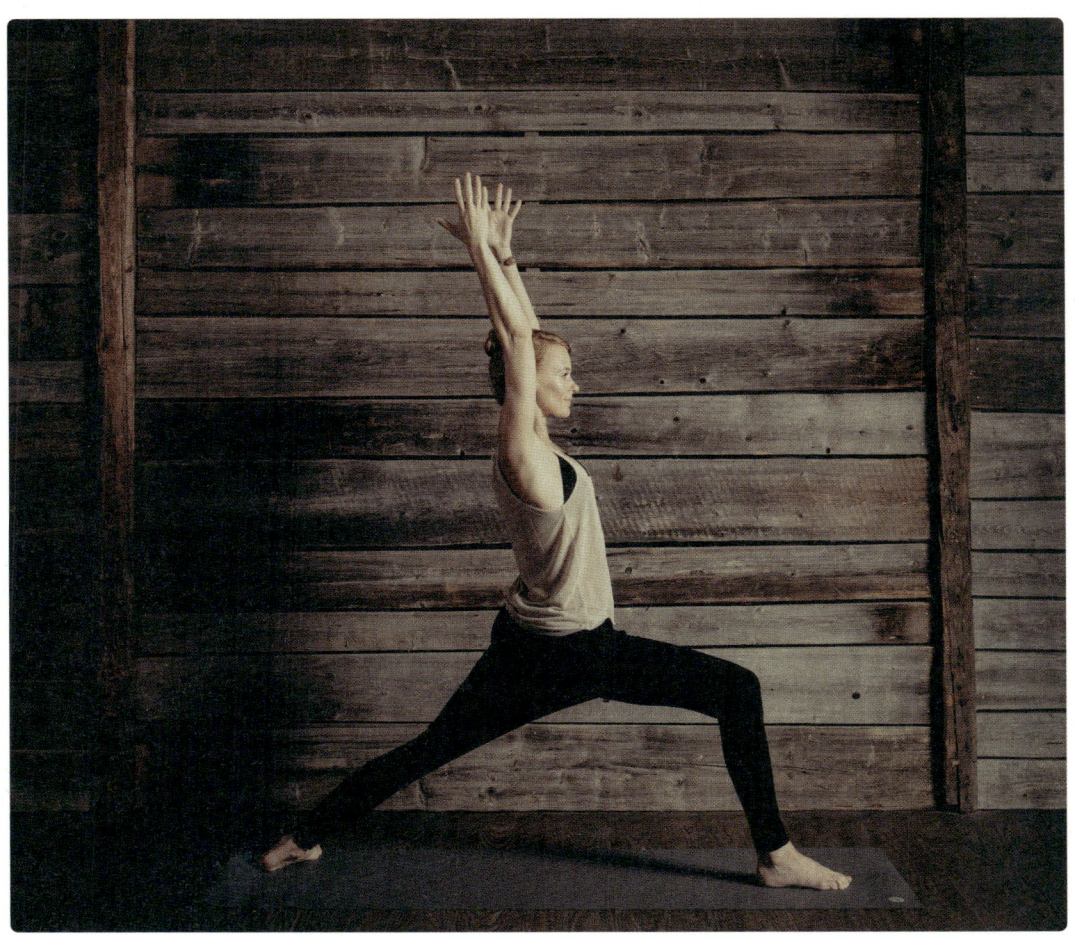

# Virabhadrasana 2

## Der Krieger 2

Komme in eine weite Grätsche. Strecke die Arme auf Schulterhöhe aus. Platziere die Fußgelenke unter den Handgelenken. Drehe den linken Fuß leicht ein und den rechten Fuß 90° aus. Verlängere einatmend deine Wirbelsäule nach oben. Aktiviere die Muskulatur in den Beinen. Beuge mit der Ausatmung dein rechtes Bein in einen 90°-Winkel, sodass der Oberschenkel parallel zum Boden steht.

Halte die Übung für einige Atemzüge. Mit der Einatmung streckst du das vordere Bein wieder. Mit der Ausatmung schließt du die Beine. Wiederhole auf der anderen Seite.

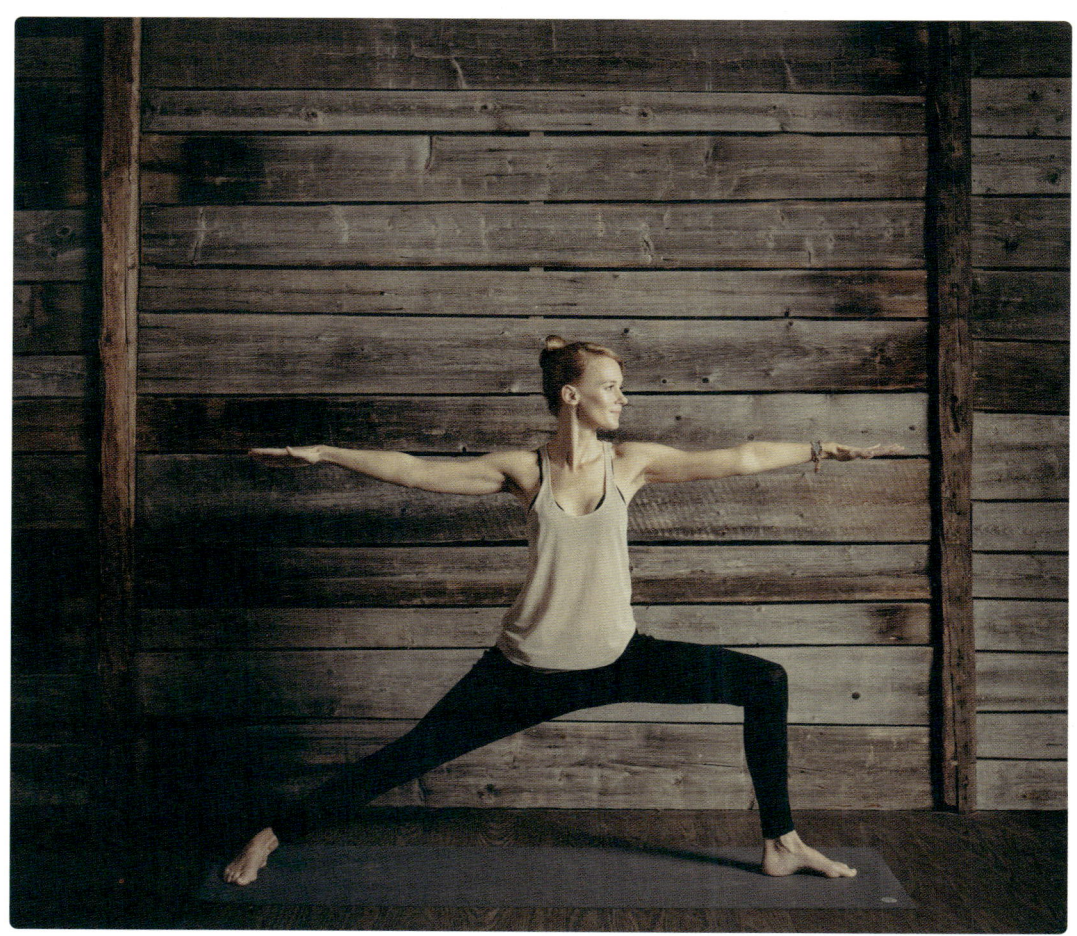

# Virabhadrasana 3

## Der Krieger 3

Beuge aus Virabhadrasana 1 (siehe Seite 75) den Oberkörper über dein gebeugtes vorderes Bein nach vorne. Strecke weiterhin die Arme über deinen Kopf aus. Als leichtere Variante kannst du deine Hände auch vor dem Herzen zusammenbringen. Bringe nun dein Gewicht in deinen vorderen Fuß und hebe dein hinteres Bein und halte es parallel zum Boden.

Halte beide Beine komplett aktiv; die Beinmuskulatur bleibt angespannt. Drehe den Oberschenkel des angehobenen Beins leicht ein, damit die Hüfte sich nicht öffnet. Bleibe einige Atemzüge in dieser Stellung. Lasse deinen Atem ruhig und gleichmäßig fließen. Komme dann über Virabhadrasana 1 zurück. Wiederhole auf der anderen Seite.

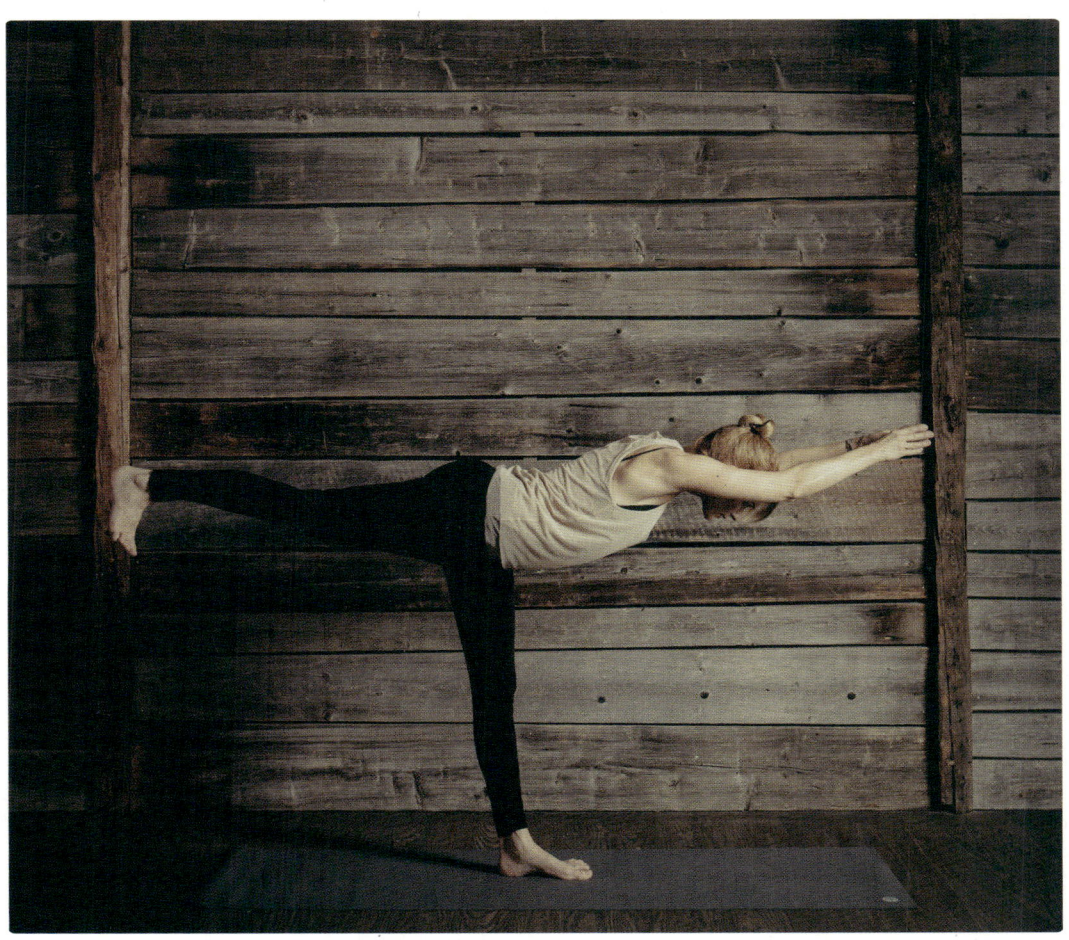

# Ardha Chandrasana

## Der halbe Mond

Beginne mit der Anleitung für Trikonasana (siehe Seite 72). Beuge in Trikonasana dein vorderes Bein. Versetze dann deine untere Hand ca. 20 cm nach vorne und bringe den hinteren Fuß etwas näher zum vorderen. Stütze deinen oberen Arm in der Hüfte ab. Hebe jetzt mit der Ausatmung dein hinteres Bein an. Drehe dein gehobenes hinteres Bein und den Fuß nach außen auf. Drehe den Oberkörper auf und strecke dann den oberen Arm nach oben aus.

Atme tief und gleichmäßig. Dann kommst du über Trikonasana wieder aus der Stellung. Wiederhole auf der anderen Seite.

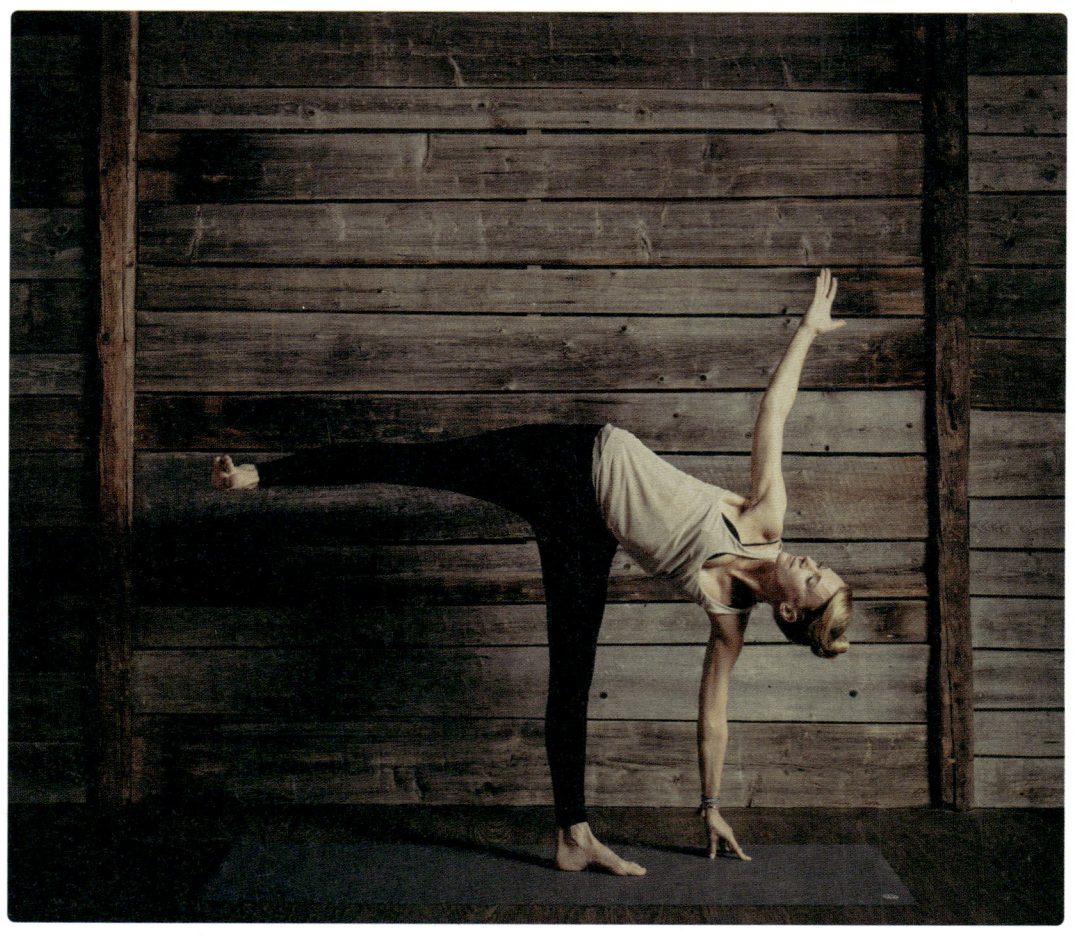

# Utthita Hasta Padangusthasana

## Gestreckte Hand-zum-Fuß-Stellung

Finde einen hüftbreiten Stand, bei dem du dein Gewicht gleichmäßig auf beide Füße verteilst. Verlagere dein Gewicht dann auf den linken Fuß und ziehe dein rechtes Knie in Richtung Brustkorb. Lasse dein Becken dabei gerade. Greife nun mit Zeige- und Mittelfinger um deinen großen Zeh und strecke achtsam dein Bein nach vorne aus. Alternativ kannst du dafür auch einen Gurt um den Fußballen legen. Öffne nun den freien Arm zur Seite, um die Balance besser halten zu können.

Halte diese Stellung für einige Atemzüge. Mit der Ausatmung bringst du den Fuß zurück zum Boden. Wiederhole die Übung auf der anderen Seite.

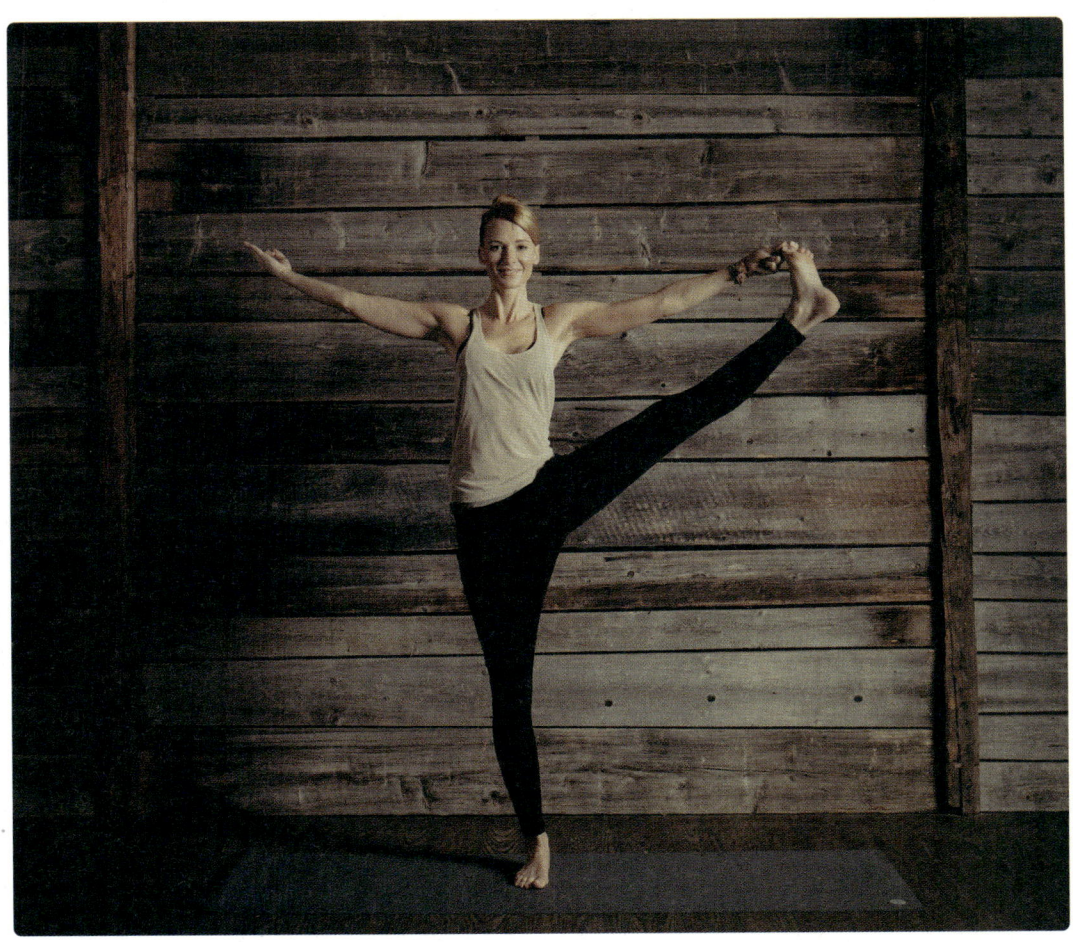

# Prasarita Padottasana

## Die weite Grätsche aus dem Stand

Komme in eine weite Grätsche. Die Füße stehen dabei parallel zueinander. Hebe die Arme auf Schulterhöhe an und stelle deine Fußgelenke genau unter deine Handgelenke. Bringe die Hände in die Hüfte und hebe einatmend dein Brustbein an. Atme aus und beuge deinen Oberkörper nach vorne. Bring die Hände schulterbreit auf den Boden in der gleichen Höhe wie deine Füße. Bleibe stark in deinen Beinen und senke den Kopf Richtung Boden ab.

Halte diese Position für einige Atemzüge. Mit deiner Einatmung hebst du Kopf und Oberkörper wieder an. Schließe dann deine Beine.

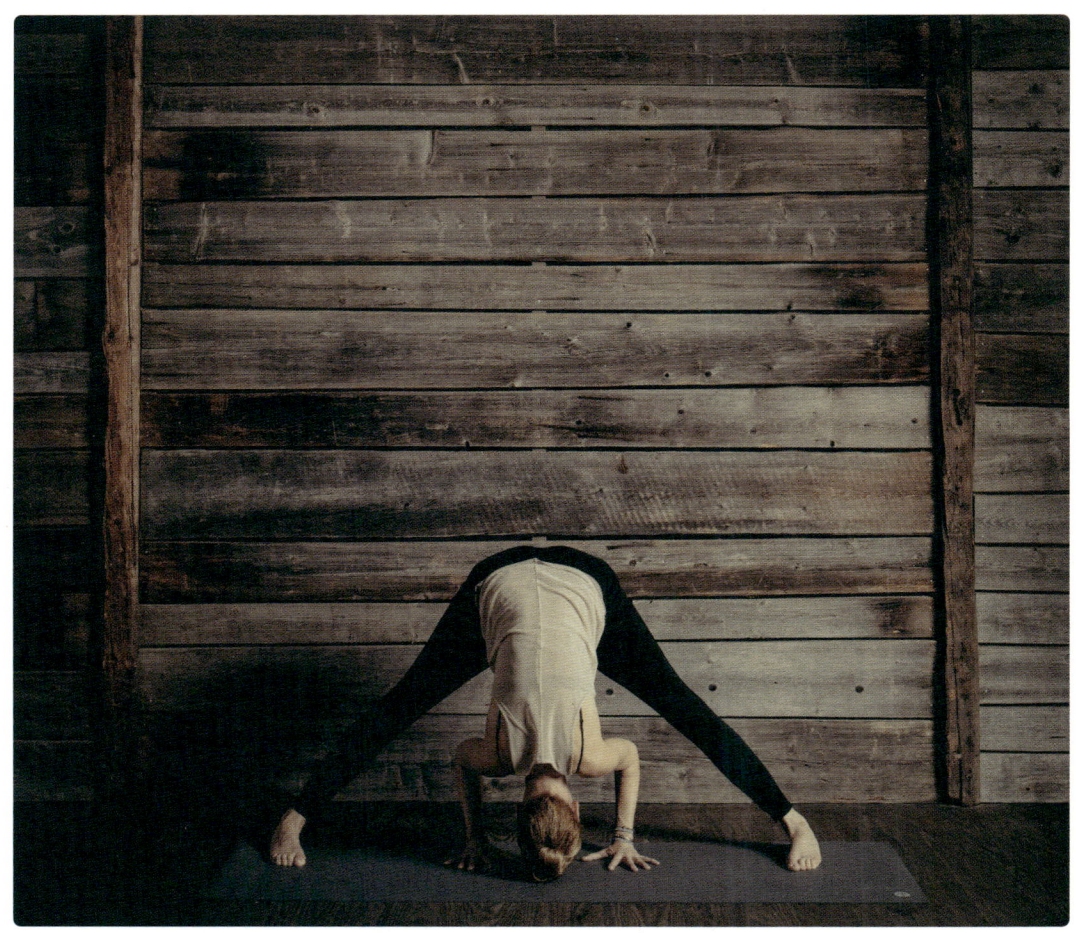

# Utkatasana

## Der Stuhl

Stelle die Füße hüftbreit auf. Hebe einatmend die Arme nach oben, halte sie dort. Beuge mit der Ausatmung die Knie und komme in eine tiefe Hocke. Lehne dich mit dem Oberkörper nicht zu sehr nach vorne, sondern stell dir vor, du lehnst dich mit deinem Oberkörper rückwärtig an eine Wand.

Halte diese Stellung für einige Atemzüge. Mit der Einatmung streckst du die Beine wieder.

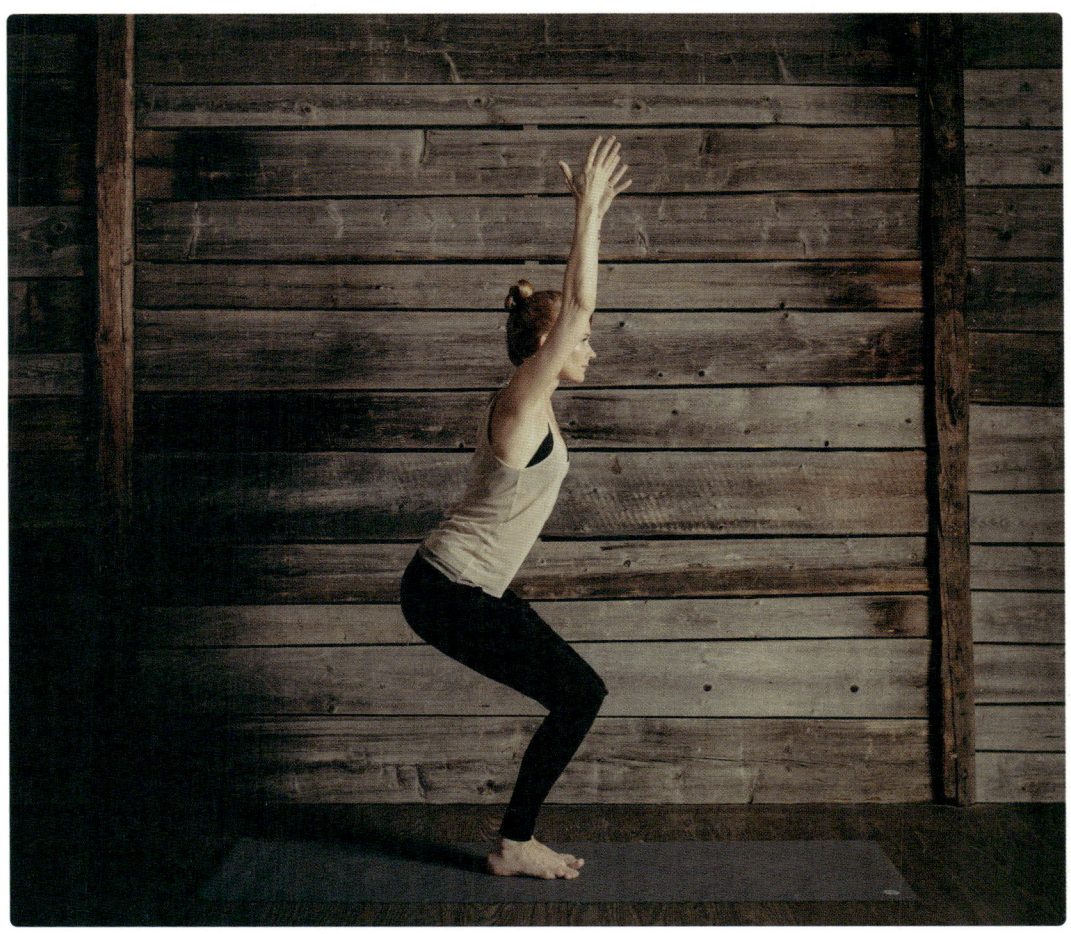

# Uttanasana

## Die Vorwärtsbeuge aus dem Stand

Stelle die Füße hüftbreit auf der Matte auf. Deine Füße stehen dabei parallel zueinander. Aktiviere deine Oberschenkelmuskulatur und beuge dich achtsam nach vorne über. Setze die Finger auf dem Boden oder einem Yogablock (alternativ ein paar dicke Bücher) auf. Lasse unabhängig von deiner Flexibilität die Knie sanft gebeugt, um den Boden unter deinen Fußsohlen besser spüren zu können. Atme tief ein und verlängere deine Ausatmung. Schließe die Augen, um an einem tieferen Ort in dir selbst anzukommen. Bleibe dort für fünf lange Atemzüge. Mit deiner Einatmung hebst du den Kopf und dein Brustbein an.

Platziere deine Hände auf dem unteren Rücken. Atme aus und drücke die Füße fest in den Boden, um dich komplett in den Stand aufzurichten.

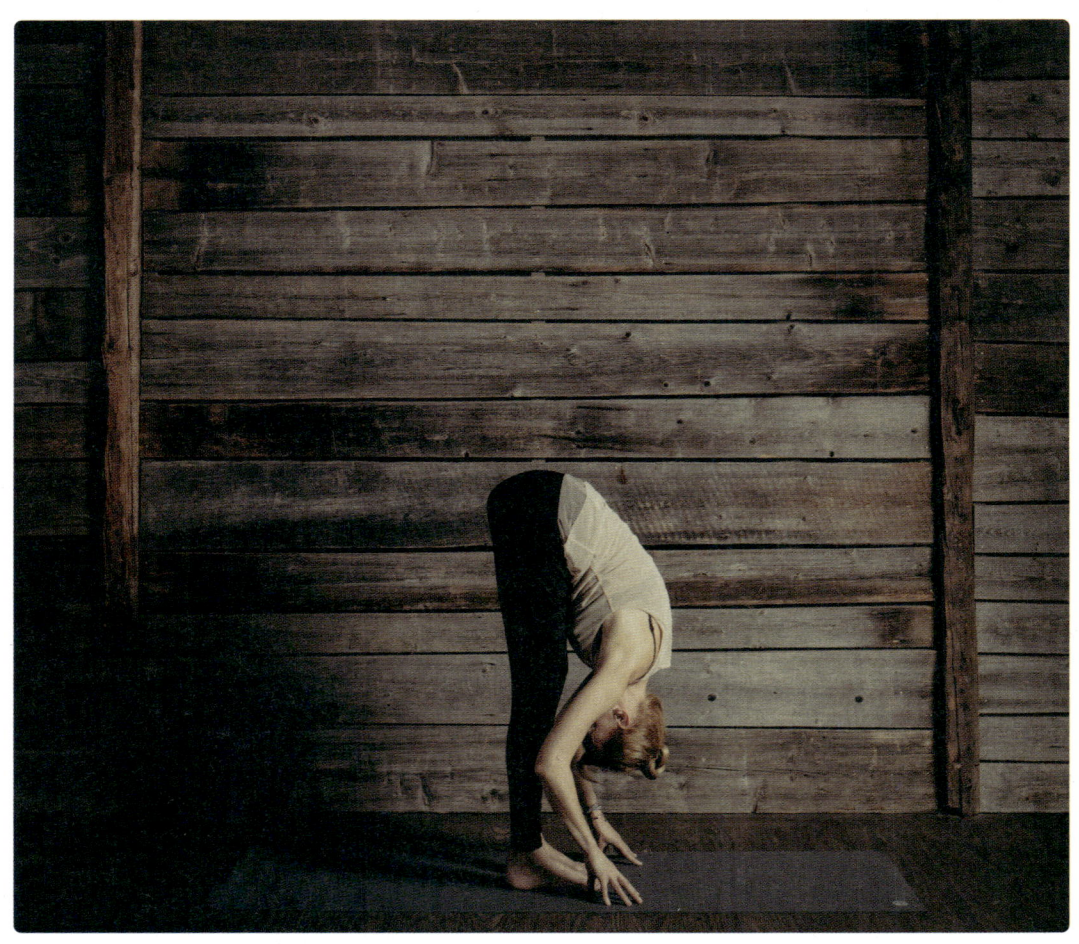

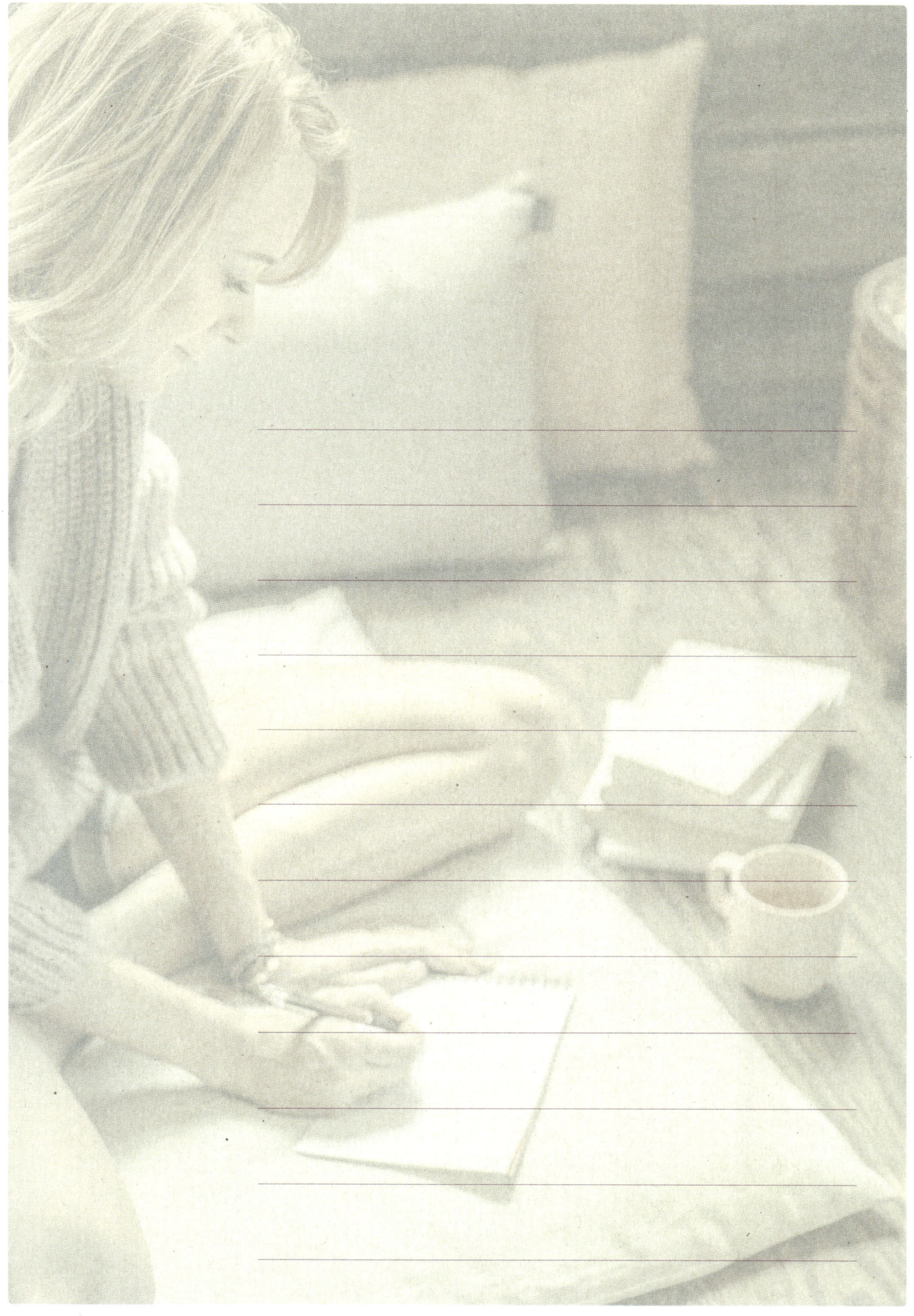

# ARMBALANCEN

Hier werden dein Mut und deine Neugierde angesprochen.
Ich weiß – auf den Händen zu stehen ist ungewohnt, doch überlege
einmal, wie viele Anläufe du gebraucht hast, um zu lernen, auf deinen
Füßen zu stehen. Also gib dir ganz viel Zeit und habe einfach Spaß
beim Ausprobieren. Deine Muskulatur in oberen Rumpf
und in den Armen wird es dir danken.

# Adho Mukha Shvanasana

## Der nach unten schauende Hund

Komme in einen Liegestütz. Platziere deine Hände dabei genau unter der Außenseite deiner Schultern. Schiebe von hier aus deinen Po, so hoch du kannst, in die Luft und lasse dein Herz nach unten sinken. Deine Hände und Füße sollten sich in dem Übergang vom Liegestütz zum Hund nicht bewegen. Drücke achtsam alle Finger in der ganzen Länge in den Boden, um die Muskulatur in den Armen zu aktivieren.

Beuge die Knie mit der Einatmung leicht und richte deinen Fokus darauf, dich im Rücken lang zu strecken. Ziehe mit der Ausatmung die Fersen und Fußgelenke Richtung Boden, ohne dabei die Länge im Rücken zu verlieren.

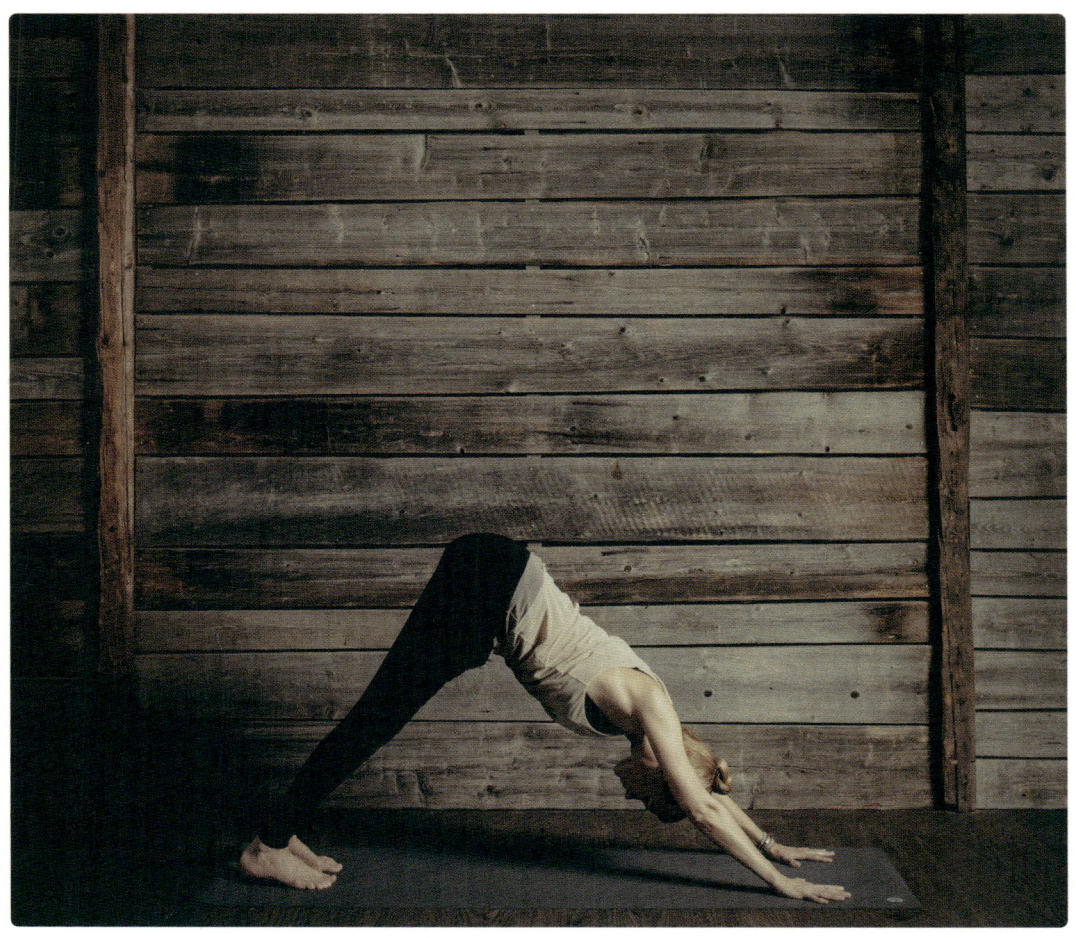

# Phalankasana

## Die Planke

Komme in den Vierfüßlerstand und ziehe aktiv deine vorderen Hüftknochen zueinander, als ob du eine Hose zuknöpfen würdest. Verlängere dabei gleichzeitig dein Brustbein nach vorne. Strecke dein rechtes Bein nach hinten aus und stelle den Fuß auf dem Boden ab. Stelle dann, ohne den Po zu heben, deinen linken Fuß daneben. Halte die Bauchmuskulatur und die Oberschenkelmuskulatur aktiv, sodass dein Körper ein Brett bildet.

Halte diese Position für fünf ruhige Atemzüge. Komme anschließend in den nach unten schauenden Hund.

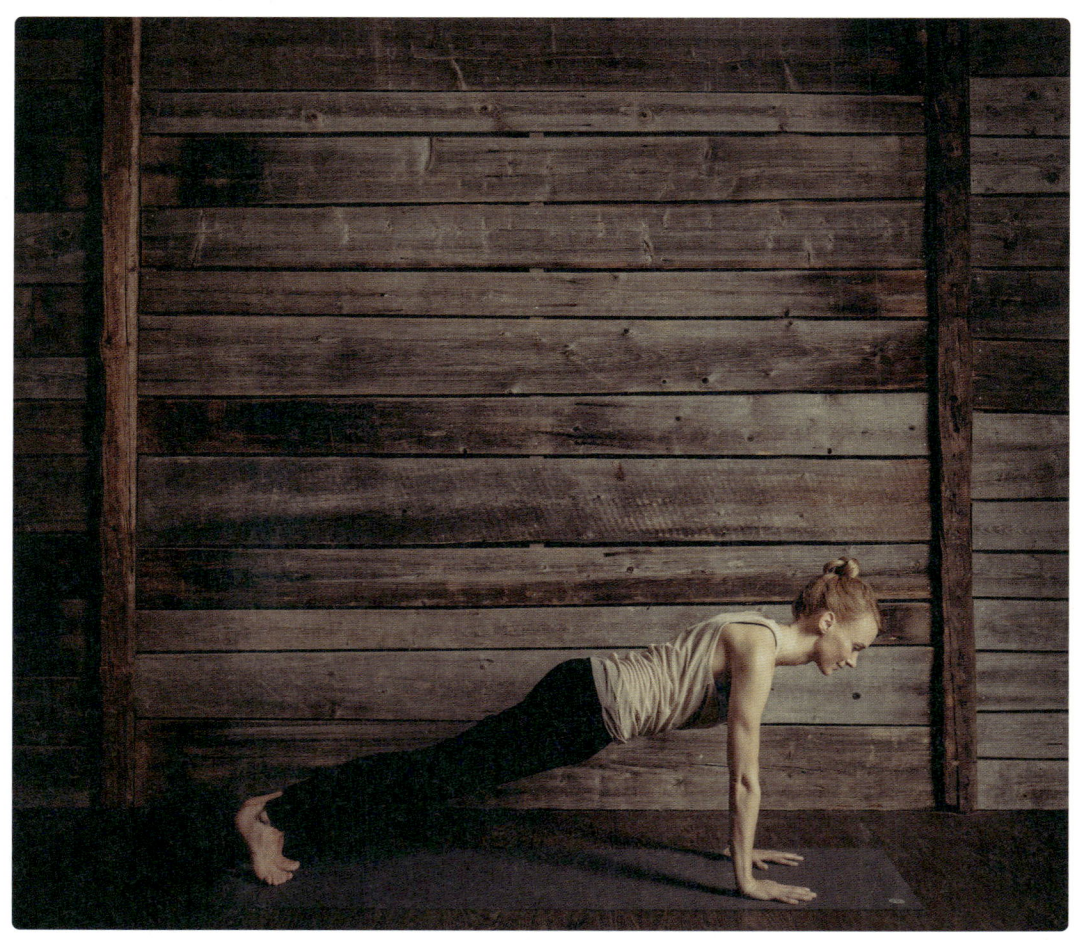

# Chaturanga Dandasana

## Die tiefe Planke

Ziehe auch hier im Vierfüßlerstand aktiv deine vorderen Hüftknochen zueinander, als ob du eine Hose zuknöpfen würdest. Verlängere dabei gleichzeitig dein Brustbein nach vorne. Strecke dein rechtes Bein nach hinten aus und stelle den Fuß auf dem Boden ab. Stelle, ohne den Po zu heben, deinen linken Fuß daneben. Halte die Bauchmuskulatur und die Oberschenkelmuskulatur aktiv, sodass dein Körper ein Brett bildet. Beuge dann mit der Ausatmung die Ellenbogen bis auf einen 90°-Winkel ab, während der gesamte Körper in der Brettposition bleibt. Der Übergang ähnelt einer Flugzeuglandung.

Du hältst die Stellung für einige Atemzüge in der Position, in der die Oberarme parallel zum Boden stehen. Lege dich dann vollständig auf dem Boden ab.

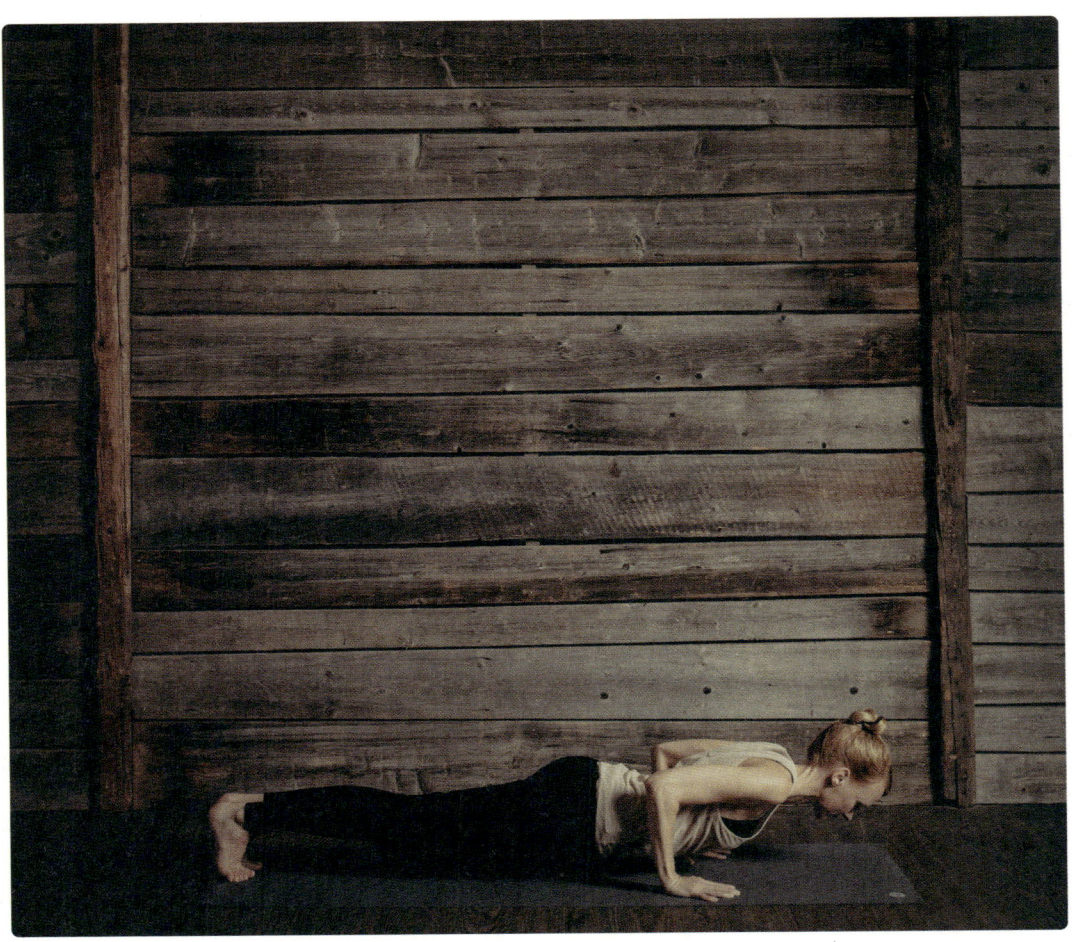

# Bakasana

## Die Krähe

Beginne in einer tiefen Hocke. Bringe die Knie etwas weiter auseinander und lasse deinen Oberkörper zwischen deinen Beinen nach vorne kommen. Setze die Hände etwas weiter als schulterbreit vor dir auf dem Boden auf. Lege deine Schienbeine auf der Rückseite der Oberarme ab. Beuge die Ellenbogen und komme auf die Zehenspitzen. Lehne deinen Oberkörper weiter nach vorne, sodass deine Zehenspitzen sich vom Boden lösen. Achte darauf, dass dein Brustbein gehoben bleibt und dein Herzraum offen ist.

Balanciere für einige Atemzüge auf den Händen. Komme dann zurück in die Hocke.

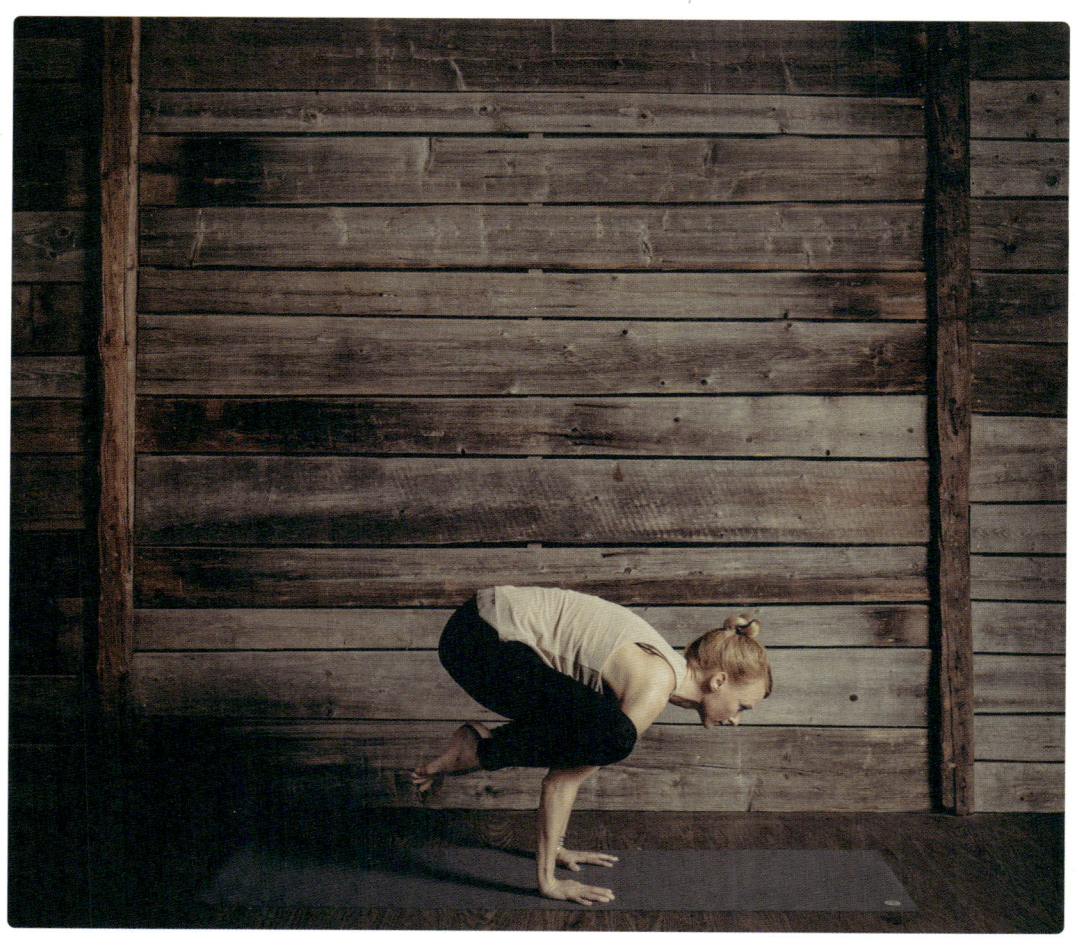

# Adho Mukha Vrikshasana Variation

## Handstand an der Wand

Beginne im Vierfüßlerstand mit den Fußsohlen an der Wand. Hebe ausatmend den Po in eine kurze Hund-Stellung nach oben. Drücke alle Finger fest in den Boden, halte die Arme stark und gerade, während du einen Fuß nach dem anderen auf Hüfthöhe an die Wand bringst. Halte die Füße an der Wand hüftweit auseinander und strecke die Beine, sodass dein Po über die Schultern kommt. Atme hier ruhig ein und aus.

Wenn du dich sicher in der Stellung fühlst, dann hebe ein Bein gerade nach oben. Bleibe dafür aktiv in den Händen und ziehe dein Brustbein Richtung Wand. Wechsle nach drei Atemzügen die Seite.

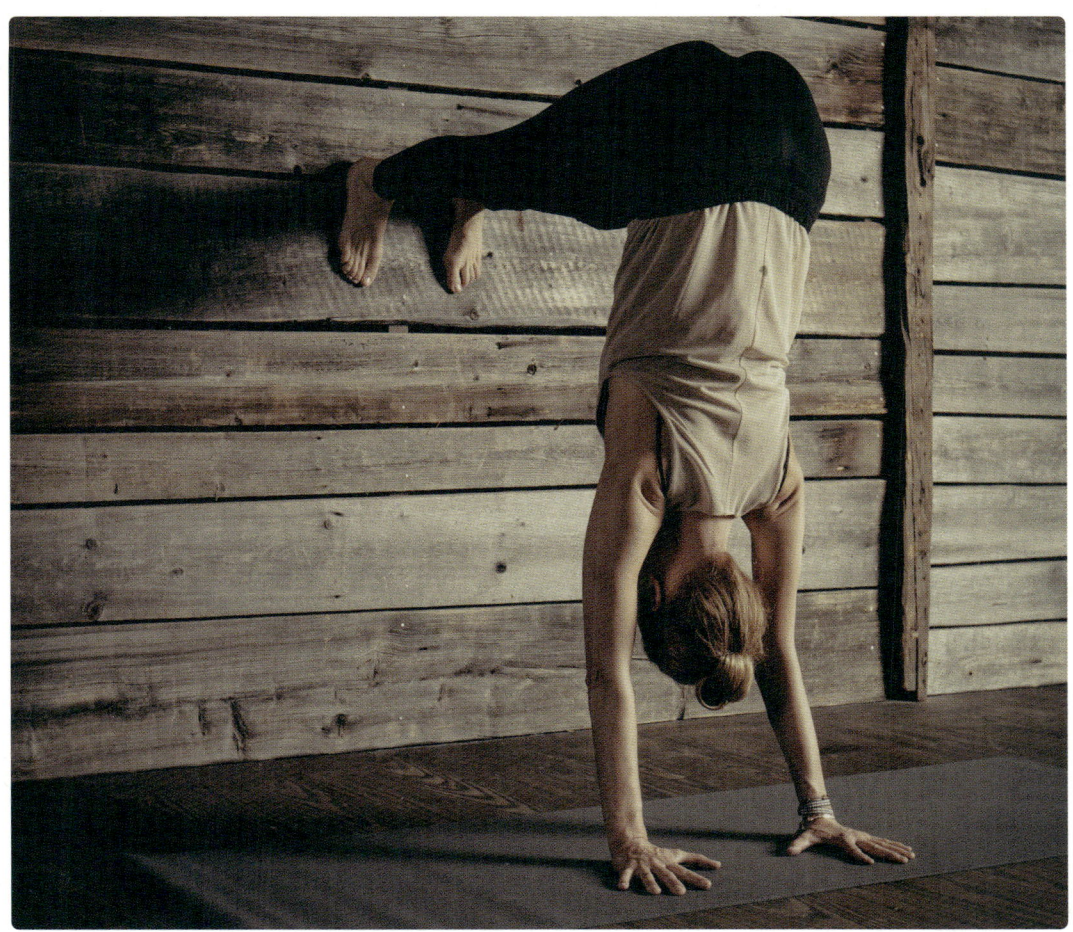

# Pincha Mayurasana Variation

## Unterarmstand an der Wand

Beginne im Vierfüßlerstand mit den Fußsohlen an der Wand. Setze deine Ellenbogen da ab, wo in der vorigen Übung deine Handflächen waren und verschränke deine Hände ineinander. Hebe ausatmend den Po nach oben. Drücke deine Handgelenke fest in den Boden, während du einen Fuß nach dem anderen auf Hüfthöhe an die Wand bringst. Halte die Füße an der Wand hüftweit auseinander und strecke die Beine, sodass dein Po über die Schultern kommt. Atme hier ruhig ein und aus.

Wenn du dich sicher in der Stellung fühlst, dann hebe ein Bein gerade nach oben. Bleibe dafür aktiv in den Händen und ziehe dein Brustbein Richtung Wand. Wechsle nach drei Atemzügen die Seite.

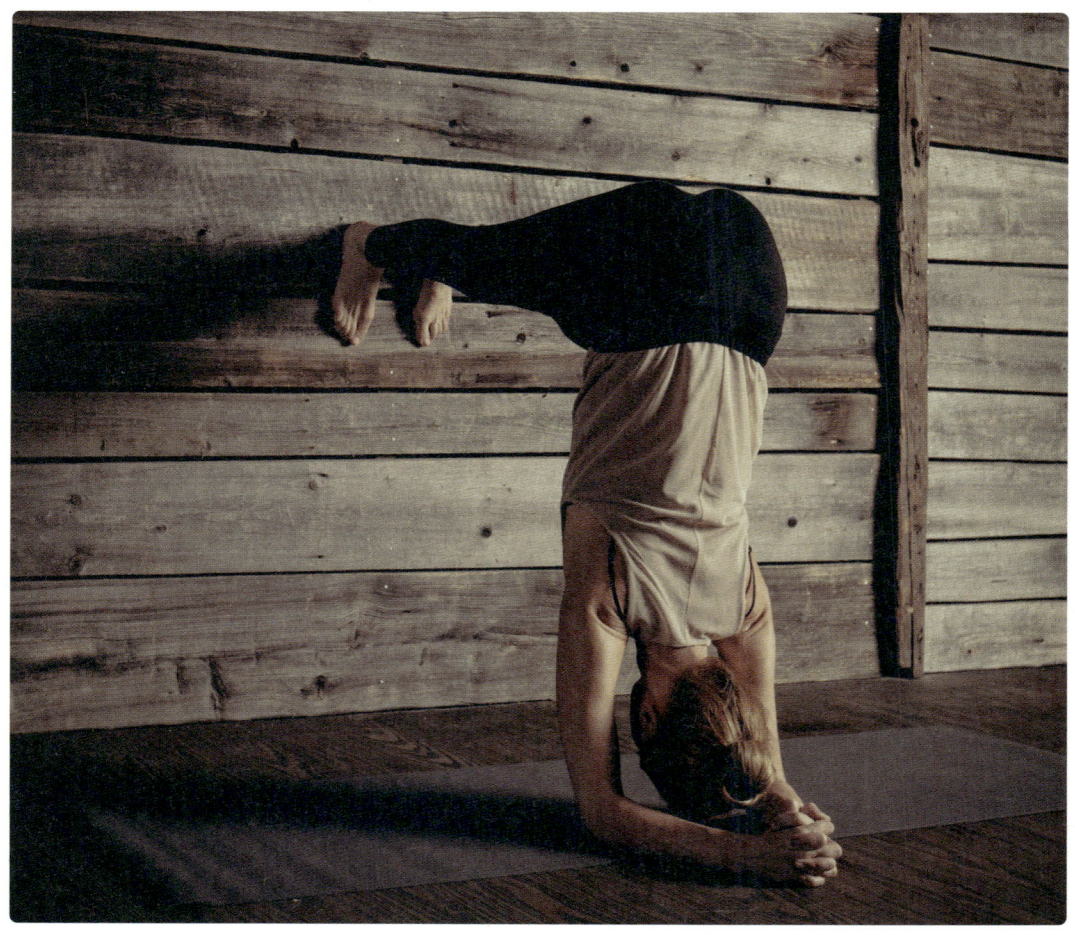

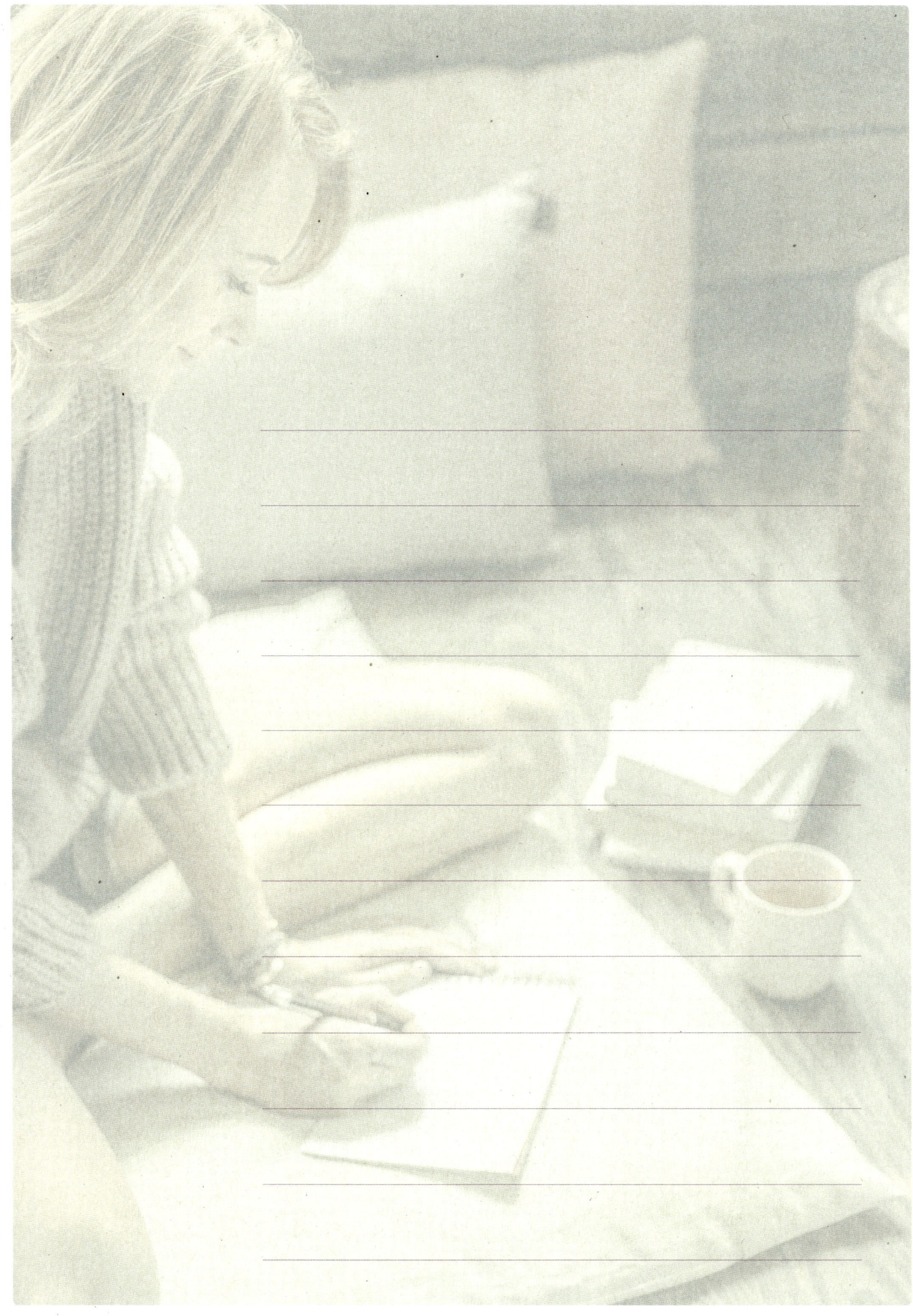

# CORE-ÜBUNGEN

Diese Übungen lohnen sich: Die Kraft in den Core-Muskeln,
also vor allem die Rücken- und Bauchmuskulatur und die Muskeln
des Beckenbodens, geben dir das Gefühl der Verbundenheit und halten
dich nach oben gestreckt, während dich die feinstoffliche Energie darüber
hinaus im Leben unterstützt. Die Stärke in deiner Körpermitte gibt dir
die Kraft, die du brauchst, um nach dem zu leben und zu handeln, was
im Einklang mit deinen Werten steht. Achte bei den Core-Übungen
immer darauf, dass du nicht in ein Hohlkreuz gehst,
sondern der Bauch flach bleibt.

# Vierfüßlerstand

## mit angehobenen Knien

Platziere im Vierfüßlerstand deine Hände genau unter deinen Schultern und deine Knie exakt unter deinem Becken. Ziehe aktiv deine vorderen Hüftknochen zueinander, als ob du eine Hose zuknöpfen würdest. Verlängere dabei gleichzeitig dein Brustbein nach vorne. Löse mit der Ausatmung beide Knie gleichzeitig, sodass sie ca. fünf Zentimeter über dem Boden schweben.

Bleibe hier und atme für vier bis fünf tiefe Atemzüge weiter.

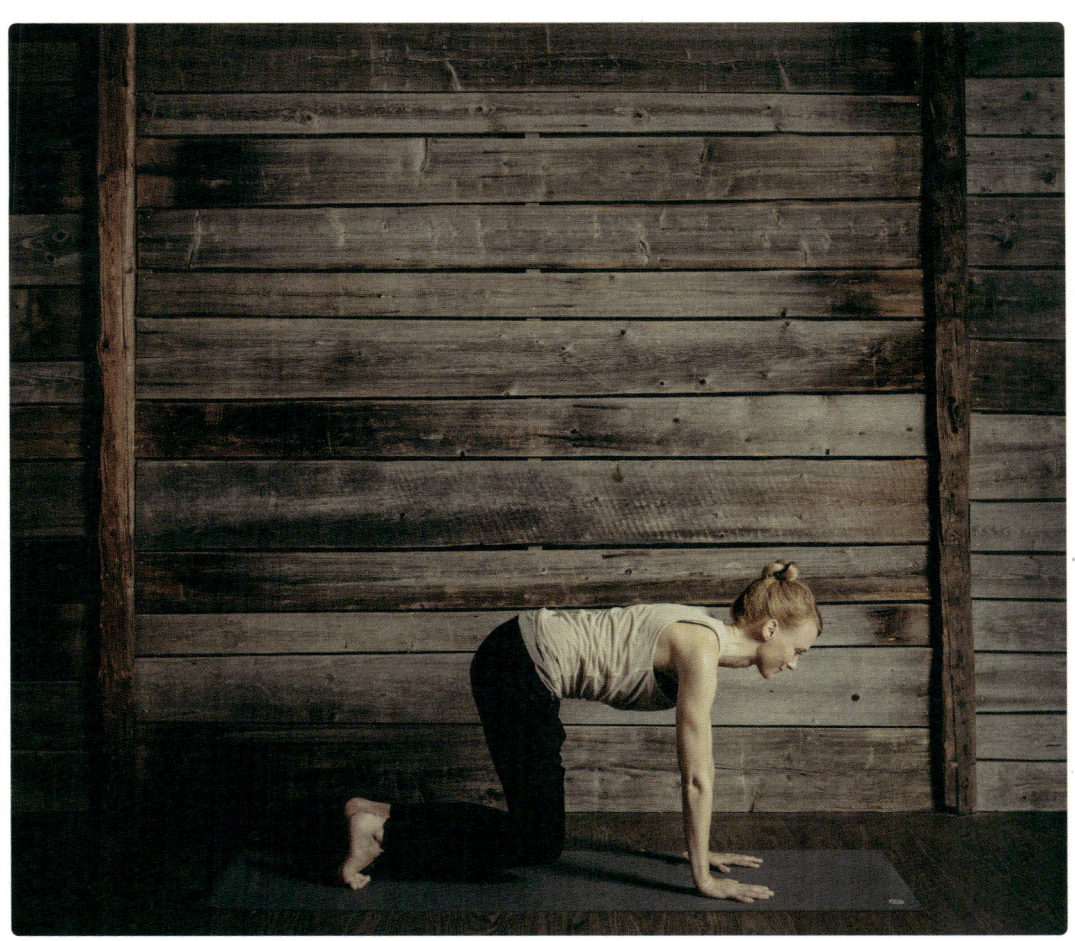

# Navasana

## Das Boot

Stelle im Sitzen die Füße vor dir auf. Greife unter deine Knie und rolle leicht hinter deine Sitzknochen, während du beide Beine gleichzeitig vom Boden hochhebst. Richte deinen Oberkörper lang auf und hebe dein Brustbein. Strecke nun deine Beine nach oben und die Arme auf Schulterhöhe aus. (Lasse die Beine angewinkelt für eine leichtere Variante.)

Wiederhole diese Übung drei Mal für jeweils fünf Atemzüge.

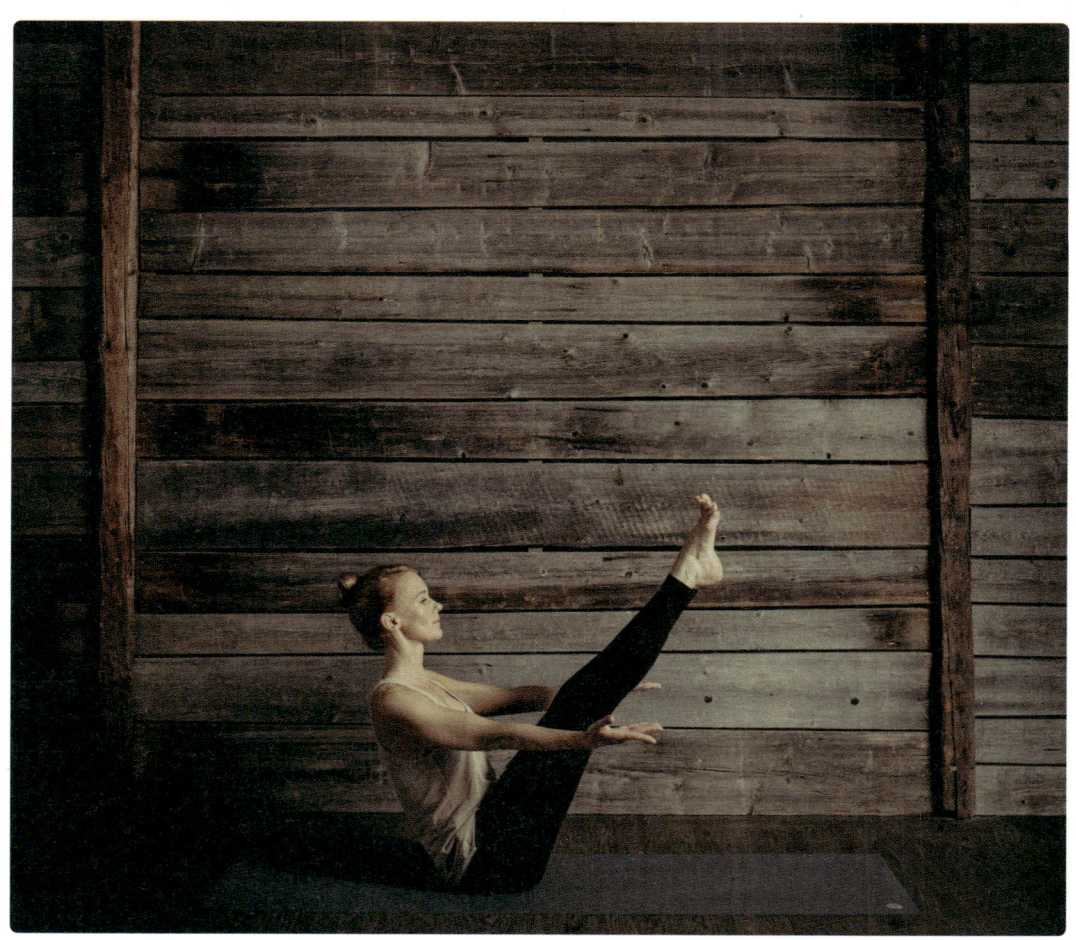

# Navasana Variation

## Eine Boot-Variation

Stelle im Sitzen die Füße vor dir auf. Greife unter deine Knie und rolle leicht hinter deine Sitzknochen, während du beide Beine gleichzeitig vom Boden hochhebst. Richte deinen Oberkörper lang auf und hebe dein Brustbein. Verlagere nun dein Gewicht auf die linke Pobacke und strecke die Arme rechts von den Beinen nach vorne aus. Strecke einatmend Beine und Oberkörper voneinander weg. Ausatmend beuge die Knie und ziehe Oberkörper und Knie zueinander.

Mache fünf Wiederholungen. Wechsle dann auf die andere Seite.

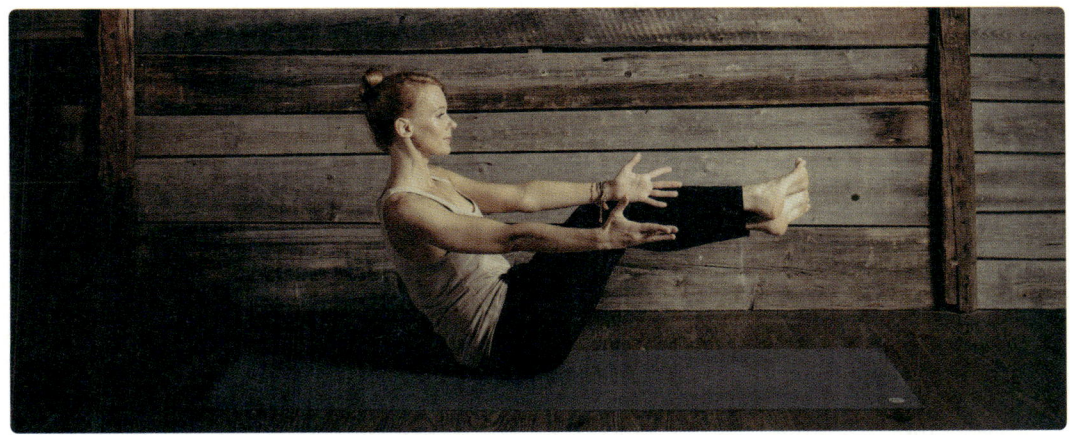

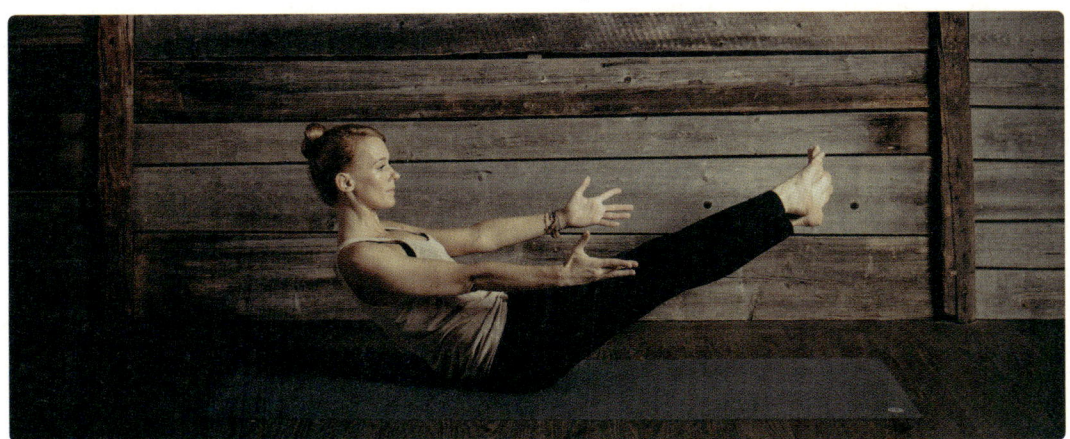

# Phalankasana

## Die Planke

Ziehe im Vierfüßlerstand aktiv deine vorderen Hüftknochen zueinander, als ob du eine Hose zuknöpfen würdest. Verlängere dabei gleichzeitig dein Brustbein nach vorne. Strecke dein rechtes Bein nach hinten aus und stelle den Fuß auf dem Boden ab. Stelle dann, ohne den Po zu heben, deinen linken Fuß daneben. Halte die Bauchmuskulatur und die Oberschenkelmuskulatur aktiv, sodass dein Körper ein Brett bildet.

Halte für fünf ruhige Atemzüge.

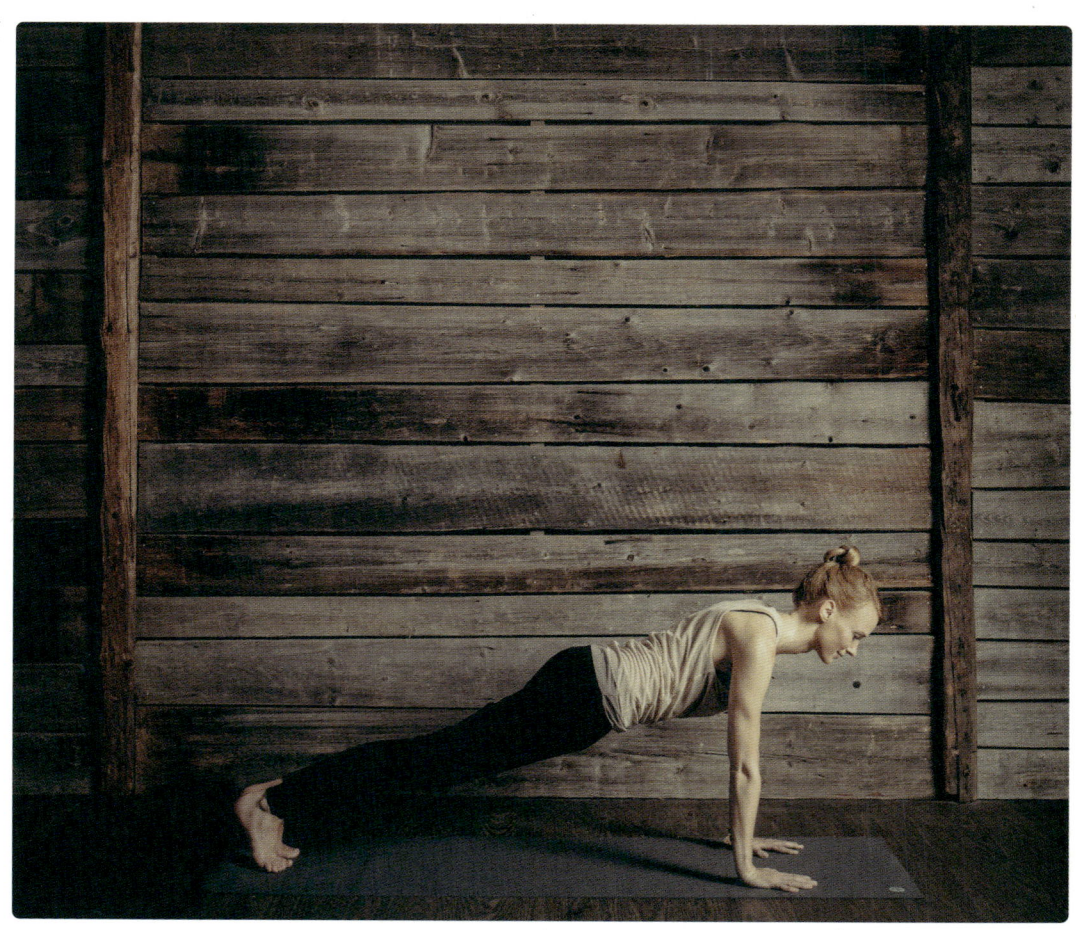

# Phalankasana Variation I

## Eine Hund-Variation

Komme in einen Liegestütz und platziere deine Hände genau unter der Außenseite deiner Schultern. Schiebe von hier deinen Po so hoch du kannst in die Luft und lasse dein Herz nach unten sinken. Deine Hände und Füße sollten sich in dem Übergang von dem Liegestütz zum Hund nicht bewegen. Drücke achtsam alle Finger mit der ganzen Länge in den Boden, um die Muskulatur in den Armen zu aktivieren. Beuge die Knie mit der Einatmung leicht und richte deinen Fokus darauf, dich im Rücken lang zu strecken. Ziehe mit der Ausatmung die Fersen und Fußgelenke Richtung Boden, ohne dabei die Länge im Rücken zu verlieren. Hebe dein rechtes Bein mit der Einatmung nach oben zur Decke. Mit der Ausatmung führe das rechte Knie zur Außenseite des rechten Oberarms, während die Schultern, wie in der Planke, genau über die Handgelenke kommen.

Wiederhole auf jeder Seite drei bis fünf Mal hintereinander.

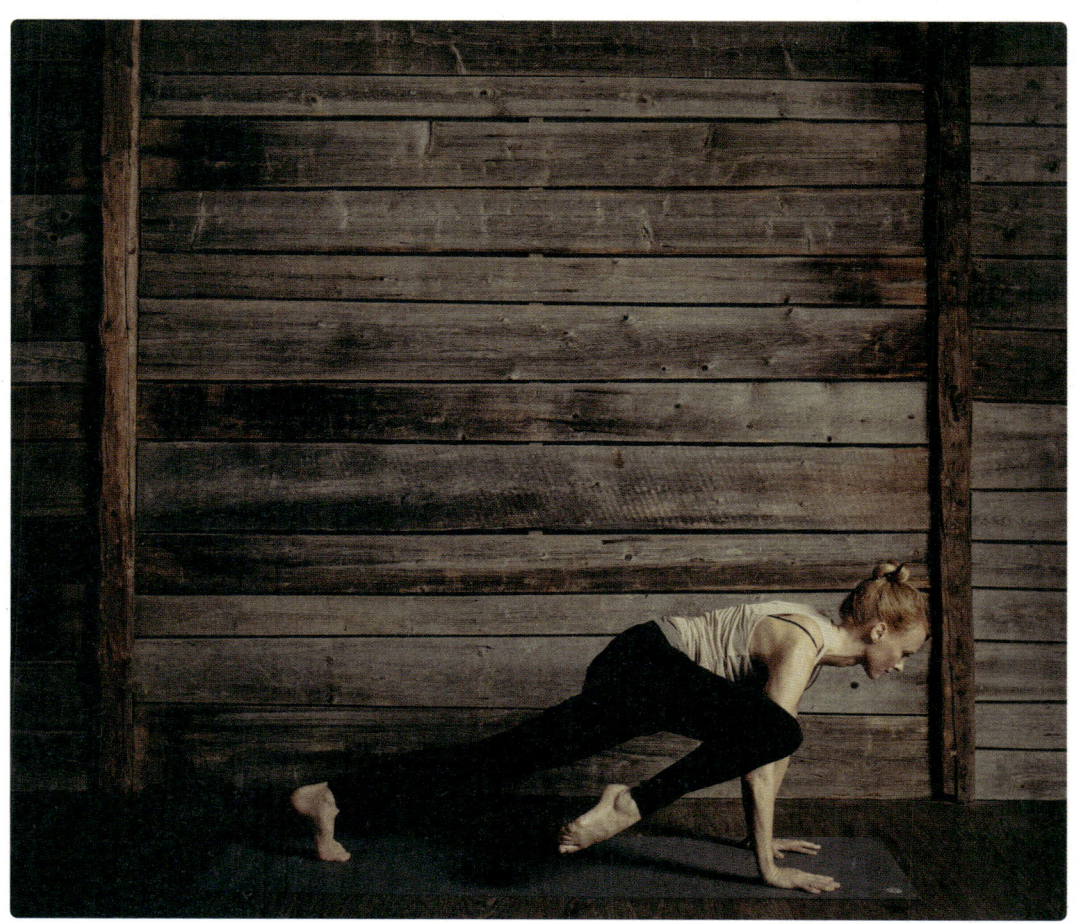

# Chaturanga Dandasana

## Die tiefe Planke

Ziehe im Vierfüßlerstand aktiv deine vorderen Hüftknochen zueinander, als ob du eine Hose zuknöpfen würdest. Verlängere dabei gleichzeitig dein Brustbein nach vorne. Strecke dein rechtes Bein nach hinten aus und stelle den Fuß auf dem Boden ab. Stelle, ohne den Po zu heben, deinen linken Fuß daneben. Halte die Bauchmuskulatur und die Oberschenkelmuskulatur aktiv, sodass dein Körper ein Brett bildet. Beuge mit der Ausatmung die Ellenbogen bis auf einen 90°-Winkel ab, während der gesamte Körper in der Brettposition bleibt. Der Übergang ähnelt einer Flugzeuglandung.

Du hältst die Stellung für einige Atemzüge in der Position, in der die Oberarme parallel zum Boden stehen. Lege dich dann vollständig auf dem Boden ab.

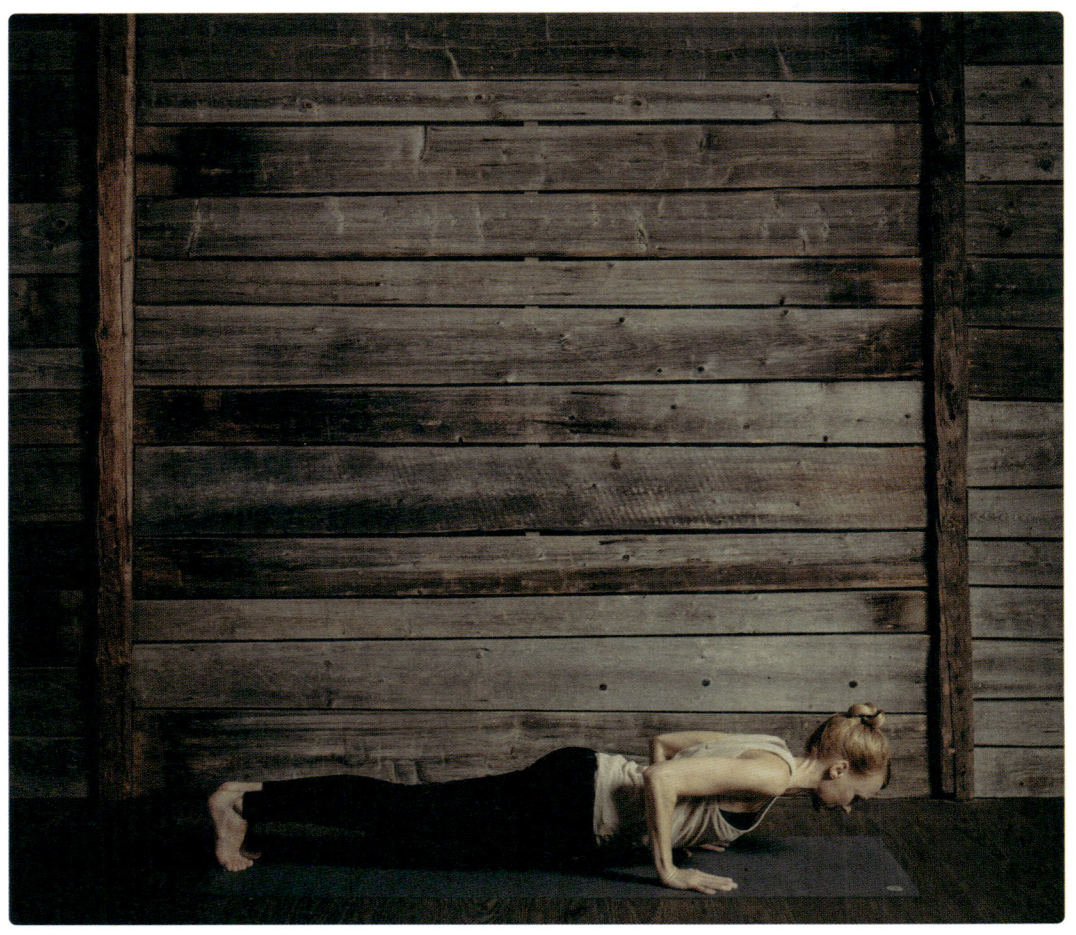

# Phalankasana Variation 2
## Die Unterarm-Planke

Platziere in der Bauchlage deine Ellenbogen unter deinen Schultern. Verschränke deine Hände ineinander. Stelle deine Zehen auf den Boden auf. Hebe mit der Aus-atmung dein Becken auf die Höhe deiner Schultern an. Ziehe aktiv deine vorderen Hüftknochen zueinander, als ob du einen Hosenknopf zumachen würdest, und führe dein Schambein Richtung Bauchnabel, als ob du einen Reisverschluss schließen würdest. Ziehe gleichzeitig dein Brustbein nach vorne und halte den Kopf in der Verlängerung deiner Wirbelsäule.

Bleibe hier für einige Atemzüge.

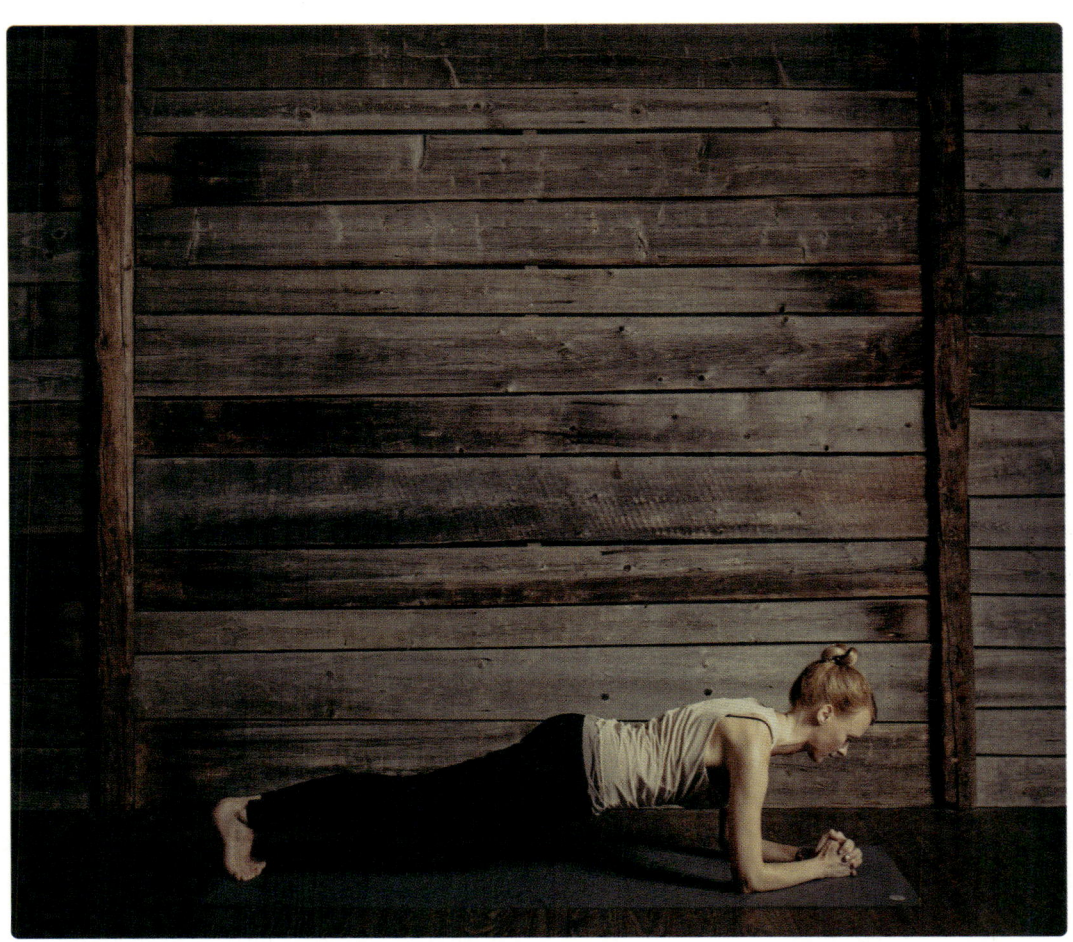

# Transversus-Übung

## Übung für die querverlaufende Bauchmuskulatur

Komme in die Rückenlage, schließe die Beine und verschränke die Hände unter dem Kopf. Hebe den Oberkörper an, ziehe anschließend die beiden Hüftknochen zu-einander und dein Schambein Richtung Bauchnabel. Hebe nun beide Beine gleich-zeitig ca. acht Zentimeter vom Boden hoch. Es reicht hier zu Beginn auch nur die Intention zu haben, die Beine zu heben. Wichtig ist, dass der untere Rücken nicht ins Hohlkreuz geht.

Halte diese Position für zwei bis drei Atemzüge und wiederhole drei Mal.

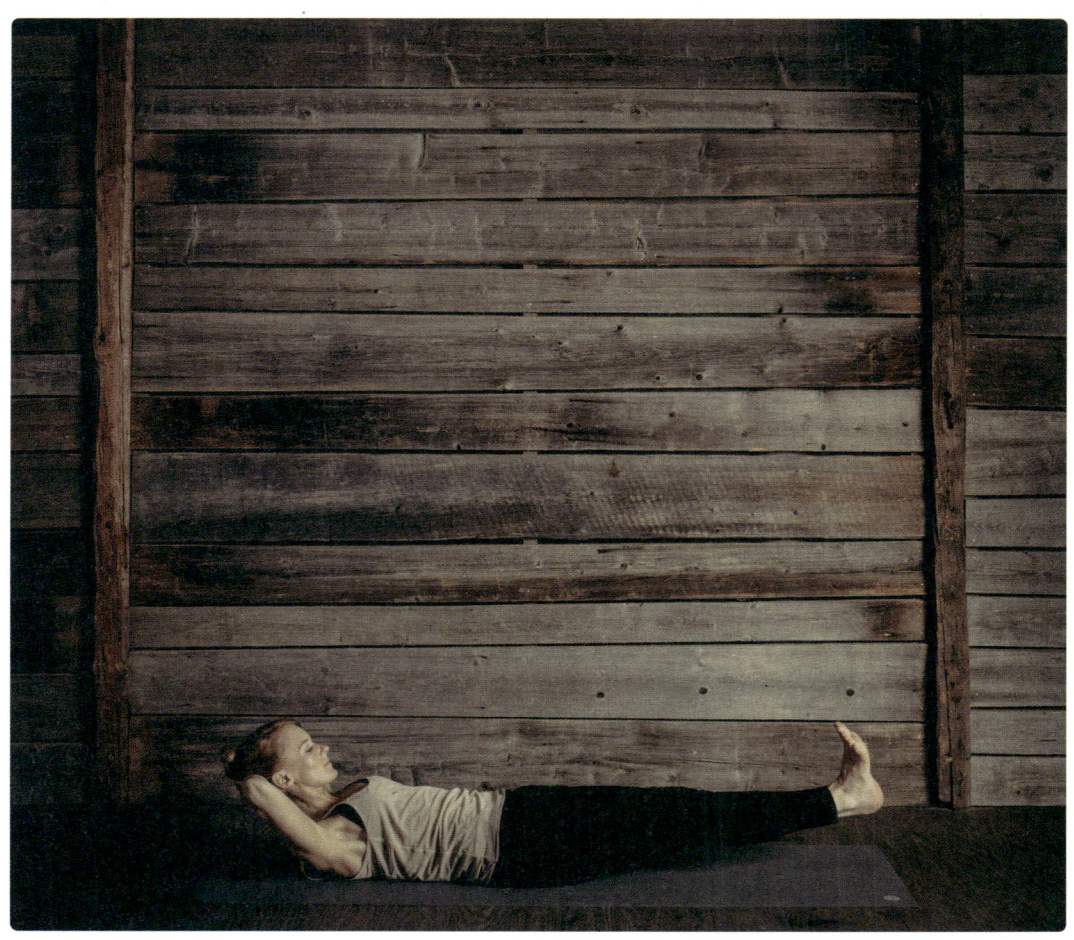

# Scherenbeine

Verschränke in Rückenlage die Hände unter dem Kopf. Hebe den Oberkörper an, sodass die Schultern den Boden verlassen. Strecke nun beide Beine zur Decke aus. Senke einatmend das rechte gestreckte Bein bis kurz über dem Boden ab. Führe ausatmend das Bein zurück nach oben. Wechsle mit der nächsten Einatmung die Seite.

Praktiziere acht bis zehn Wiederholungen.

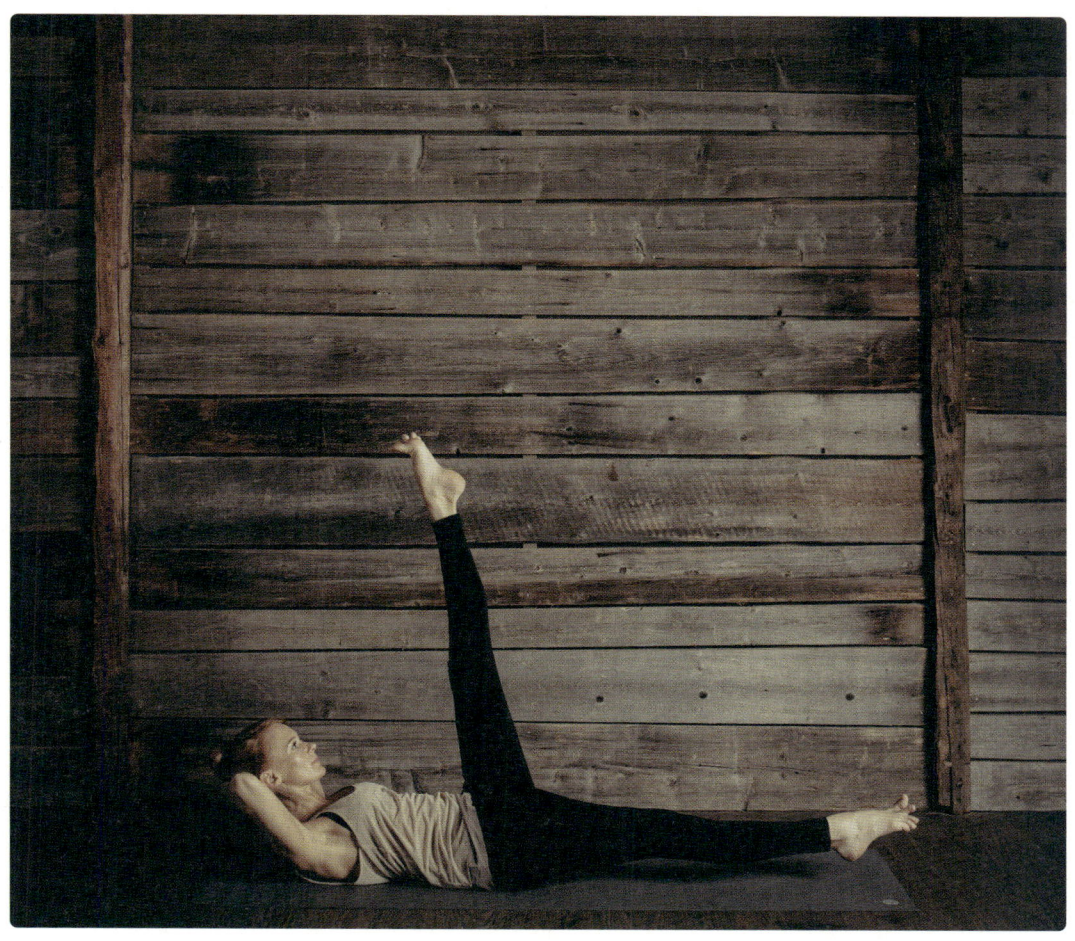

# Supta Garudasana

## Der Adler im Liegen

Stelle in Rückenlage beide Beine auf. Verschränke dein linkes Bein über deinem rechten. Eventuell kannst du den linken Fuß noch unter dem rechten Bein hindurch kreuzen. Strecke beide Arme zur Decke aus. Kreuze deinen rechten Oberarm oberhalb der Ellenbeuge über deinen linken Oberarm. Beug dann beide Ellenbogen und führe die Handinnenflächen zueinander. Starte mit dem Fuß auf dem Boden und den verschränkten Armen oberhalb deines Kopfes. Die Hände berühren den Boden. Hebe mit der Ausatmung den Kopf und bringe Ellenbogen und Knie zueinander. Komme einatmend zurück in die Anfangsposition.

Mache acht Wiederholungen, bevor du die Seite wechselst.

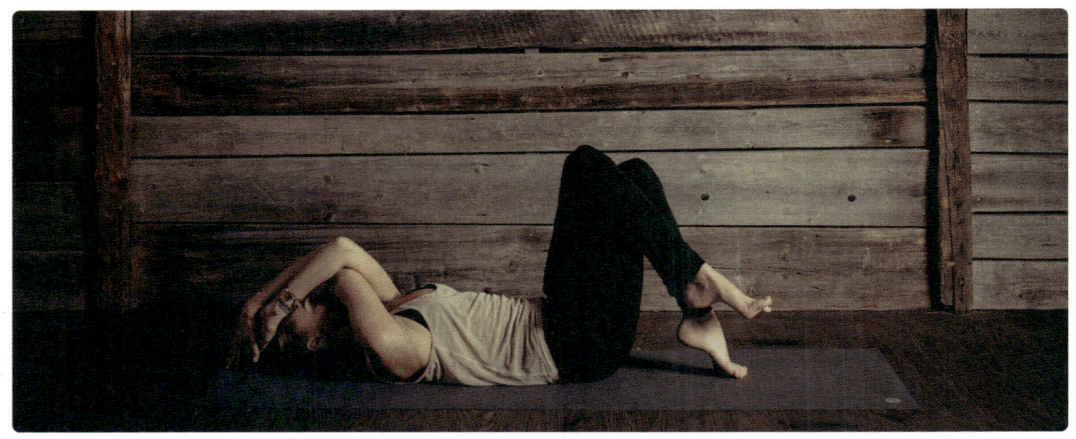

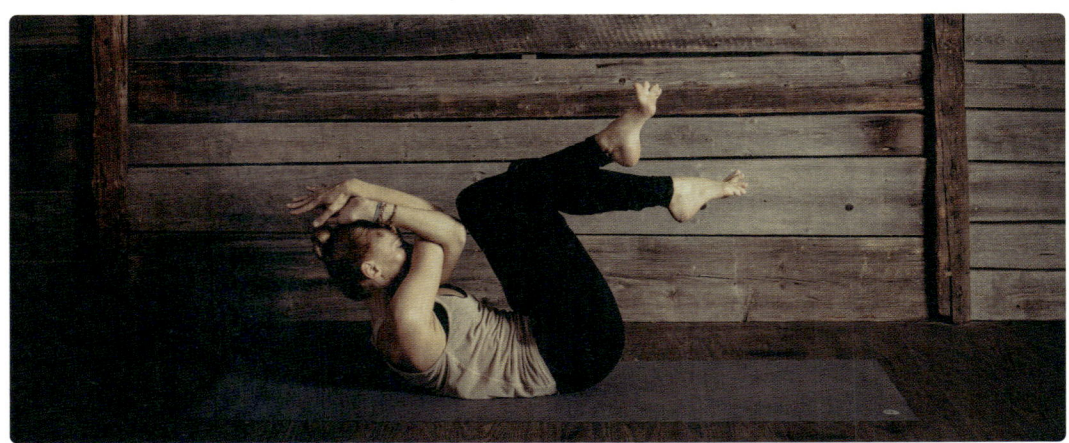

# Core-Twist im Liegen

Verschränke in Rückenlage die Hände unter dem Kopf. Hebe den Oberkörper an, so-dass die Schultern den Boden verlassen. Bringe nun beide Beine in einen 90°-Winkel mit den Knien genau über deinen Hüften und den Schienbeinen parallel zum Boden. Senke ausatmend das linke gestreckte Bein bis kurz über dem Boden ab, während dein Oberkörper an der Außenseite des rechten gebeugten Beins vorbei „twistet". Komme einatmend in die Ausgangsstellung zurück. Mit der nächsten Ausatmung wechsle zur anderen Seite.

Praktiziere acht bis zehn Wiederholungen auf jeder Seite.

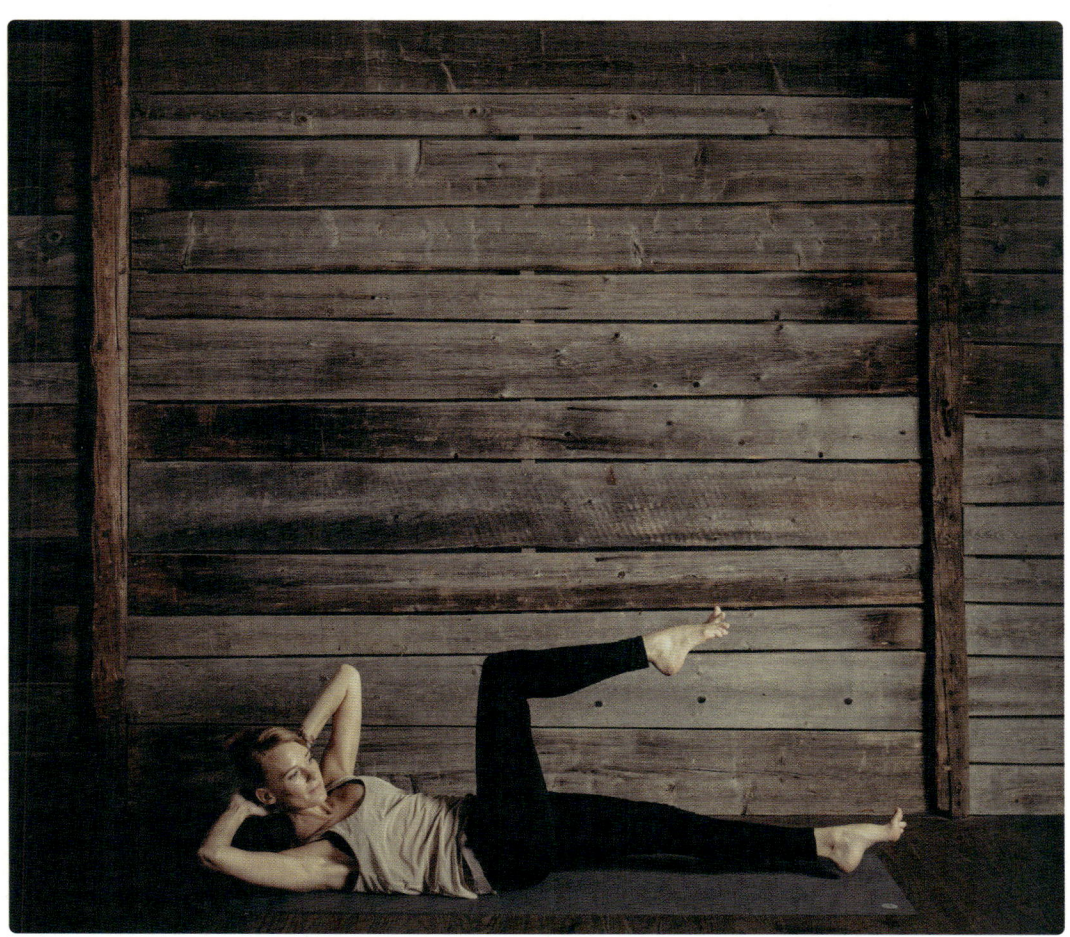

# HÜFTÖFFNER

Mit diesen Übungen kannst du an deinen Hüften arbeiten, und zwar
sowohl an den äußeren und inneren als auch an den vorderen und hinteren
Bereichen der Hüfte. Gib dir viel Zeit in den Stellungen, denn die Bänder am
Hüftgelenk sind sehr stark. Es braucht eine Weile, um die Hüftmuskulatur
wirklich zu dehnen und nicht nur die Bänder zu verlängern. Vieles
passiert hier eher über die Intention des Loslassens statt über
das aktive Machen. Bringe für ein bewusstes Loslassen
deinen Fokus auf das vollständige, sanfte Ausatmen,
während du Hüftöffner praktizierst.

# Trikonasana

## Das Dreieck

Komm in eine weite Grätsche. Strecke die Arme auf Schulterhöhe aus. Platziere die Fußgelenke unter den Handgelenken. Drehe den linken Fuß leicht ein und den rechten Fuß 90° aus. Verlängere einatmend deine Wirbelsäule nach oben. Aktiviere die Muskulatur in den Beinen. Beuge mit der Ausatmung deinen Rumpf seitlich nach rechts. Platziere die rechte Hand auf dem Boden oder auf einem Block, dein Unterarm ist dabei etwa auf der Mitte des Unterschenkels.

Strecke den linken Arm über der linken Schulter nach oben zur Decke. Halte die Muskulatur in den Beinen aktiv und bringe achtsam die Rückseite deines Rumpfs in einer Linie mit der Rückseite deiner Beine und Hüfte. Atme ruhig und gleichmäßig. Mit der Einatmung kommst du aus der Stellung zurück zum Stehen in der weiten Grätsche. Wiederhole auf der anderen Seite.

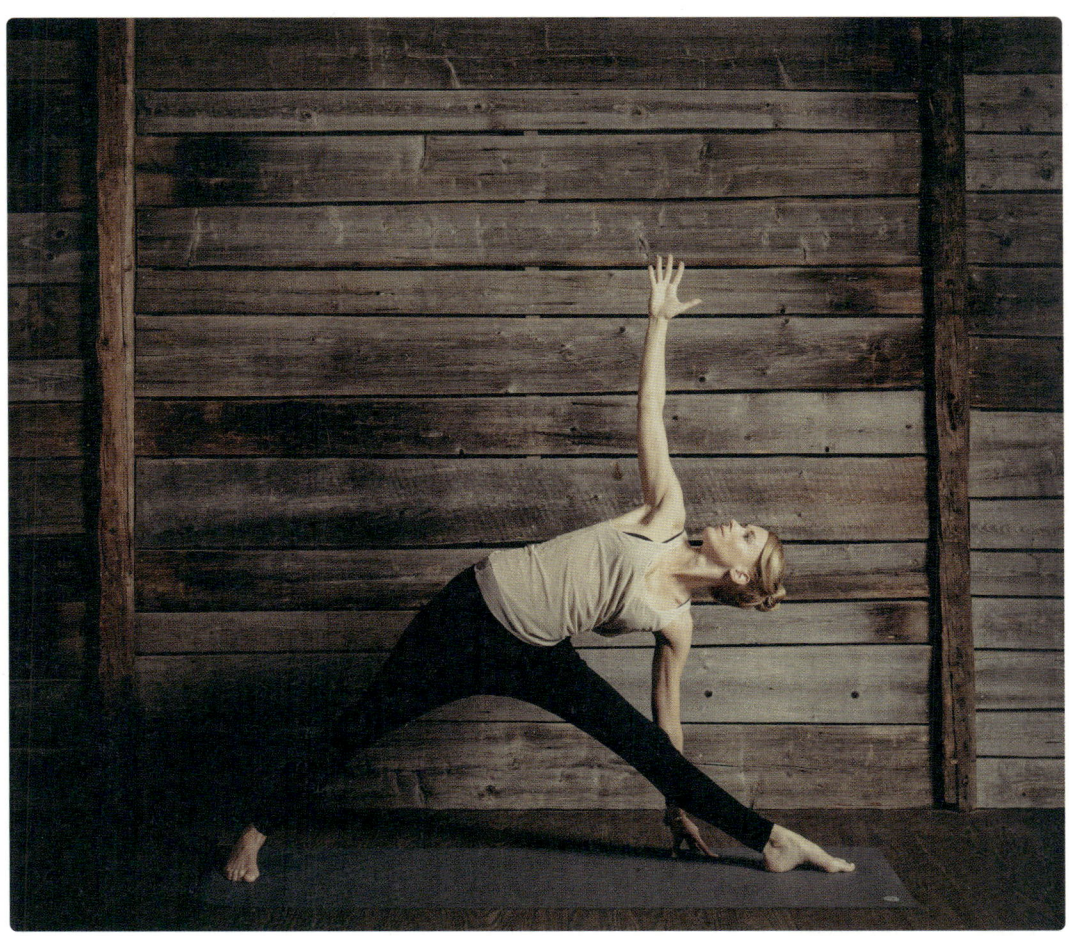

# Parshva Konasana

## Der gestreckte Winkel

Komme in eine weite Grätsche. Strecke die Arme auf Schulterhöhe aus und platziere die Fußgelenke unter den Handgelenken. Drehe den linken Fuß leicht ein und den rechten Fuß 90° aus. Verlängere einatmend deine Wirbelsäule nach oben. Aktiviere die Muskulatur in den Beinen. Beuge mit der Ausatmung dein rechtes Knie in einen 90°- Winkel und lege deinen rechten Unterarm auf deinem rechten Oberschenkel ab. Strecke nun deinen linken Arm über den Kopf hinaus aus.

Halte die Stellung mit ruhigem Atem für zehn Atemzüge. Platziere wenn möglich die untere Hand auf dem Boden oder auf einem Block. Wiederhole auf der anderen Seite.

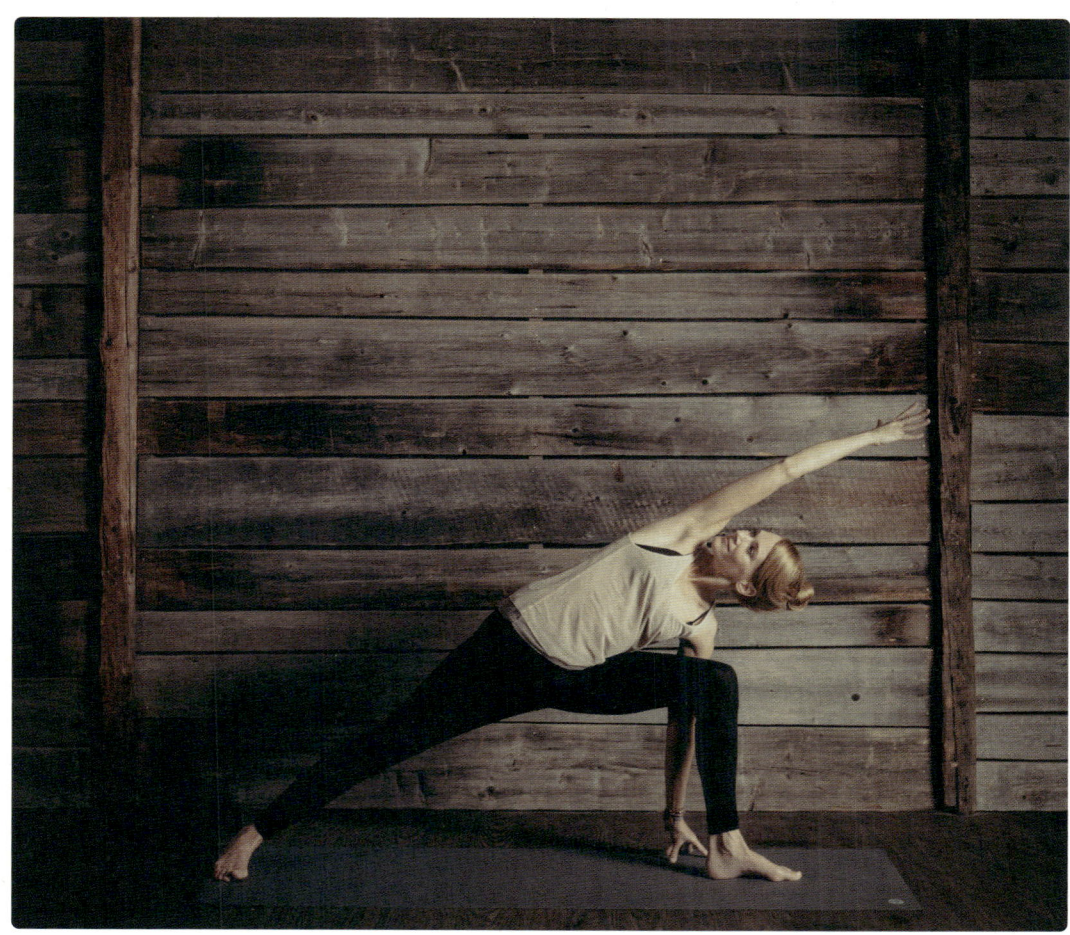

# Ardha Chandrasana

## Der halbe Mond

Beginne mit der Anleitung für Trikonasana (siehe nebenstehende Seite). Beuge in Trikonasana dein vorderes Bein. Versetze dann deine untere Hand ca. 20 cm nach vorne und bringe den hinteren Fuß etwas näher zum vorderen. Stütze deinen oberen Arm in der Hüfte ab. Hebe jetzt mit der Ausatmung dein hinteres Bein an. Drehe dein gehobenes hinteres Bein und den Fuß nach außen auf. Drehe auch den Oberkörper auf und strecke dann den oberen Arm nach oben aus.

Atme tief und gleichmäßig. Dann kommst du über Trikonasana wieder aus der Stellung. Wiederhole auf der anderen Seite.

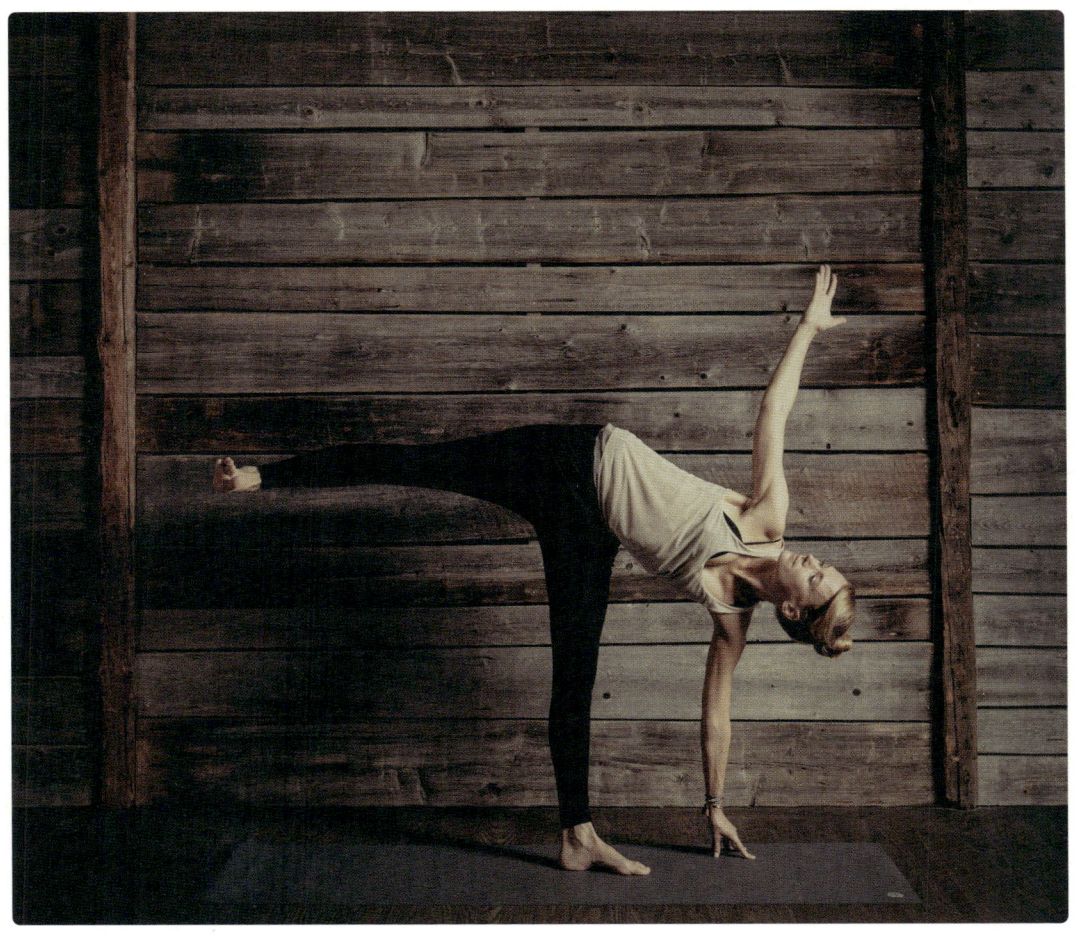

# Virabhadrasana 2

## Der Krieger 2

Komme in eine weite Grätsche. Strecke die Arme auf Schulterhöhe aus und platziere die Fußgelenke unter den Handgelenken. Drehe den linken Fuß leicht ein und den rechten Fuß 90° aus. Verlängere einatmend deine Wirbelsäule nach oben und aktiviere die Muskulatur in den Beinen.

Beuge mit der Ausatmung dein rechtes Bein in einen 90°-Winkel parallel zum Boden. Wiederhole auf der anderen Seite.

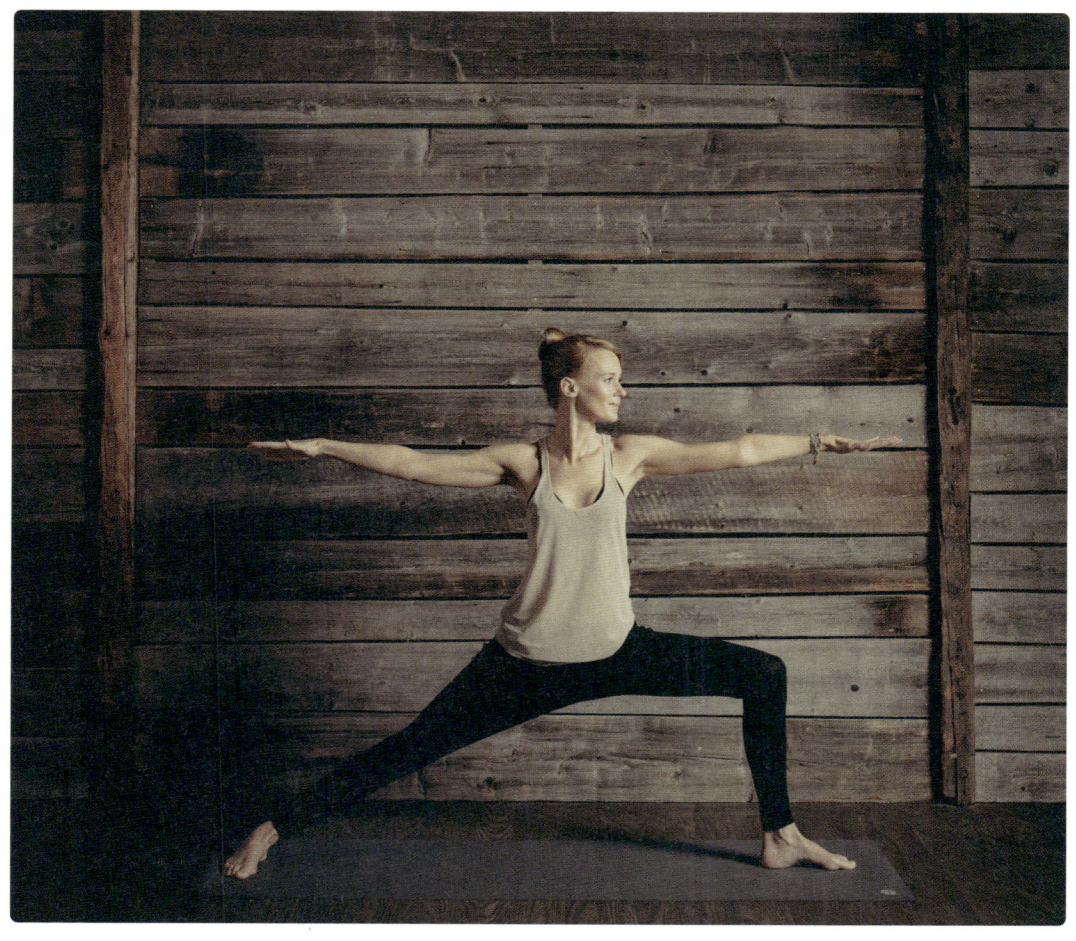

# Prasarita Padottasana

## Die weite Grätsche im Stehen

Komme in eine weite Grätsche mit beiden Füßen parallel zueinander. Hebe die Arme auf Schulterhöhe an und stelle deine Fußgelenke genau unter deine Handgelenke. Setze die Hände in die Hüften und hebe einatmend dein Brustbein an. Atme aus und beuge deinen Oberkörper nach vorne. Bringe die Hände schulterbreit auf den Boden, in der gleichen Höhe wie deine Füße.

Bleibe stark in deinen Beinen und senke deinen Kopf Richtung Boden ab.

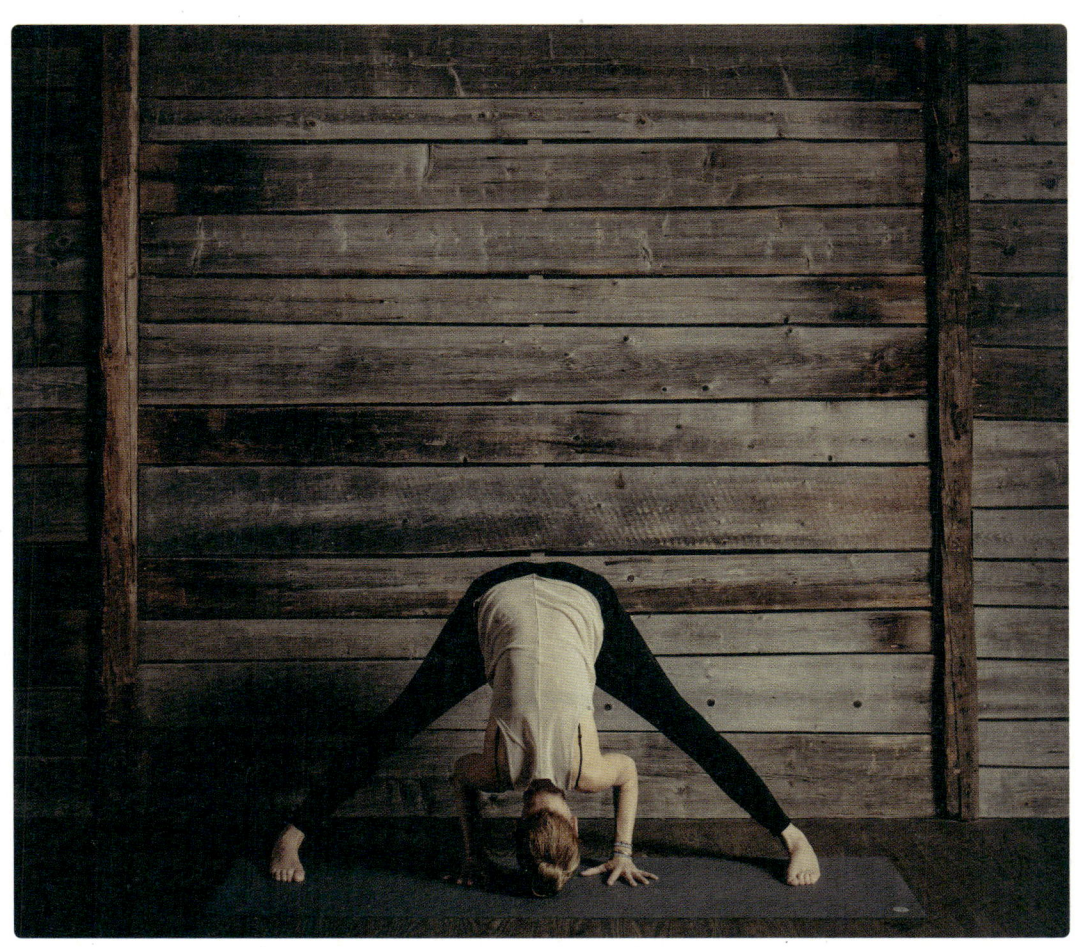

# Malasana

## Die tiefe Hocke

Komme mit hüftbreit aufgestellten Füßen in die tiefe Hocke. Fortgeschrittene lassen die Füße zusammen. Bewege deine Knie auseinander und bringe deine Hände vor dem Herzen zusammen in Anjali-Mudra. Deine beiden Oberarme berühren die Innenseiten deiner Oberschenkel. Lasse dein Gewicht vom Becken abwärts in Richtung Boden sinken. Hebe gleichzeitig dein Brustbein und die Krone des Kopfes nach oben. Bleibe für einige Atemzüge. Löse mit der Einatmung die Stellung auf.

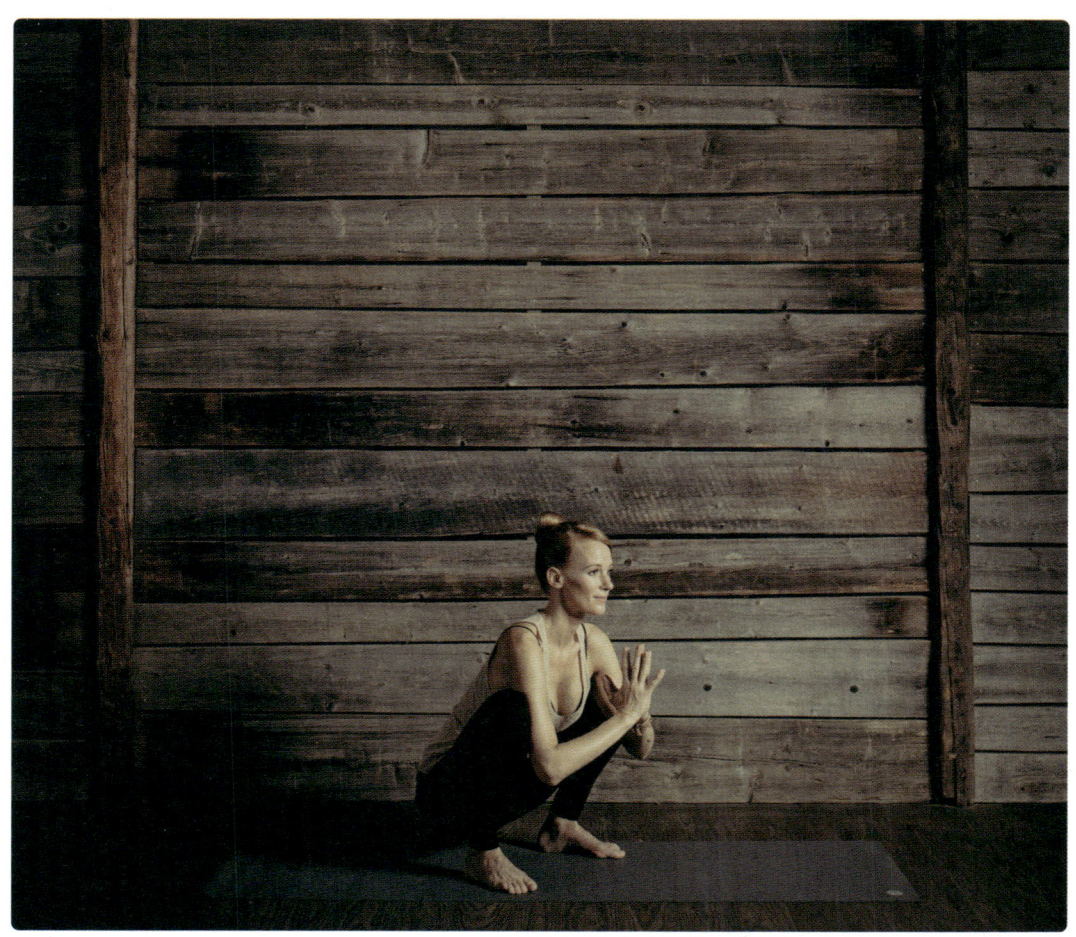

# Eka Pada Rajakapotasana

## Die Taube

Beginne im weiten Ausfallschritt mit dem rechten Bein vorne und den Händen auf dem Boden. Bringe dann dein rechtes Knie zum Boden und lege es weiter außerhalb als deine rechte Hüfte ab. Führe dein hinteres Knie auf die Matte und strecke dein Bein lang aus. Lasse dein Becken tief zum Boden sinken. Komm auf die Unterarme. Führe die Handflächen zusammen und schließe deine Augen.

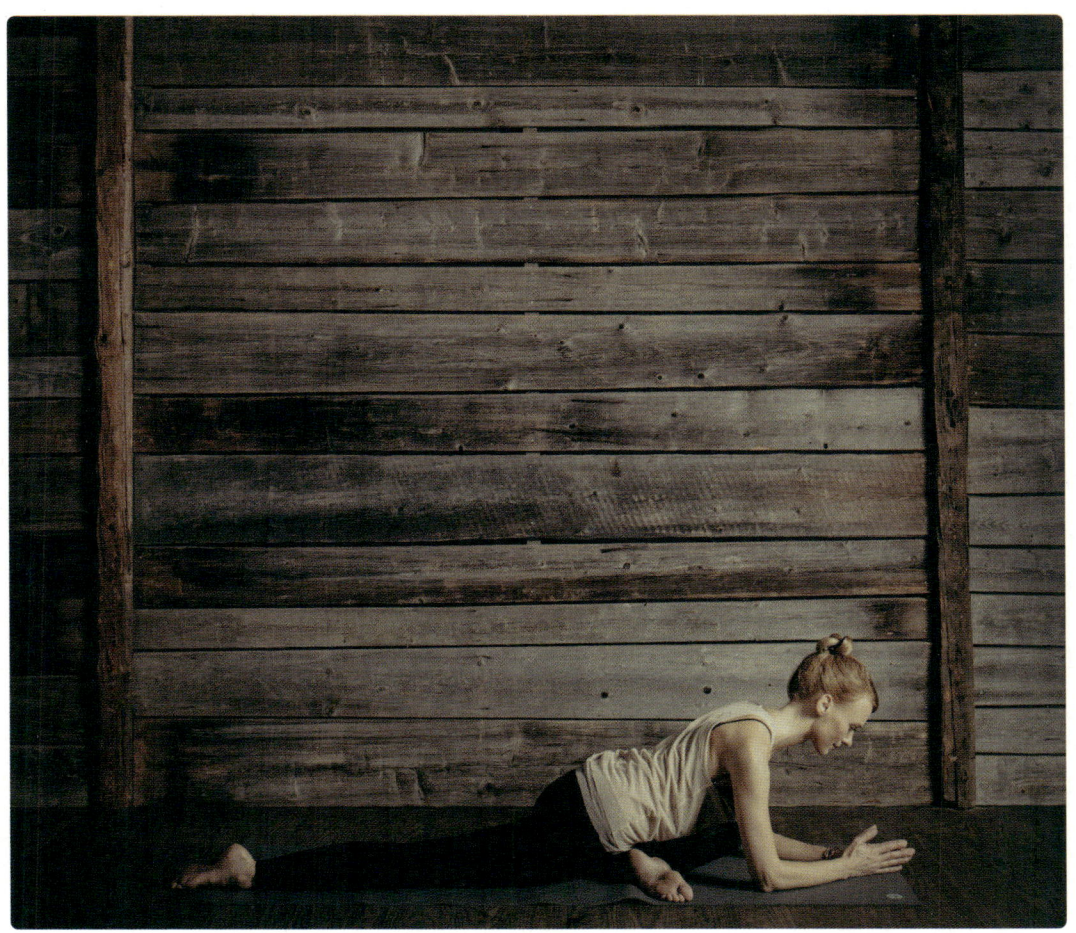

# Baddha Konasana

## Der geschlossene Winkel

Komme in Dandasana (siehe Seite 148) und bringe beide Fußsohlen vor deinem Schambein zusammen. Umfasse deine Füße und strecke deine Wirbelsäule gerade nach oben. Bleibe hier für fünf Atemzüge. Wenn deine Knie auf der gleichen Höhe oder tiefer als dein Becken sind, kannst du zur nächsten Stufe übergehen. Weite hierfür deine Ellenbogen nach außen, drücke sanft damit die Oberschenkel nach unten und beuge den Oberkörper nach vorne. Der Kopf geht in Richtung Boden. Halte für weitere fünf Atemzüge. Komme mit der Einatmung aus der Stellung, indem du den Oberkörper wieder anhebst. Löse dann die Beine.

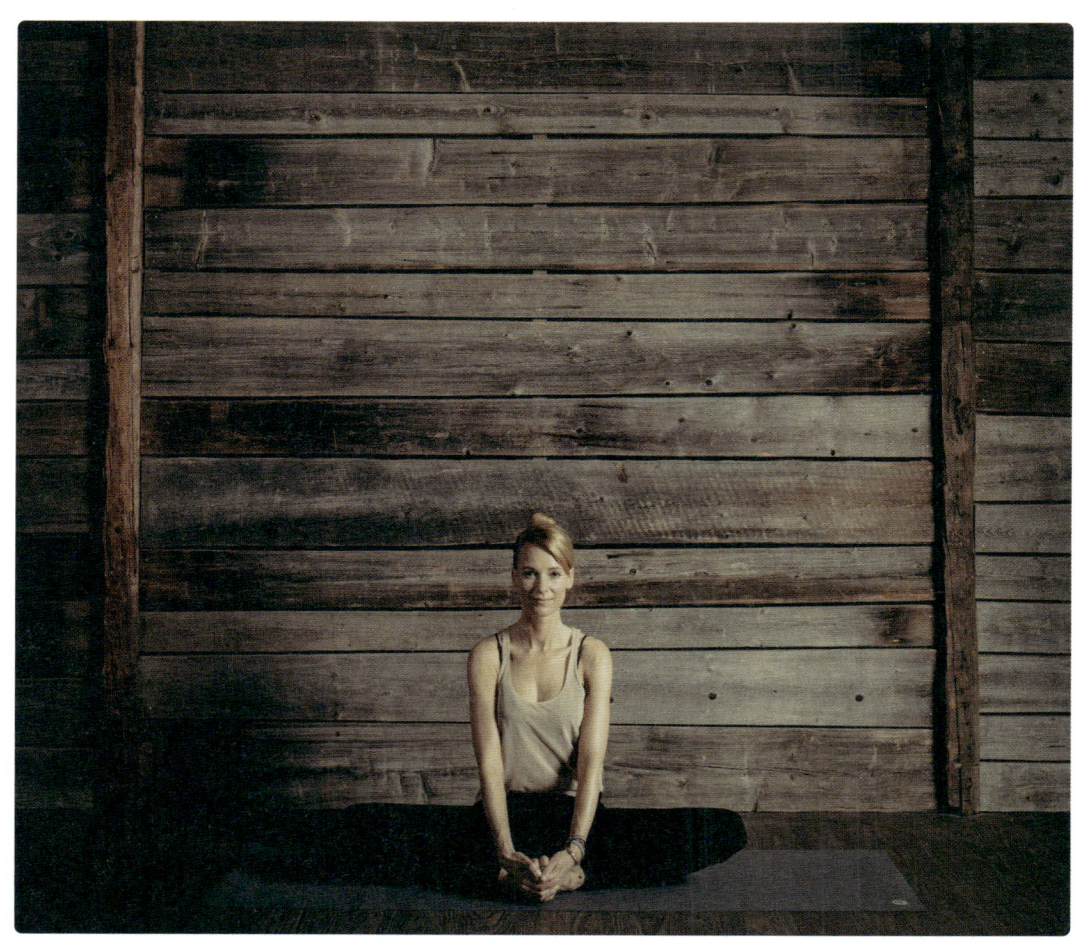

# Janu Shirshasana

## Die Kopf-zum-Knie-Stellung

Komme in Dandasana (siehe Seite 148) und beuge dein linkes Knie. Drehe deine linke Fußsohle nach oben und lege dein Bein in einem Winkel, der größer ist als 90°, vor dir ab. Deine linke Ferse sollte genau vor deinem Schambein liegen und der große Zeh die Innenseite des rechten Oberschenkels berühren. Atme ein und dreh deinen Oberkörper über dein gestrecktes rechtes Bein. Bleibe mit beiden Sitzknochen die ganze Zeit über am Boden. Beuge dich mit der Ausatmung über dein rechtes Bein und greife den Fuß oder greif dir einen Gurt, der um deinen Fußballen gelegt ist. Bleibe aktiv im rechten gestreckten Bein. Hole dir mit der Einatmung neue Länge in die Wirbelsäule. Beuge mit der Ausatmung die Ellenbogen weiter nach außen und bewege dich aus dem Brustbein nach vorne und unten. Bleibe für fünf Atemzüge und löse dich mit der Einatmung aus der Stellung. Wiederhole auf der anderen Seite.

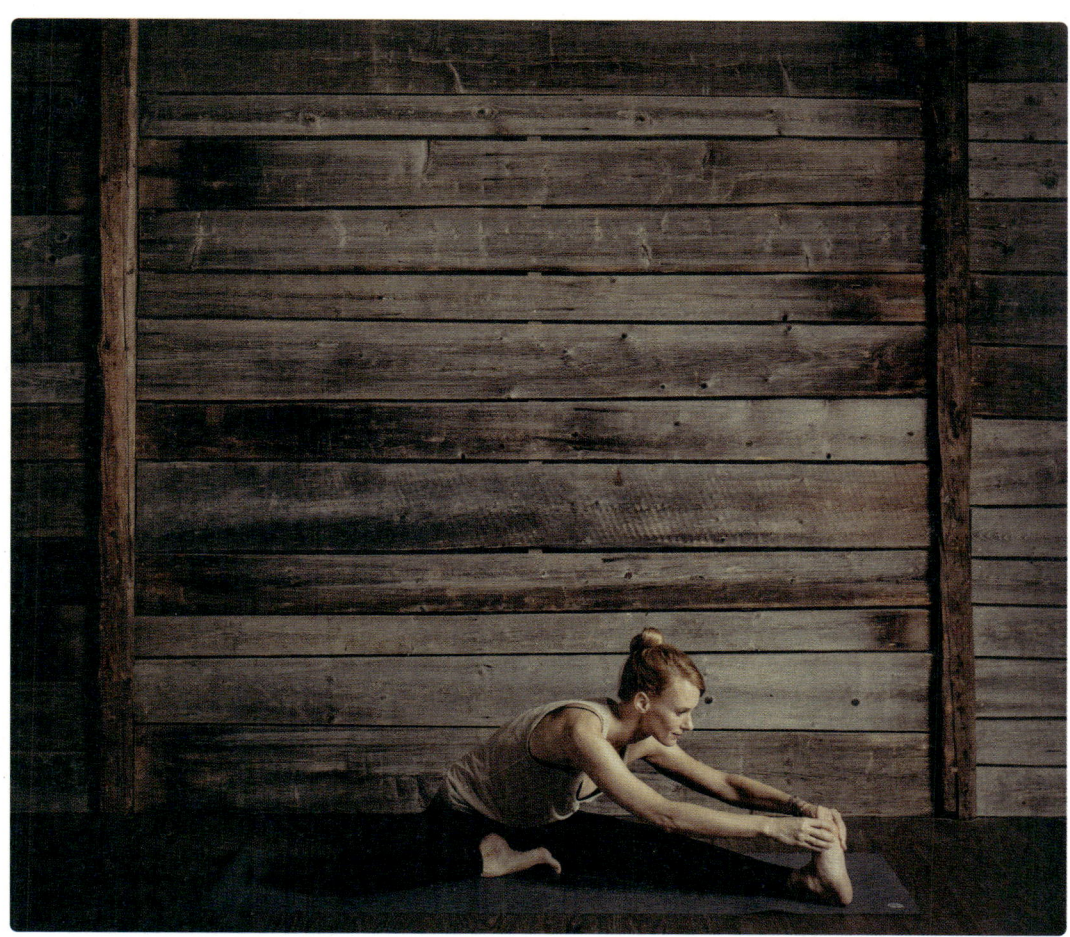

# Upavistha Konasana

## Die Grätsche im Sitzen

Setze dich mit ausgestreckten Beinen auf den Boden und öffne deine Beine in einem weiten Winkel. Wenn du deinen unteren Rücken hier nicht aufrichten kannst, setze dich bitte auf eine Decke oder andere Erhöhung. Ziehe mit beiden Händen deine Pobacken nach hinten, sodass deine Sitzknochen besser den Boden berühren und du leicht mit dem Schambein nach vorne kippst. Stelle beide Hände hinter dir auf. Drücke dich von den Händen weg, sodass dein Becken nach vorne kippt und du deinen Oberkörper leicht nach vorne lehnen kannst. Wenn du diese Position gut halten kannst, bring mit der Einatmung deine Hände nach vorne und richte dich neu in der Wirbelsäule auf. Gehe mit der nächsten Ausatmung tiefer in die Vorwärtsbeuge hinein. Bleibe für einige Atemzüge. Komm dann mit der Einatmung mit dem Oberkörper nach oben. Schließe mit der Ausatmung deine Beine.

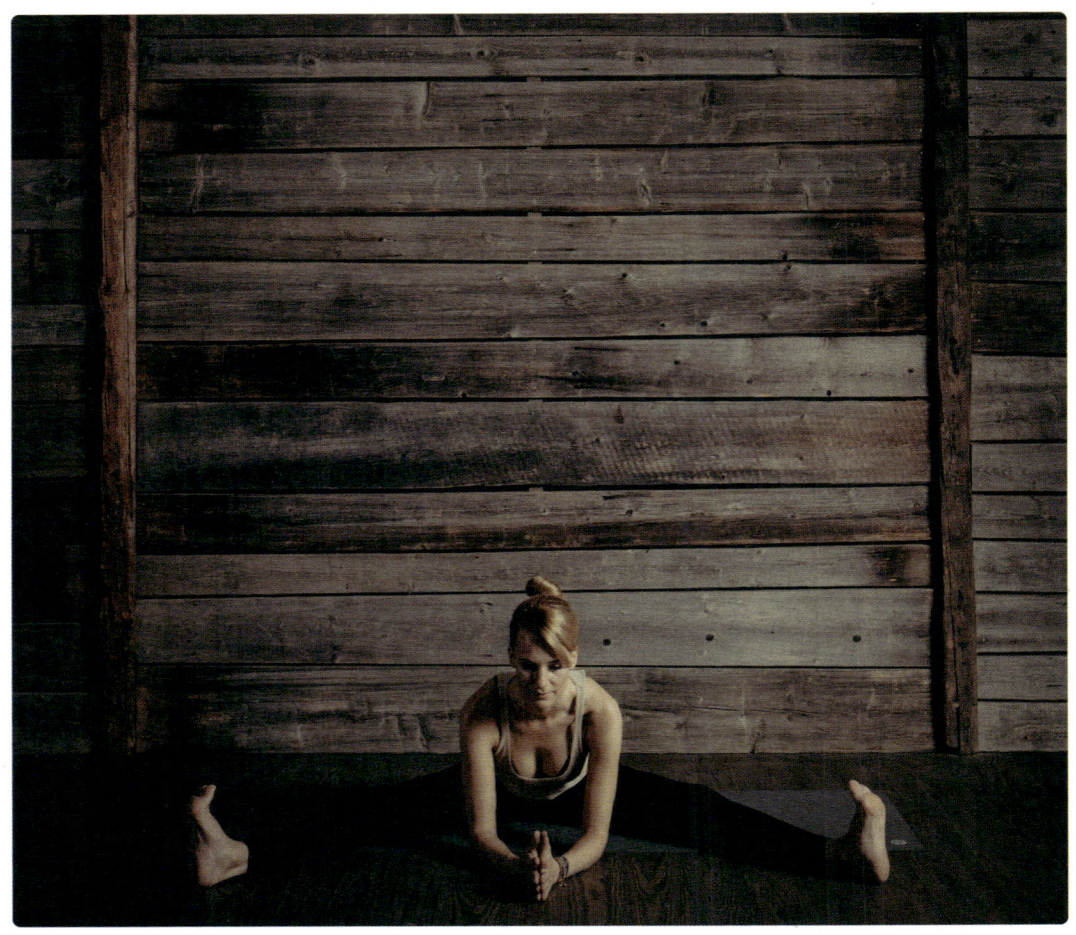

# Sucirandhasana

## Das Nadelöhr

Komme in die Rückenlage und stelle beide Füße auf dem Boden auf. Kreuze nun dein rechtes Fußgelenk über dein linkes Knie. Greife mit beiden Händen deinen linken Oberschenkel und ziehe ihn näher zu deinem Brustkorb. Halte die Füße aktiv geflext und steuere sanft dein rechtes Knie von dir weg.

Halte die Übung für fünf tiefe Atemzüge. Wiederhole auf der anderen Seite.

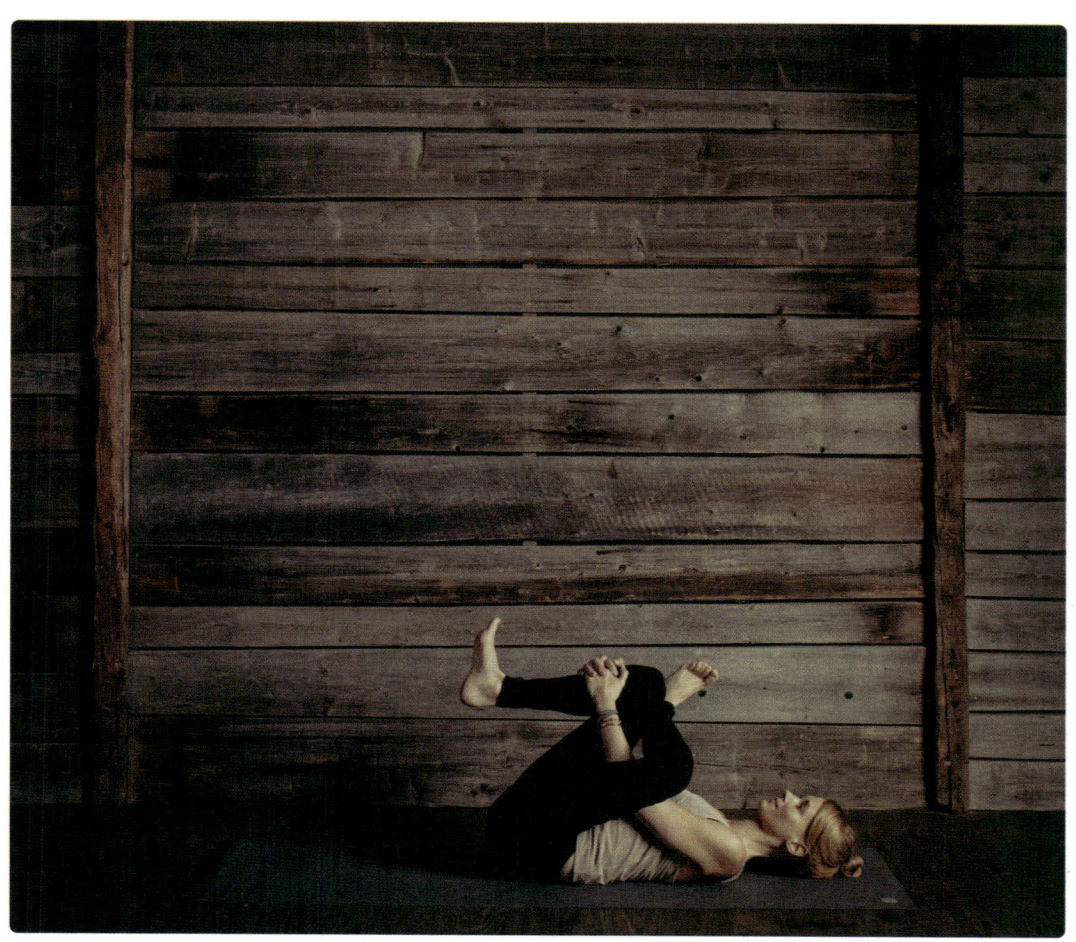

# Supta Eka Hasta Padasana

## Das halbe glückliche Baby

Stelle auf dem Rücken liegend beide Füße auf dem Boden auf. Ziehe mit der rechten Hand dein rechtes Knie an deinen Brustkorb heran. Greife nun die Außenseite deines rechten Fußes mit deiner rechten Hand. Führe den Fuß direkt über dein Kniegelenk. Dein Bein ist dabei in einem 90°-Winkel gebeugt. Ziehe dein Knie an der Außenseite deiner rechten Brust nach unten Richtung Boden. Wiederhole auf der anderen Seite.

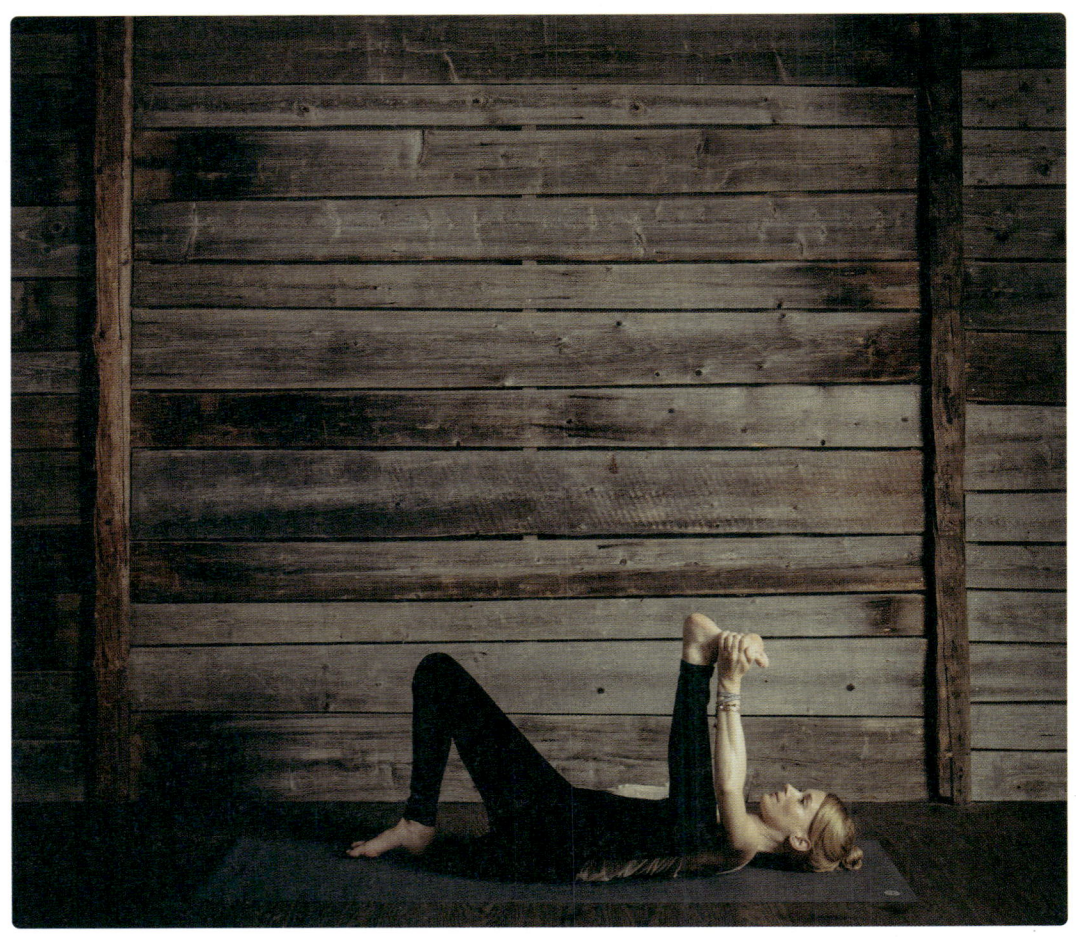

# Ananda Balasana

## Das glückliche Baby

Stelle auf dem Rücken liegend beide Füße auf dem Boden auf. Ziehe mit beiden Händen deine Knie an den Brustkorb heran. Greife nun die Außenseite deiner Füße mit den Händen. Führe die Füße direkt über das jeweilige Kniegelenk. Deine Beine sind dabei in einem 90°-Winkel gebeugt. Ziehe die Knie an der Außenseite deines Brustkorbs nach unten Richtung Boden.

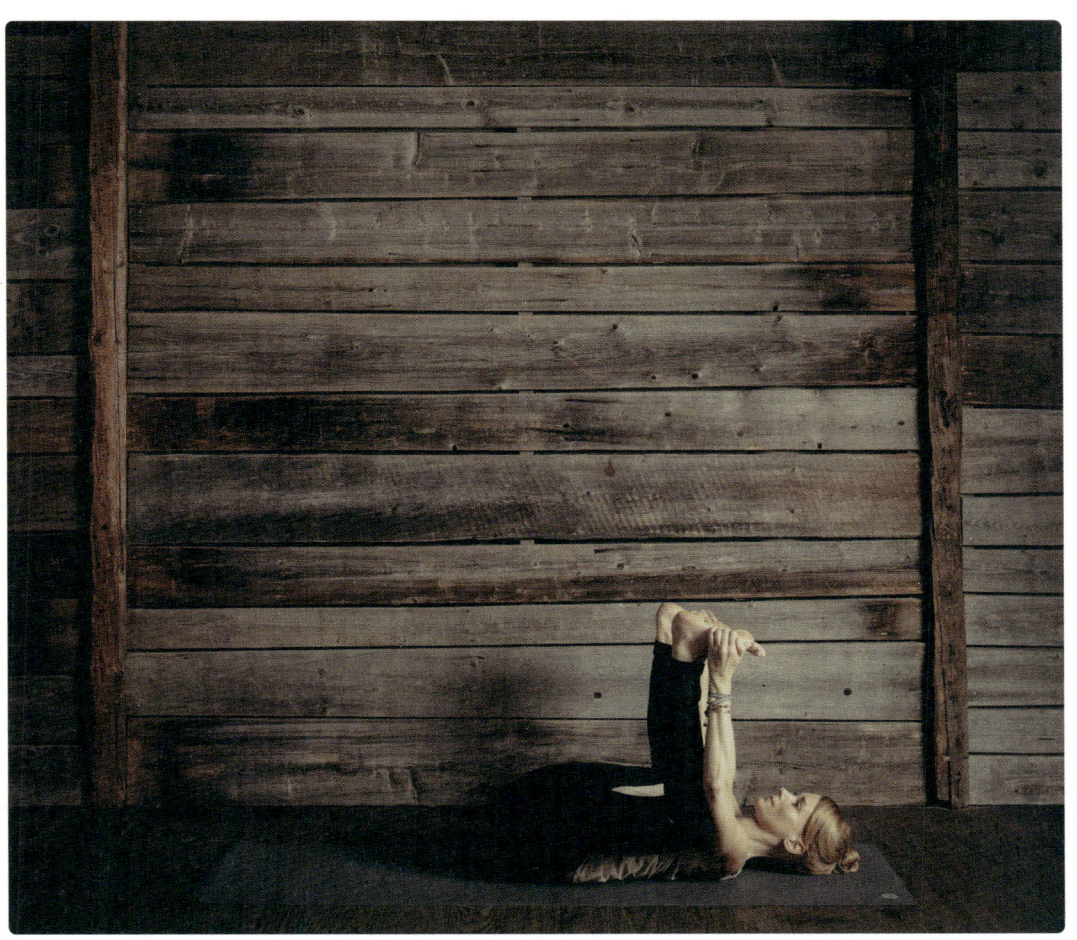

# RÜCKWÄRTSBEUGEN

Achte darauf, dass du dich vorab gut aufwärmst.
Für Rückwärtsbeugen ist es nötig, dass du im Vorfeld Core-Übungen
und Hüftöffner integrierst und auch die Oberschenkelvorderseiten dehnst.
Beginne mit Rückwärtsbeugen, bei denen du auf dem Bauch liegst,
um die gesamte Rückenmuskulatur zu kräftigen.

# Shalabasana

## Die Heuschrecke

Lege dich auf den Bauch. Strecke deine Arme nach hinten aus. Dein Gesicht zeigt zum Boden. Hebe mit der Ausatmung deinen Kopf, deine Brust, deine Arme und die Beine so hoch wie möglich. Halte die Beine zusammen und spreize die Zehen auseinander. Deine Pomuskulatur ist aktiv. Versuche, dich über die gesamte Rückseite des Körpers lang zu strecken und gleichmäßig nach oben zu heben.

Halte diese Stellung einige Atemzüge. Lege dich mit der Ausatmung wieder vollständig am Boden ab.

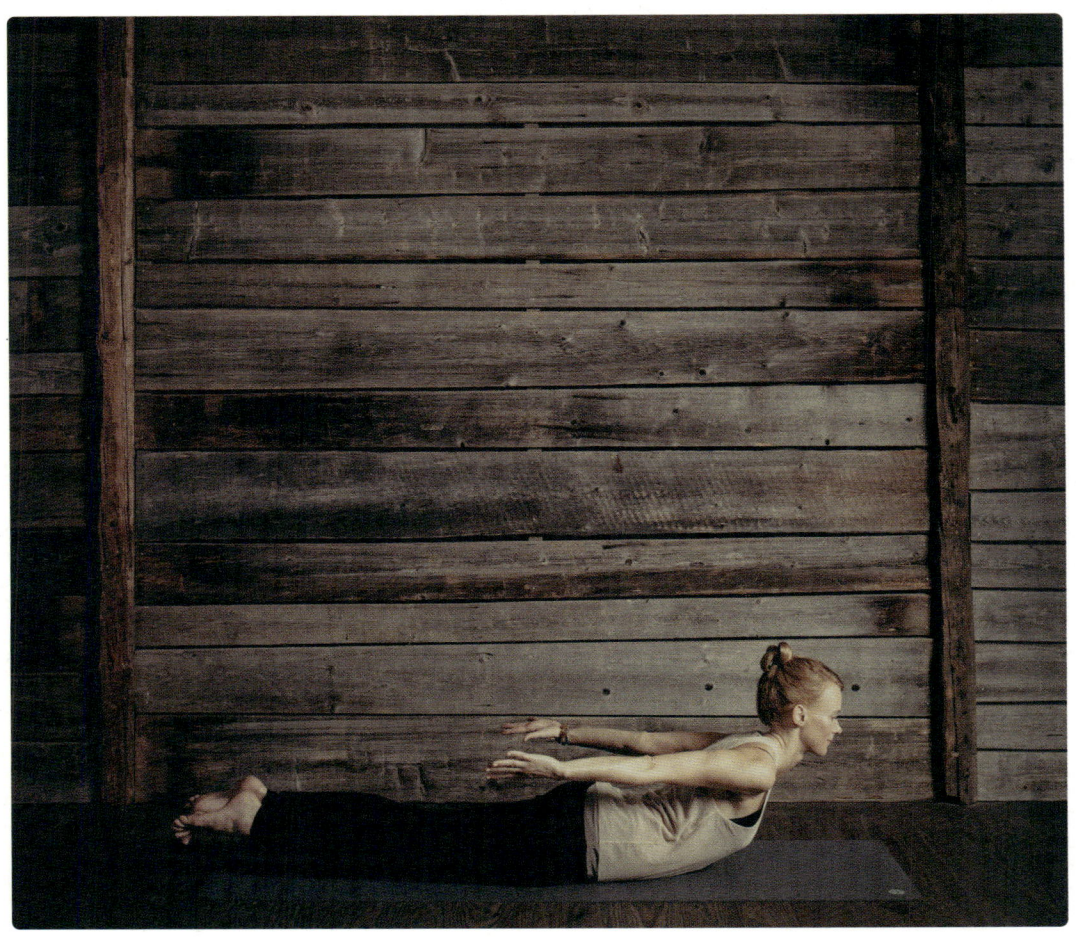

# Shalabasana Variation

## Variation der Heuschrecke

Lege dich auf den Bauch. Strecke deine Arme nach vorne aus. Dein Gesicht zeigt zum Boden. Hebe mit der Ausatmung deinen Kopf, deine Brust, deine Arme und die Beine so hoch wie möglich. Halte die Beine zusammen und spreize die Zehen auseinander. Deine Pomuskulatur ist aktiv. Versuche, dich über die gesamte Rückseite des Körpers und die Arme lang zu strecken und gleichmäßig nach oben zu heben.

Halte diese Stellung einige Atemzüge. Lege dich mit der Ausatmung wieder auf dem Boden ab.

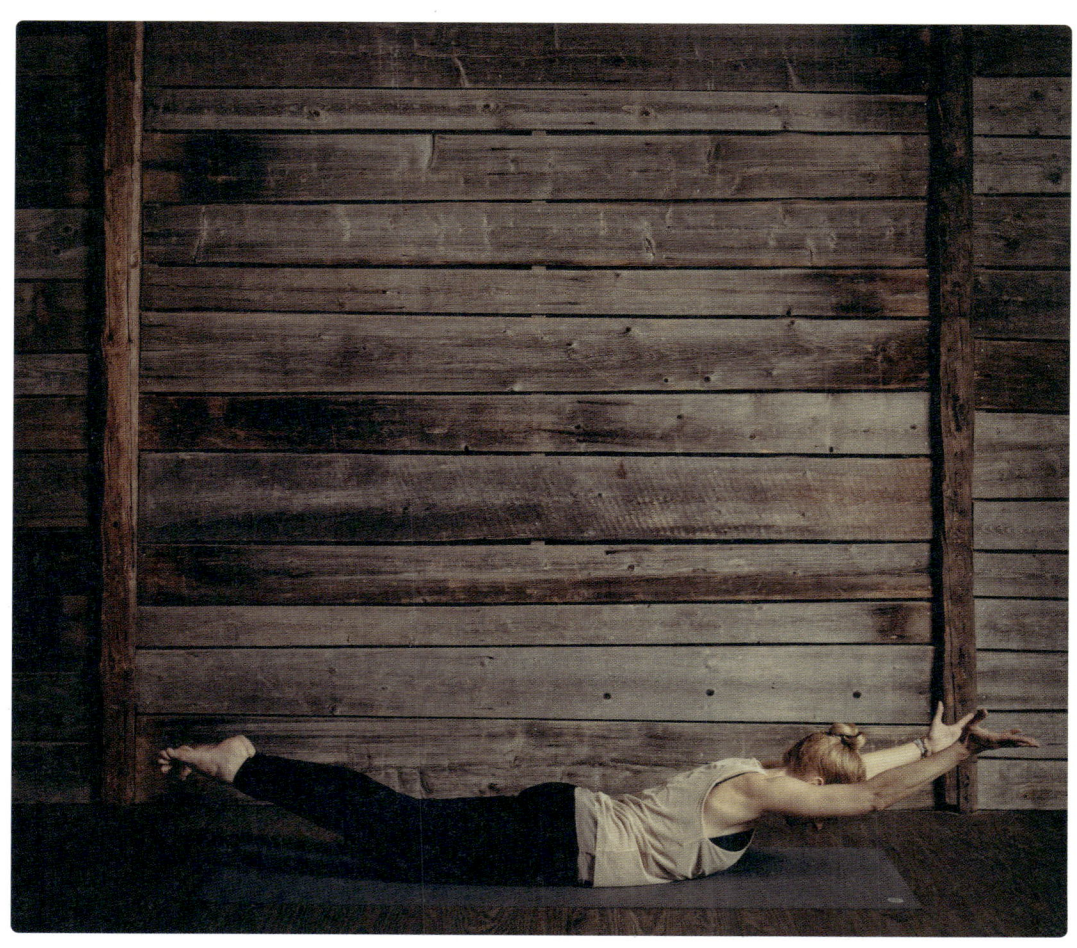

# Eka Pada Bhekasana

## Der halbe Frosch

Stütze in der Bauchlage deinen linken Unterarm parallel zum vorderen Mattenrand auf. Beuge dein rechtes Knie und greife mit der rechten Hand deinen rechten Fuß, um ihn Richtung Gesäß zu ziehen. Lasse dabei deine Knie nicht weiter als hüftbreit auseinanderkommen. Bleibe aktiv im Oberkörper und drücke dich achtsam aus dem linken Unterarm nach oben in eine leichte Rückwärtsbeuge. Dein Oberkörper bleibt gerade nach vorne ausgerichtet. Wiederhole auf der anderen Seite.

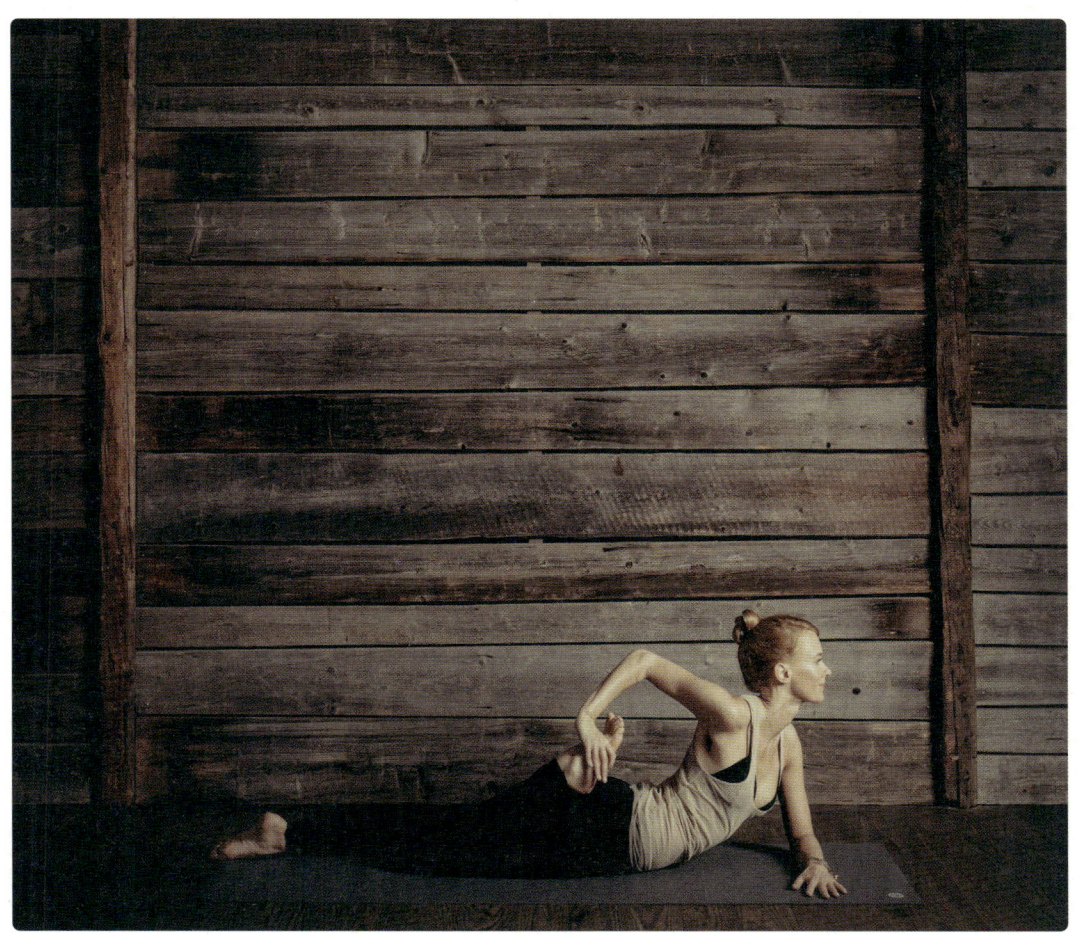

# Makarasana

## Das Krokodil

Lege dich auf den Bauch. Bring die Hände hinter deinen Kopf. Dein Gesicht zeigt zum Boden. Hebe mit der Ausatmung deinen Kopf, deine Brust, deine Ellenbogen und die Beine so hoch wie möglich. Halte die Beine zusammen und spreize die Zehen auseinander. Deine Pomuskulatur ist aktiv. Versuche dich über die gesamte Rückseite des Körpers und die Arme lang zu strecken und gleichmäßig nach oben zu heben.

Halte diese Stellung einige Atemzüge. Lege dich mit der Ausatmung wieder vollständig am Boden ab.

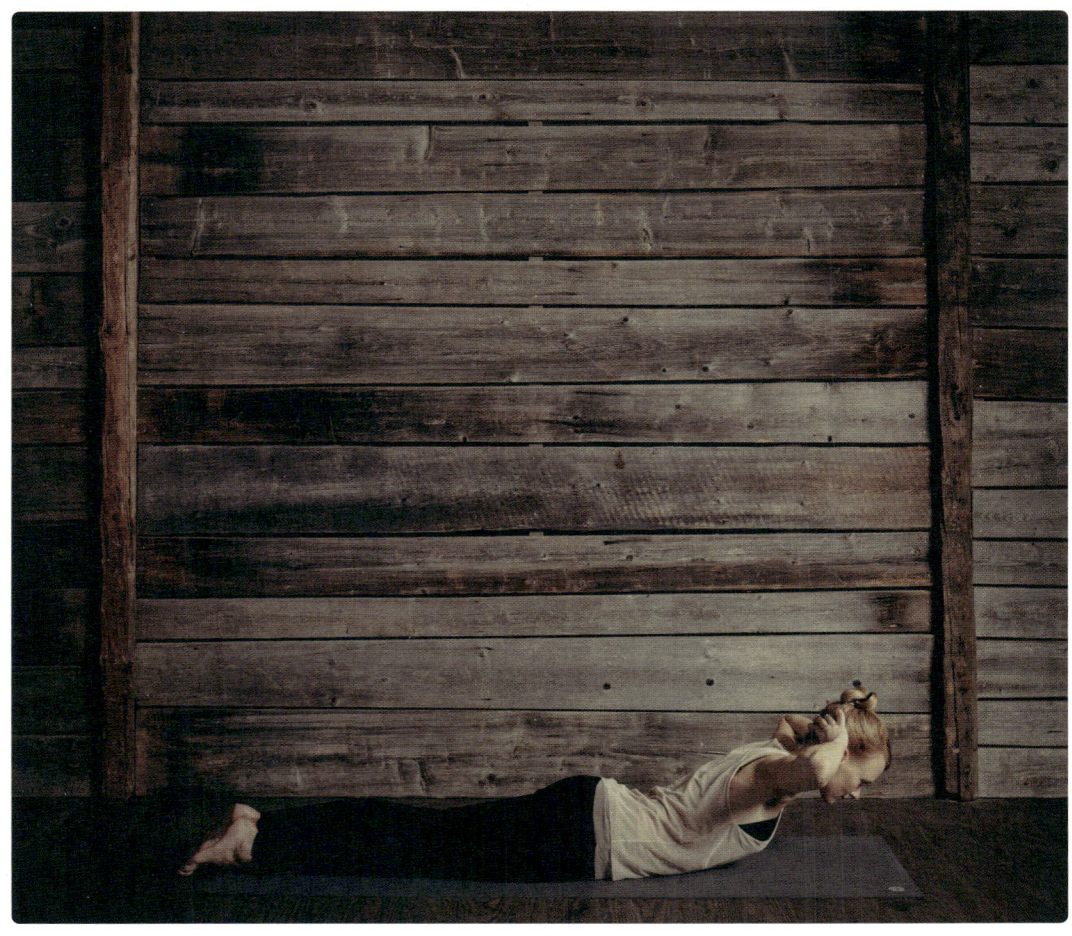

# Salamba Bhujangasana

## Die Sphinx

Komme auf dem Bauch liegend auf deine Unterarme. Deine Ellenbogen sind genau unter deinen Schultern, deine Hände zeigen nach vorne. Richte deine Beine hüftbreit aus. Alle Zehennägel drücken gleichmäßig in den Boden, um Kraft in den Beinen aufzubauen. Verlängere dein Steißbein Richtung Fersen. Ziehe den Bauchnabel leicht ein und nach oben. Halte diese Aktionen und ziehe deine Ellenbogen ohne sie zu bewegen energievoll in Richtung Becken. Schiebe dabei gleichzeitig dein Herz nach vorne.

Halte diese Stellung für fünf tiefe und langsame Atemzüge.

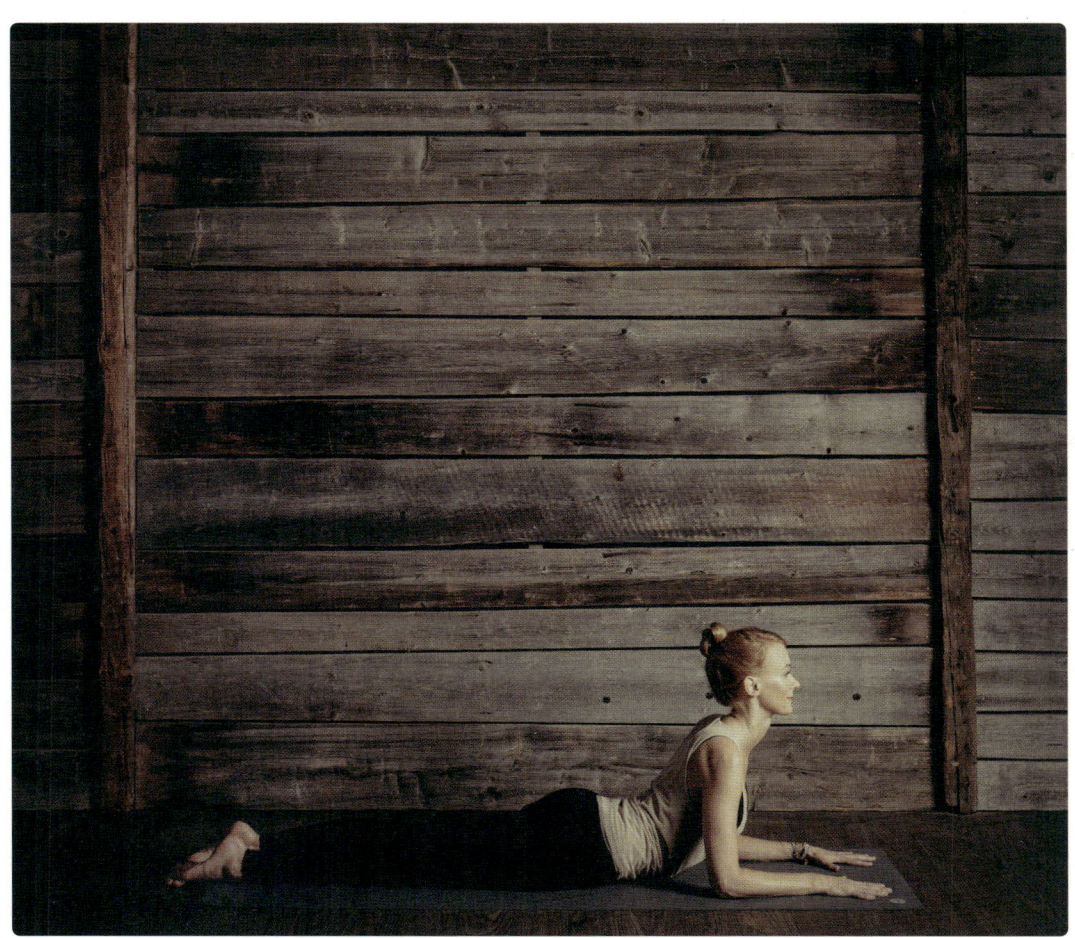

# Bhujangasana

## Die Kobra

Stütze in Bauchlage deine Hände zu beiden Seiten neben deinen unteren Rippen auf. Spreize deine Finger gleichmäßig. Richte deine Beine hüftbreit aus. Alle Zehennägel drücken gleichmäßig in den Boden, um Kraft in den Beinen aufzubauen. Verlängere dein Steißbein Richtung Fersen. Ziehe den Bauchnabel leicht ein und nach oben. Halte diese Aktionen und ziehe deine Hände ohne sie zu bewegen energievoll zueinander und Richtung Becken. Verlängere mit der Einatmung deinen Oberkörper nach vorne, rolle dann die Schultern nach hinten und weg von den Ohren, während du dein Brustbein weiter nach oben rundest. Lasse deinen Kopf als Letztes hochkommen.

Halte diese Position für einige Atemzüge und löse die Übung mit der Ausatmung wieder auf.

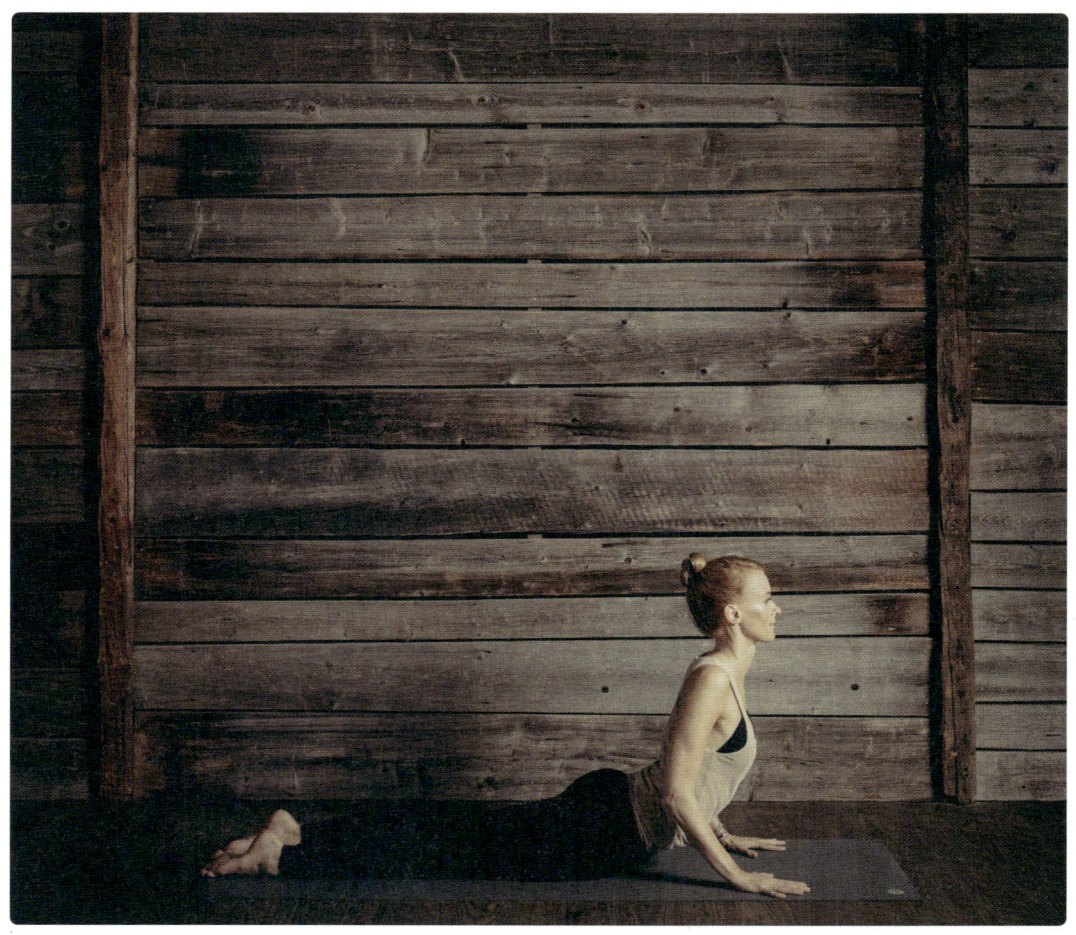

# Urdhva Mukha Shvanasana

## Der nach oben schauende Hund

Beginne in der Bauchlage. Lege deine Füße hüftbreit auseinander ab. Alle zehn Zehennägel drücken in den Boden. Lege deine Hände neben der Taille auf dem Boden ab. Deine Fingerspitzen zeigen nach vorne. Hebe mit der Einatmung zuerst die Schulterköpfe, führe die Schulterblätter dann tiefer auf deinem Rücken nach unten. Drücke mit den Händen kräftig in den Boden und hebe den Oberkörper.

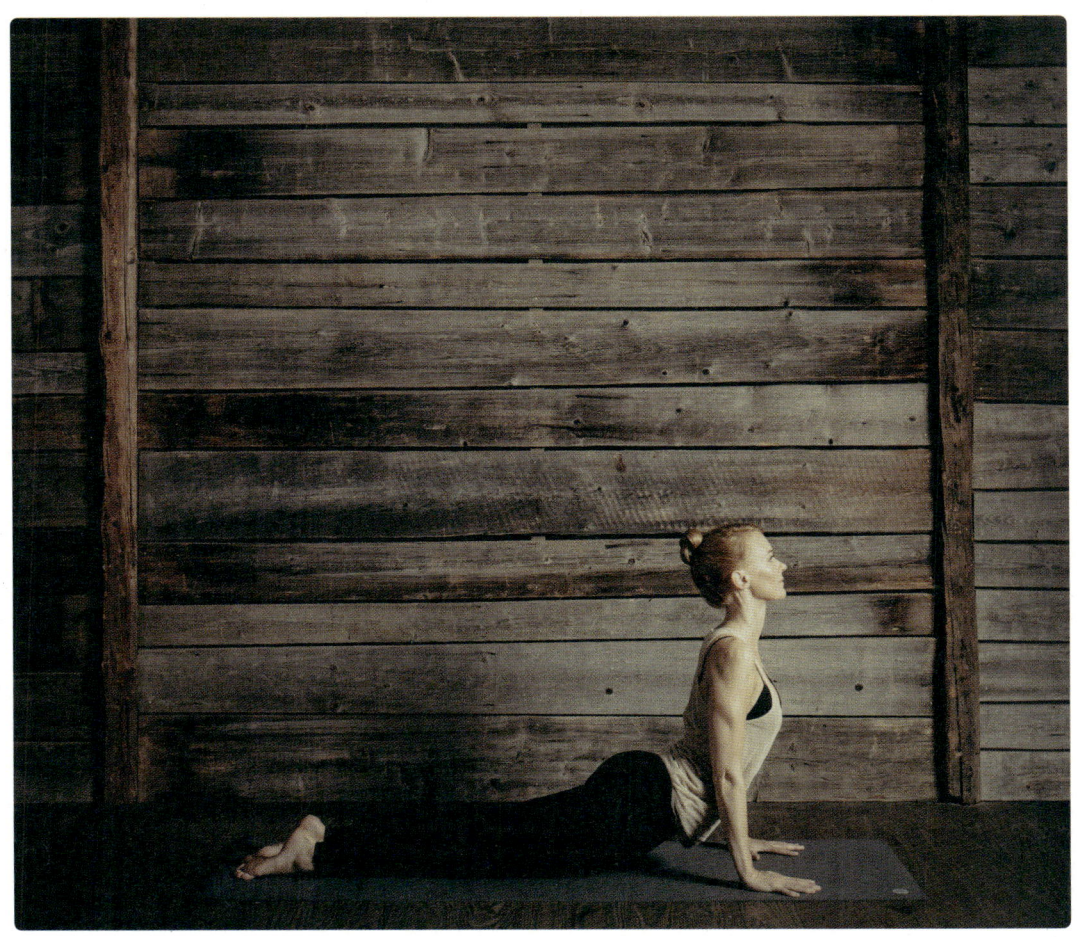

# Anjaneyasana

## Der tiefe Ausfallschritt mit Knie am Boden

Komm in einen weiten Ausfallschritt. Platziere dein hinteres Knie auf dem Boden. Lasse mit der Ausatmung dein Becken tiefer nach vorne und unten sinken. Stabilisiere die Stellung, indem du deine vordere Ferse und dein hinteres Knie energievoll zueinander bewegst. Bleibe tief mit deinem Becken und hebe nun mit der Einatmung deine Arme über den Kopf nach oben. Lehne dann mit der Ausatmung den Oberkörper und deine Arme weiter nach hinten, sodass ein Bogen vom hinteren Knie bis zu den Fingerspitzen entsteht. Halte die Stellung für fünf tiefe Atemzüge, erlaube dir dabei, die Stellung Atemzug für Atemzug zu vertiefen. Aktiviere mit der Einatmung deinen

Beckenboden, ziehe deinen Bauchnabel ein und komme aus der Stellung heraus. Wechsele dann die Seite und übe mit dem anderen Bein vorne.

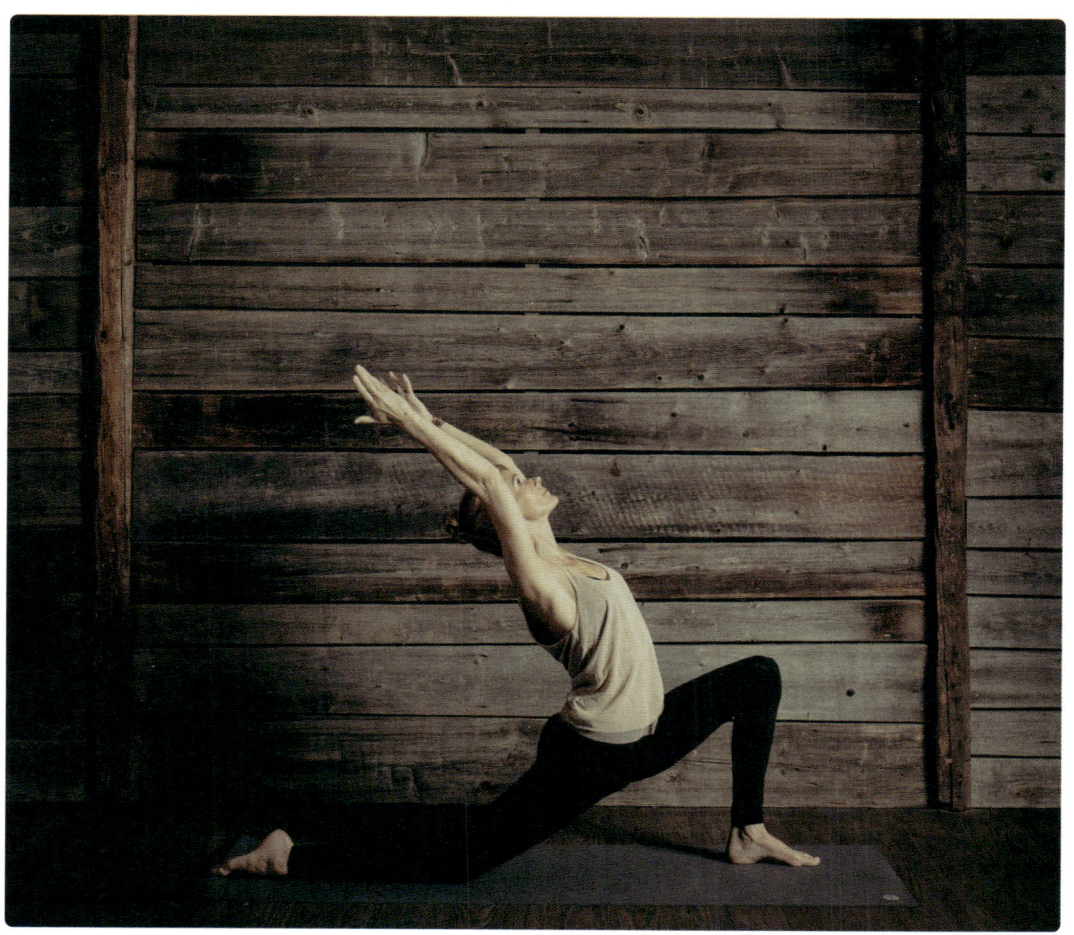

# Dhanurasana

## Der Bogen

Beginne wieder in der Bauchlage. Beuge beide Knie an und greife mit deinen Händen um das jeweilige Fußgelenk derselben Körperseite. Atme ein und schließe bewusst noch einmal deine Knie hüftbreit. Hebe mit der Ausatmung die Beine und den Oberkörper gleichzeitig vom Boden an. Drücke dabei den Fußspann in die Hände nach hinten und schiebe die Fersen so weit es geht weg vom Po. Halte den Kopf angehoben. Versuche ruhig zu atmen. Lasse anschließend mit der Ausatmung die Beine los und komme zurück in die entspannte Bauchlage.

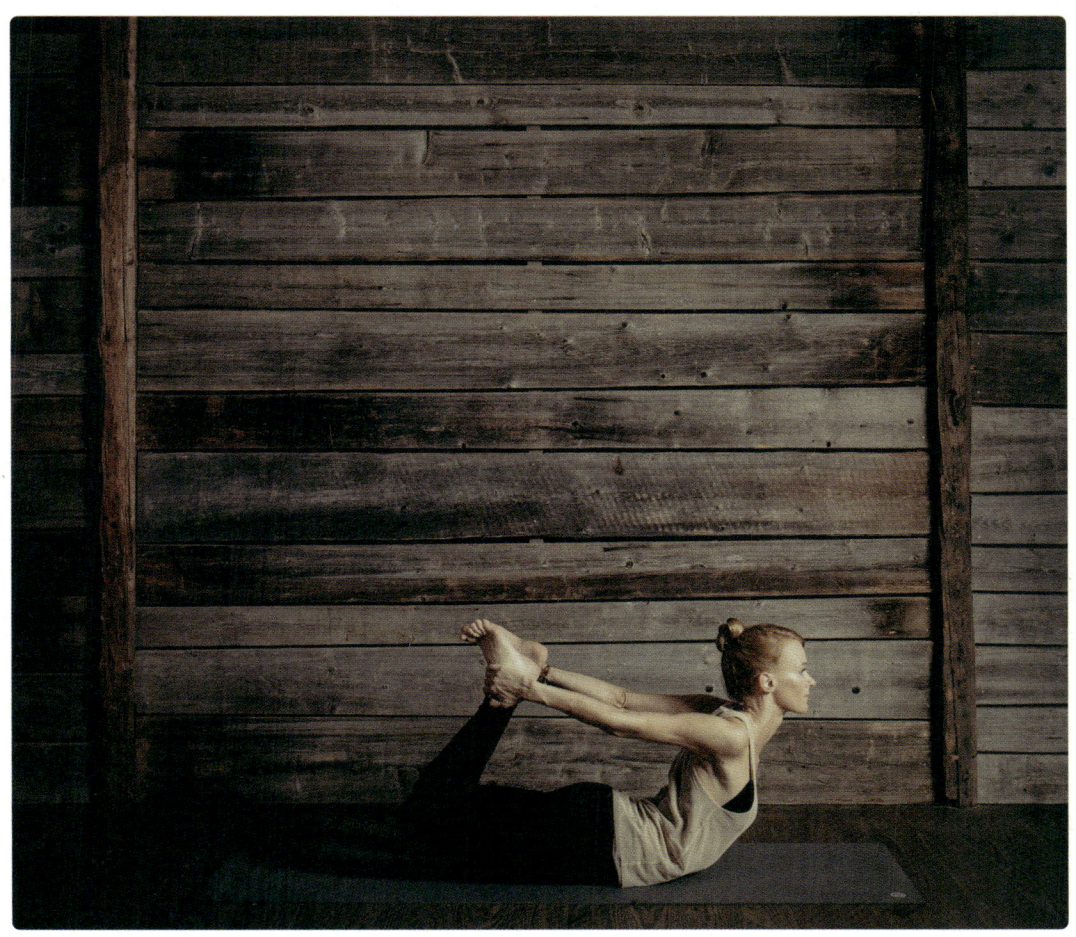

# Purvottanasana

## Der Tisch

Stelle im Sitzen die Füße hüftbreit vor dir auf. Setze die Hände mit den Fingerspitzen zum Po zeigend hinter dir ab. Beuge die Ellenbogen und lehne dich leicht nach hinten. Aktiviere den oberen Rücken, indem du die Hände imaginär voneinander wegziehst. Hebe mit der Ausatmung den Po nach oben und verlängere den Kopf nach hinten.

Halte diese Position für fünf Atemzüge.

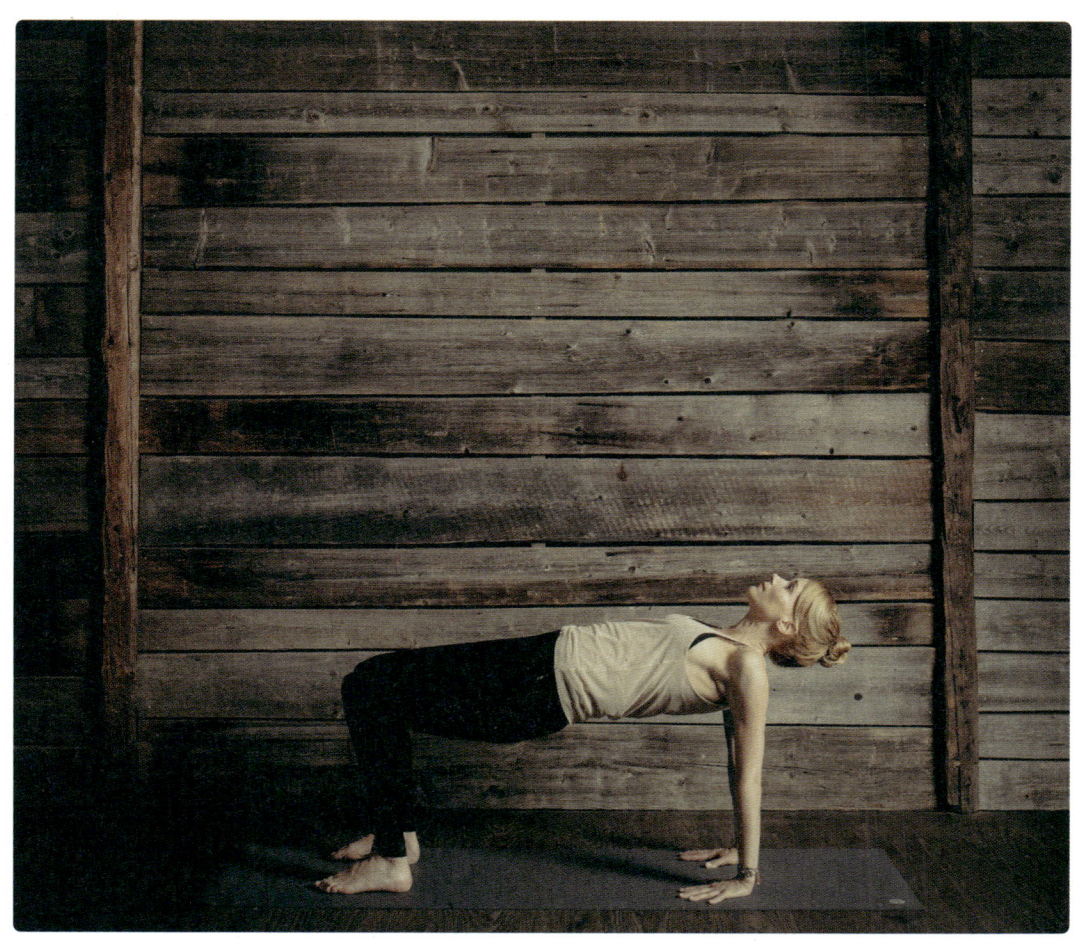

# Ushtrasana

## Das Kamel

Komme in einen Kniestand. Stelle die Zehen auf und bringe deine angewinkelten Arme zunächst zu beiden Seiten auf die Höhe deines Kopfes. Atme ein und mache die Seiten deines Oberkörpers lang. Aktiviere die Muskulatur in den Oberschenkeln. Hebe dein Brustbein an und lehne mit der Ausatmung den Oberkörper nach hinten. Hole dir einatmend neue Länge im Oberkörper. Lehne dich ausatmend weiter in die Rückbeuge, bis die Hände zu den Fersen kommen.

Halte die Stellung für drei bis fünf Atemzüge.

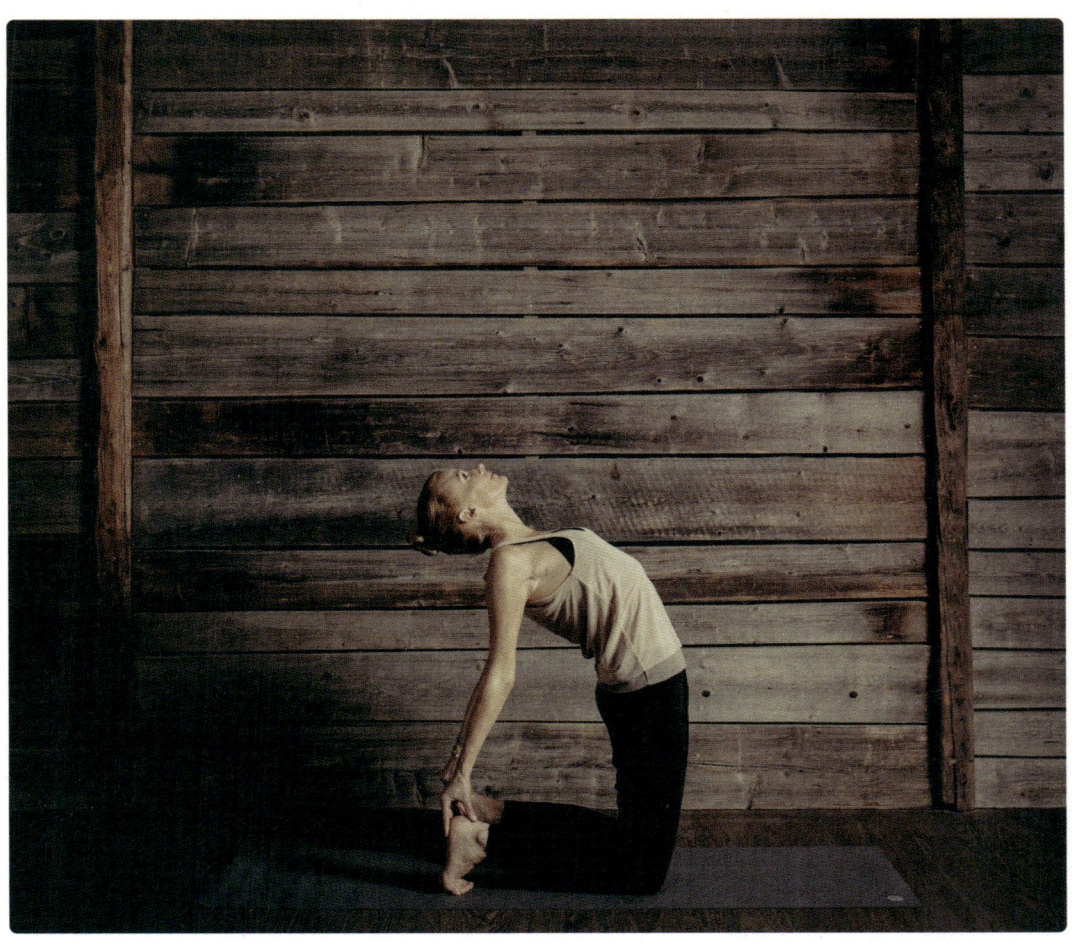

# Setu Bandhasana

## Die Brücke

Komme in die Rückenlage. Stelle die Füße hüftbreit nah an deinem Po auf. Deine Arme liegen zu beiden Seiten deines Körpers. Atme hier tief ein. Hebe mit der Ausatmung dein Becken hoch nach oben und verschränke die Finger unter deinem Po ineinander. Rolle die Oberarme weiter nach außen und strecke die Arme lang. Wenn das Verschränken der Finger nicht gleich klappt, dann greife an die Außen-seiten deiner Matte.

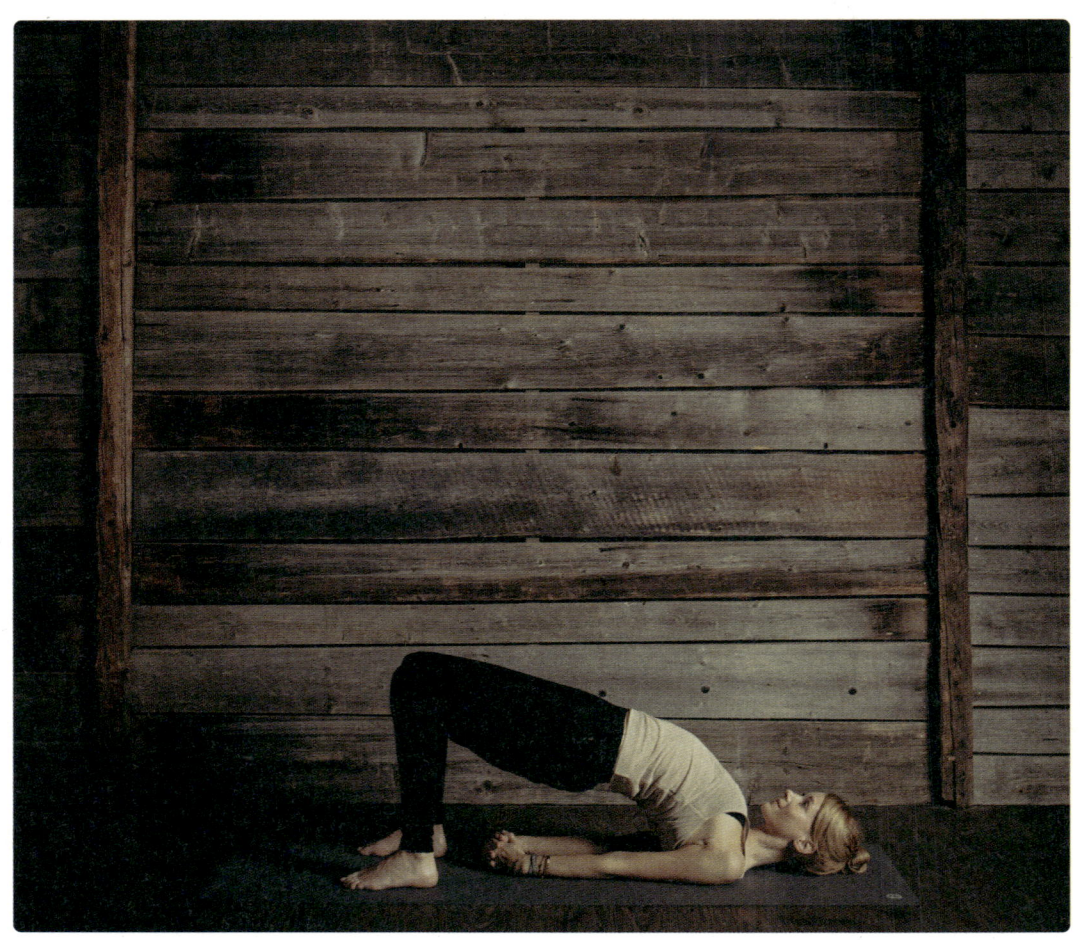

# Urdhva Dhanurasana

## Das volle Rad

Lege dich auf dem Boden ab. Stelle die Füße hüftbreit und nah an deinem Po auf. Setze dann die Hände zu beiden Seiten deines Kopfes ab, mit den Handflächen zum Boden weisend. Deine Finger zeigen dabei Richtung Füße. Drücke die Handflächen in den Boden und hole dir die Kraft aus den Händen zu deinen Ellenbogen, um von dort deine Oberarmköpfe in den Schultergelenken tiefer zu verankern. Lasse dadurch deine Achselhöhlen hohler werden. Atme ein, drücke die Handflächen weiter in den Boden und komme auf die Krone des Kopfes. Bringe die Schulterblätter fester an den Rücken und halte die Oberarmköpfe im Schultergelenk integriert. Drücke in Hände und Füße während du den Oberkörper wie in einen Bogen hebst und die Arme streckst.

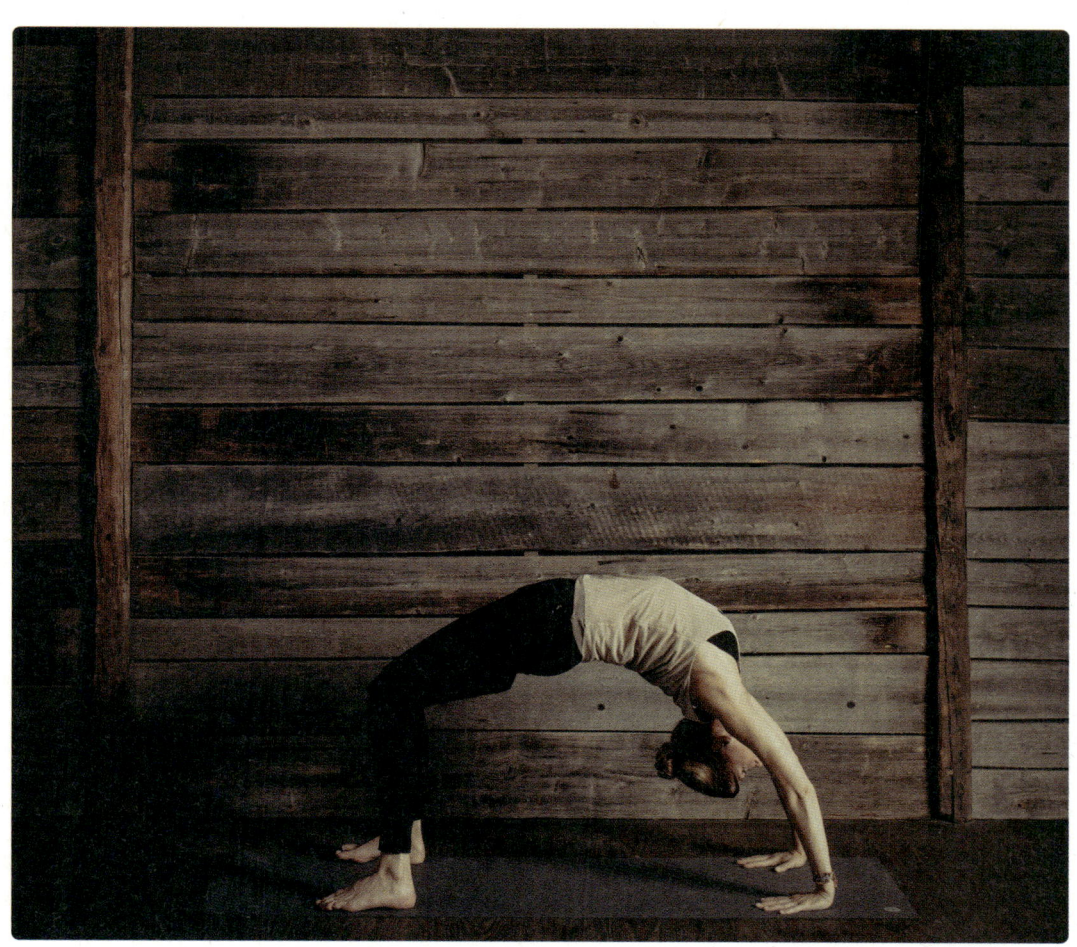

# TWISTS

Twists bzw. Drehhaltungen funktionieren am besten,
wenn ein Teil deines Körpers stabil bleibt und der Rotation widersteht.
Es ist ähnlich wie bei einem Handtuch, das du auswringen möchtest und
das du gut festhalten und entgegengesetzt drehen musst, um einen Effekt
zu haben. Für die meisten Twists bedeutet dies, dass du versuchst, dein
Becken gerade und fest zu lassen und den Twist aus dem darüberliegen-
den Bereich der Lendenwirbelsäule beginnst. Versuche immer alle Teile
deiner Wirbelsäule zu drehen. Drehe dabei den Kopf als Letztes, denn
er dreht am schnellsten und sorgt dafür, dass es für deine Augen
so wirkt, als seist du schon ganz weit gedreht.

# Vierfüßler-Twist

Beginne im Vierfüßlerstand. Platziere die Mitte der Handteller genau unter deinen Schultern und deine Knie genau unter deinem Becken. Hebe mit der Einatmung deinen rechten Arm zur Decke. Drehe Kopf und Oberkörper mit. Führe ausatmend deinen rechten Arm unter deinem linken Arm hindurch. Lege deine rechte Schulter und deine rechte Schläfe auf dem Boden ab. Komm auf die Fingerspitzen deiner linken Hand und drücke die Finger so fest in den Boden, dass du deinen linken Oberarmkopf fester ins Schultergelenk integrieren kannst.

Atme zur Rückseite des Herzens hin und bleibe in dieser Position für fünf tiefe Atemzüge, bevor du die Seite wechselst.

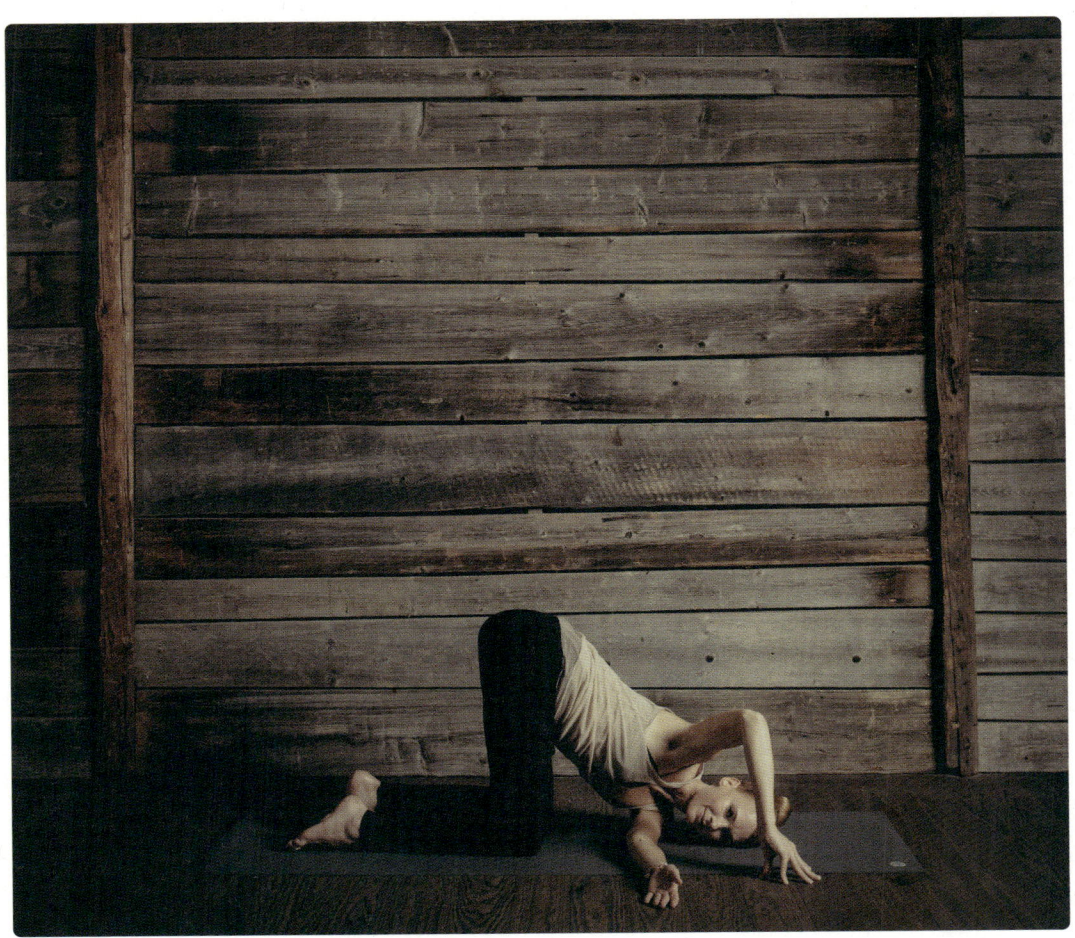

# Parivritta Alanasana Variation

## Die Drehung im tiefen Ausfallschritt

Komme in einen weiten Ausfallschritt. Lege dein hinteres Knie auf der Matte ab. Ziehe den vorderen Fuß und das hintere Knie energievoll zueinander. Halte die Spannung, strecke mit der Einatmung die Arme hoch nach oben und bringe dann deine gefalteten Hände vor dein Herz. Ziehe einatmend den Bauchnabel ein und hoch und drehe den Oberkörper Richtung vorderes Bein. Hake den Ellenbogen an der Außenseite des vorderen Oberschenkels ein.

Bleibe in dieser Position für fünf tiefe Atemzüge, bevor du die Seite wechselst.

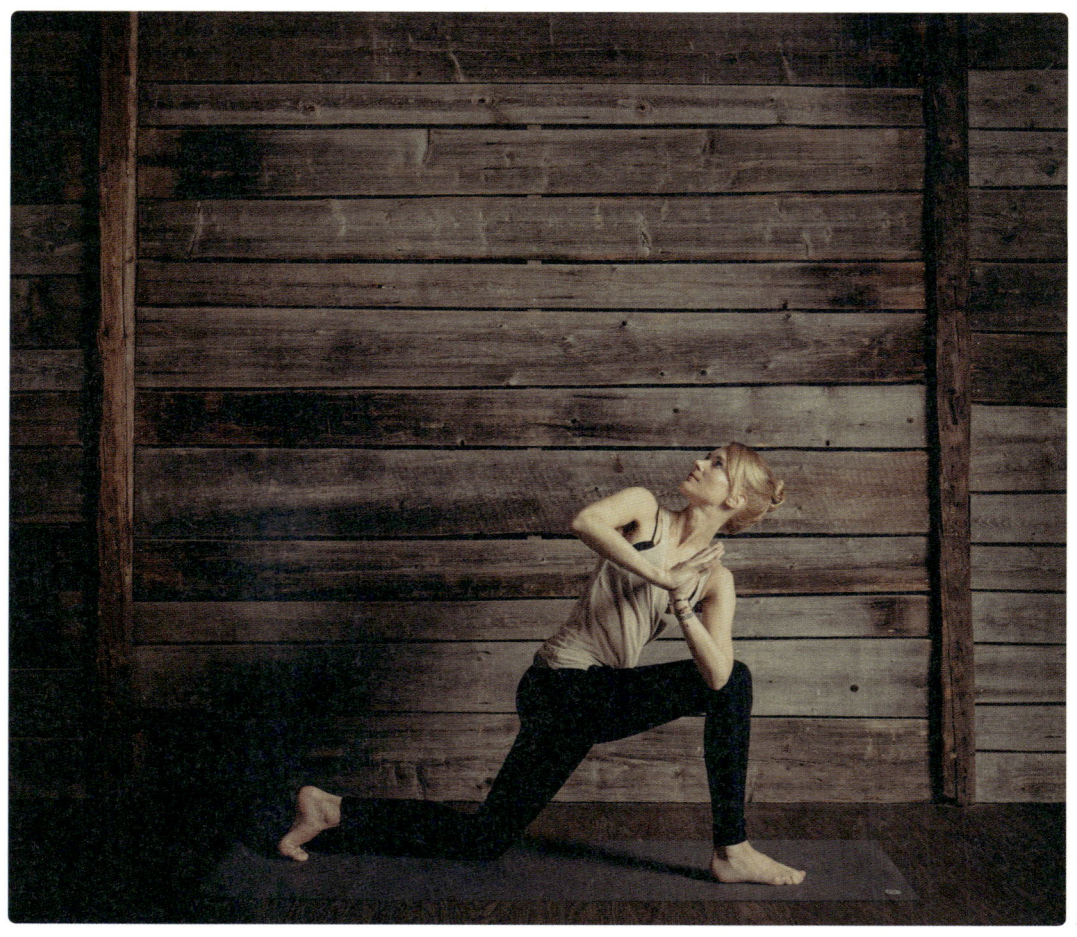

# Parivritta Alanasana

## Die Drehung im Ausfallschritt

Stelle im weiten Ausfallschritt den rechten Fuß vorne auf dem Boden auf. Deine Füße sind hüftbreit auseinander und deine Fußspitzen zeigen parallel nach vorne. Die Hände berühren den Boden zu beiden Seiten des vorderen Fußes. Atme ein und strecke die hintere Ferse und die Krone des Kopfes voneinander weg. Hebe aus-atmend deinen rechten Arm hoch nach oben. Drehe den Kopf, nimm auch den Blick nach oben mit und dehne dich in alle Himmelsrichtungen aus. Bleibe in dieser Position für fünf tiefe Atemzüge, bevor du die Seite wechselst.

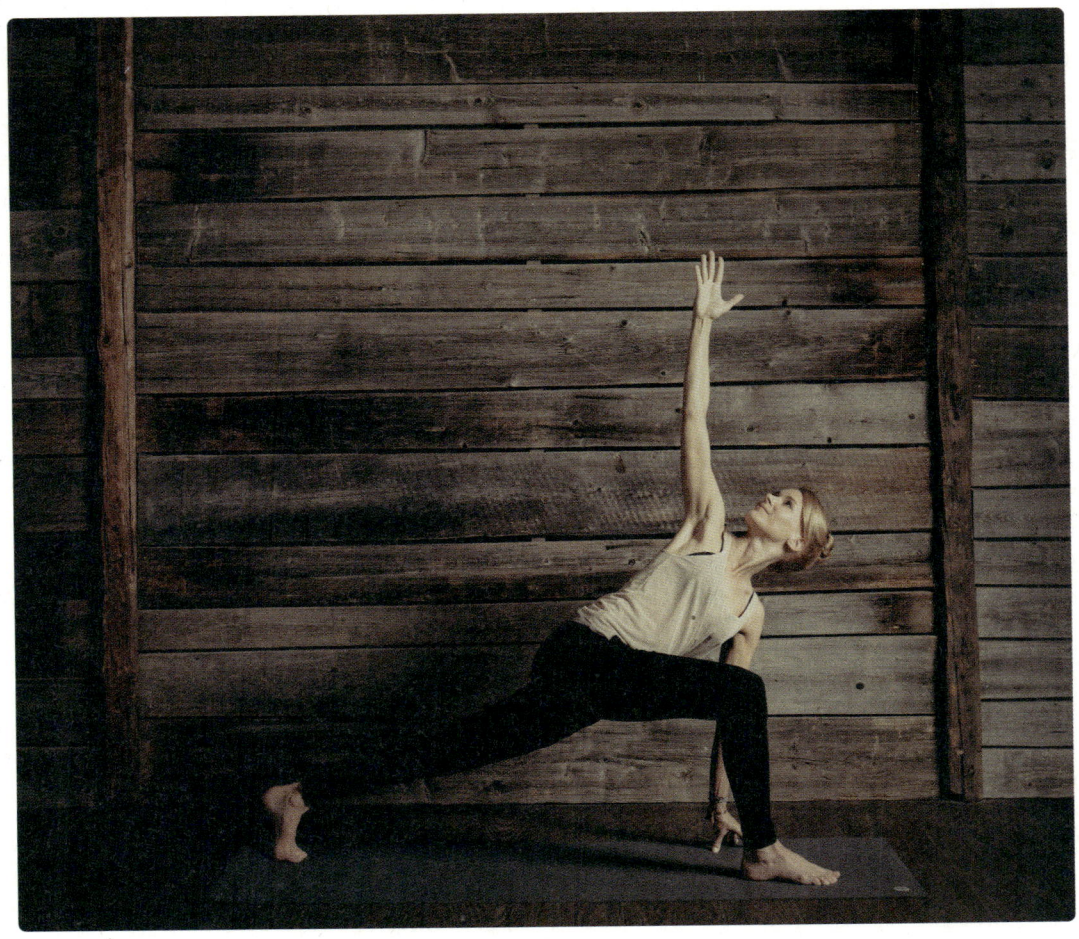

# Parivritta Adho Mukha Shvanasana

## Der gedrehte Hund

Komme in einen Liegestütz. Richte deine Hände so aus, dass sie genau unter der Außenseite deiner Schultern platziert sind. Schiebe von hier aus deinen Po so hoch du kannst in die Luft und lasse dein Herz nach unten sinken. Deine Hände und Füße sollten sich in dem Übergang vom Liegestütz zum Hund nicht bewegen. Drücke achtsam alle Finger in der ganzen Länge in den Boden, um die Muskulatur in den Armen zu aktivieren und die Arme zu strecken. Beuge die Knie mit der Einatmung leicht und richte deinen Fokus darauf, dich im Rücken lang zu strecken. Löse nun die rechte Hand und umfasse damit deine linke äußere Wade. Versuche, mit der Ausatmung beide Beine zu strecken und die Fersen in Richtung Boden zu bringen, ohne dabei die Länge im Rücken zu verlieren.

Halte die Stellung für drei bis fünf Atemzüge und löse dann auf, indem du die rechte Hand wieder zum Boden bringst und direkt zur anderen Seite überwechselst oder zunächst für eine kurze Zwischenpause die Knie absenkst zum Vierfüßlerstand.

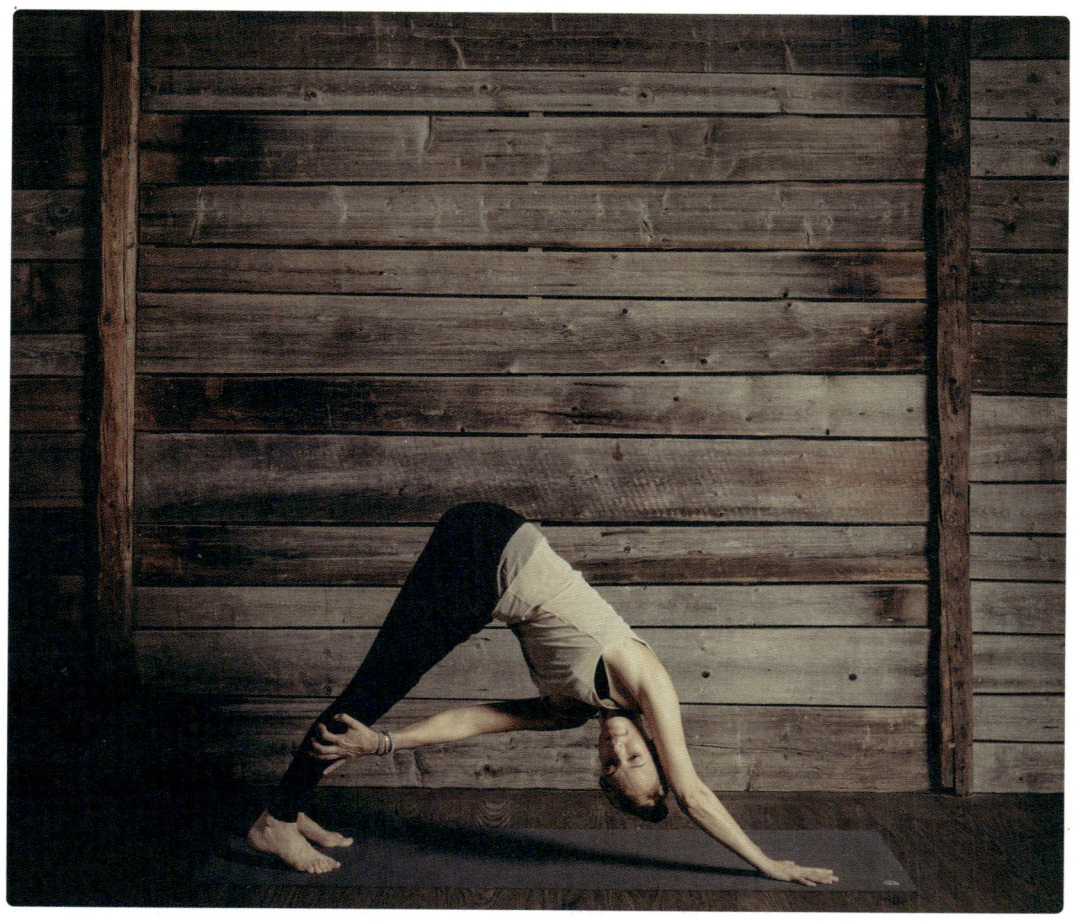

# Parivritta Trikonasana

## Das gedrehte Dreieck

Komme in den Ausfallschritt mit dem rechten Bein hinten. Beide Hände sind am Boden. Hole den hinteren Fuß etwa zehn Zentimeter näher heran und stelle ihn hüftbreit und im 60°-Winkel zum vorderen Fuß ab. Strecke nun dein vorderes Bein. Eventuell brauchst du Blöcke unter den Händen. Atme ein und verlängere den Oberkörper nach vorne. Bringe nun die linke Hand zur Hüfte. Der Daumen zeigt nach vorne und die Fingerspitzen Richtung Po. Führe aktiv die linke Hüfte mit deiner Hand etwas weiter nach hinten, sodass beide Beckenseiten parallel sind. Drehe nun den Oberkörper nach links auf. Strecke ausatmend den linken Arm zur Decke aus und drehe den Kopf und schaue nach oben. Wenn du sicher stehst, kannst du die rechte Hand an der Außenseite des linken Fußes platzieren. Bleibe in dieser Position für fünf tiefe Atemzüge, bevor du die Seite wechselst.

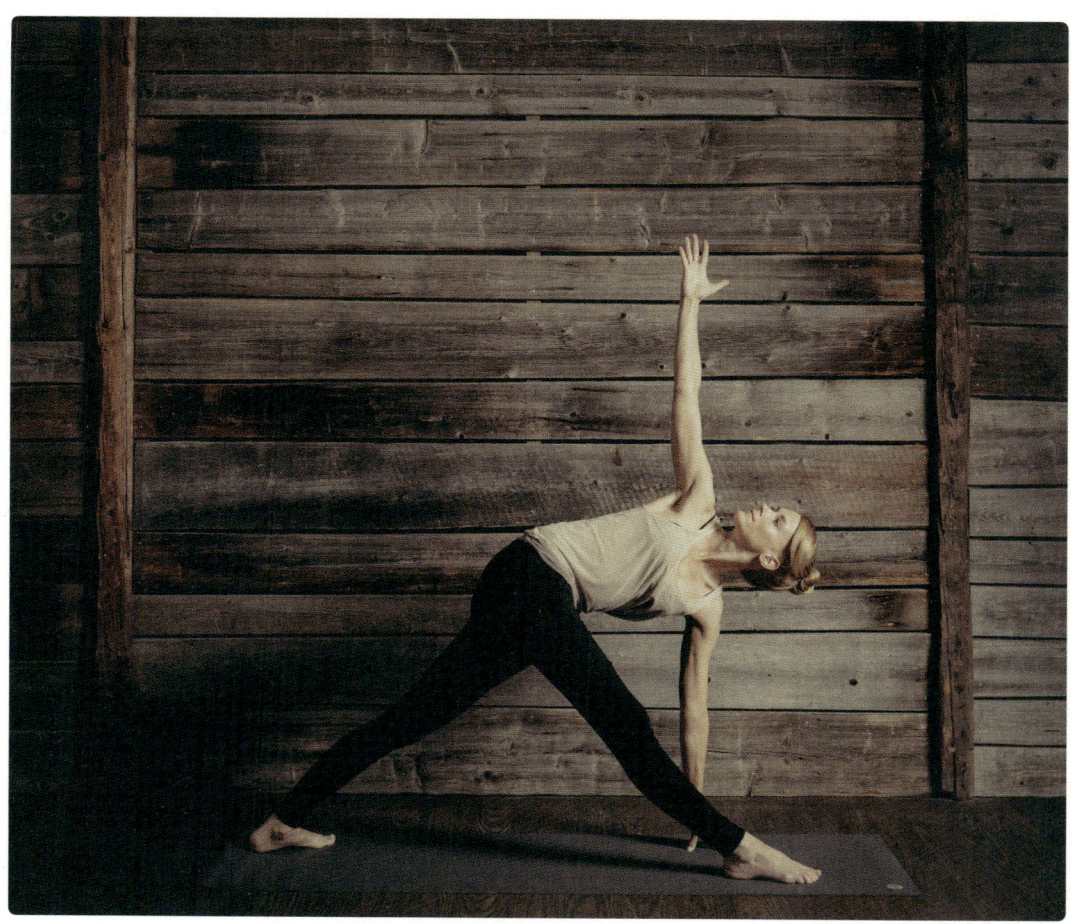

# Bharadvajasana

## Die Stellung des Weisen Bharadvajasana

Komme in einen Sitz, in dem du beide Knie nach rechts bringst und deinen Po links neben den Fersen absetzt. Lege den rechten Fuß über die Fußsohle des linken Fußes. Gib dein Gewicht in die linke Seite deines Beckens ab. Fasse nun mit der rechten Hand dein linkes Knie und dreh den Oberkörper von den Beinen weg. Stelle die linke Hand hinter dir ab und strecke die Wirbelsäule lang. Drehe zuletzt auch deine Halswirbelsäule und deinen Kopf.

Bleibe in dieser Position für fünf tiefe Atemzüge, bevor du die Seite wechselst.

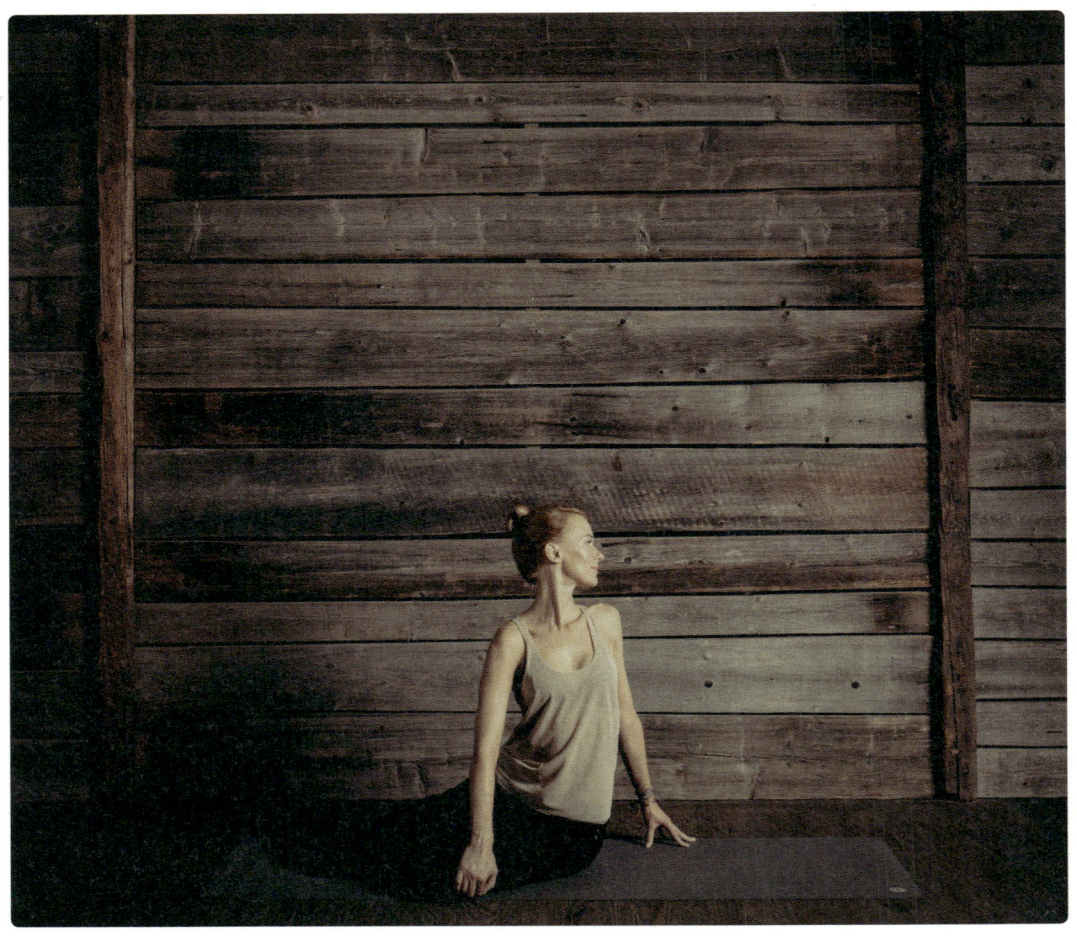

# Marichyasana Variation I

## Der Drehsitz 1

Setze dich auf den Boden und strecke beide Beine lang nach vorne aus. Stelle den linken Fuß an der Außenseite deines rechten Beins nah am Becken ab. Verteile nun das Gewicht gleichmäßig auf beide Sitzbeinhöcker. Schwinge den rechten Arm um das linke Knie und setze die linke Hand hinter dir ab. Ziehe mit der Einatmung den Oberkörper und den Nacken lang nach oben. Drehe dich ausatmend ein Stückchen weiter nach links auf.

Bleibe für einige Atemzüge in dieser Position und wiederhole dann auf der anderen Seite.

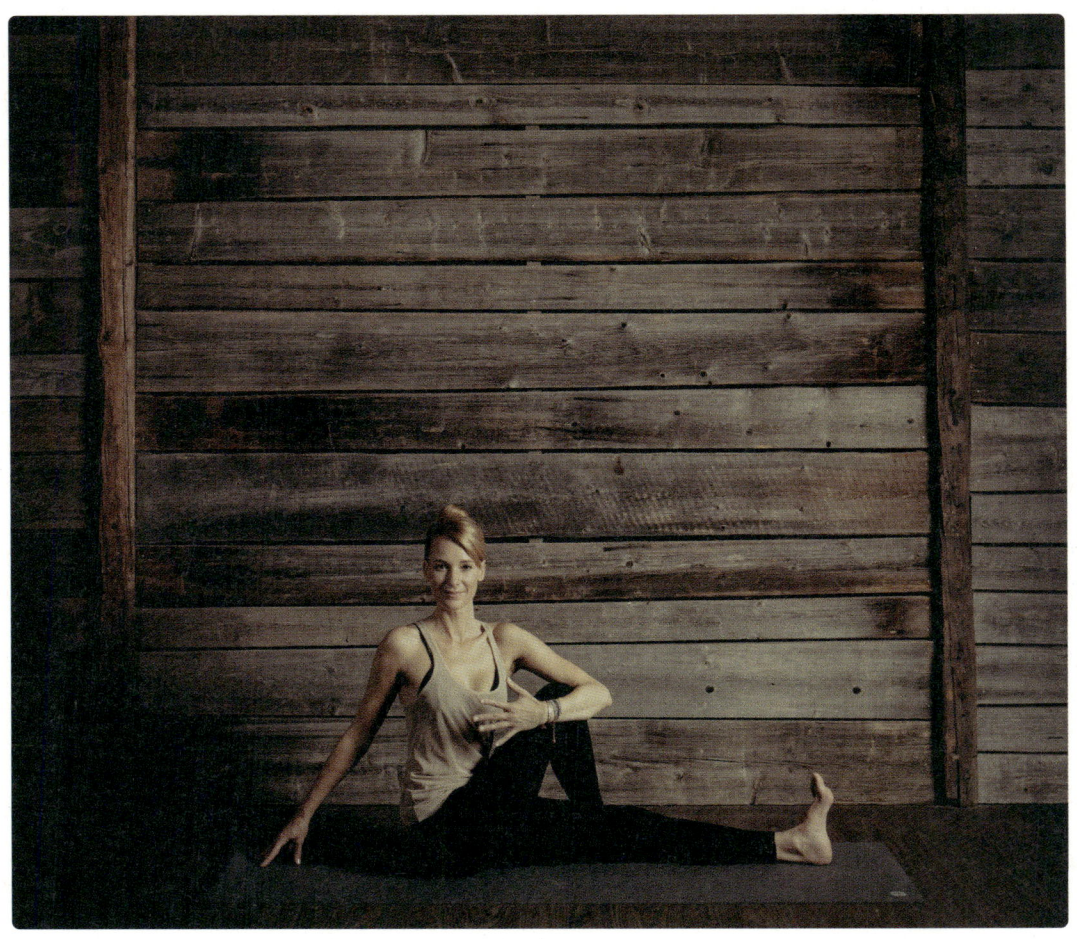

# Ardha Matsyendrasana Variation
## Der Drehsitz 2

Setze dich auf den Boden und strecke beide Beine lang nach vorne aus. Stelle den linken Fuß etwa auf Kniehöhe an die Außenseite deines rechten Beins. Verteile dein Gewicht nach rechts, um dein rechtes Bein anzuwinkeln und den rechten Fuß an die Außenseite der linken Pobacke zu bringen. Verteile nun das Gewicht wieder gleichmäßig auf beide Sitzbeinhöcker. Schwinge den rechten Arm um das linke Knie und setze die linke Hand hinter dir ab. Ziehe mit der Einatmung den Oberkörper und den Nacken lang nach oben. Drehe dich ausatmend ein Stückchen weiter nach links auf.

Bleibe für einige Atemzüge in dieser Position und wiederhole dann auf der anderen Seite.

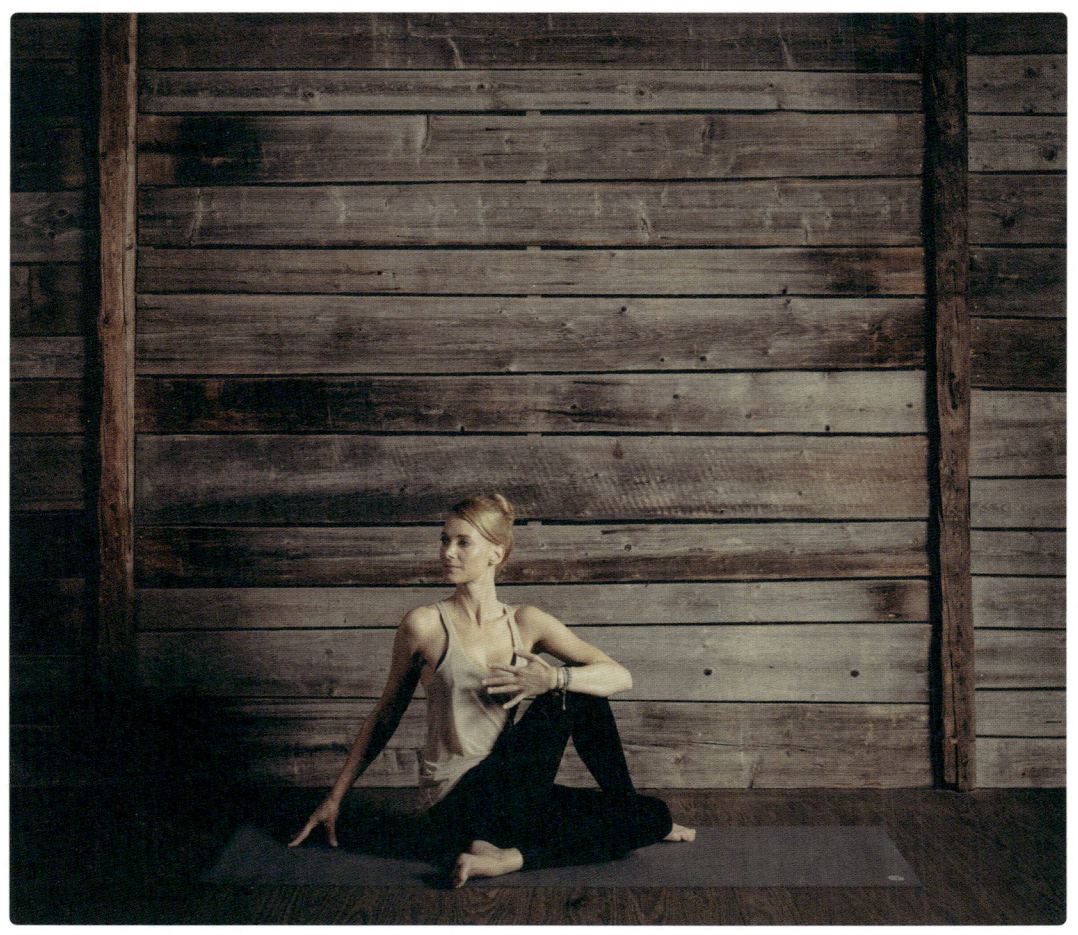

# Jathara Parivartanasana I

## Die Drehung im Liegen 1

Lege dich flach auf den Rücken und stelle deine Füße hüftbreit auf dem Boden auf. Lege die Arme zu beiden Seiten deines Kopfes in einem 90°-Winkel ab. Atme hier tief ein. Führe mit der Ausatmung beide Beine nach links und bringe sie dort zum Boden. Drehe den Kopf in die andere Richtung.

Bleibe für fünf tiefe Atemzüge in dieser Position und wechsele dann zur anderen Seite.

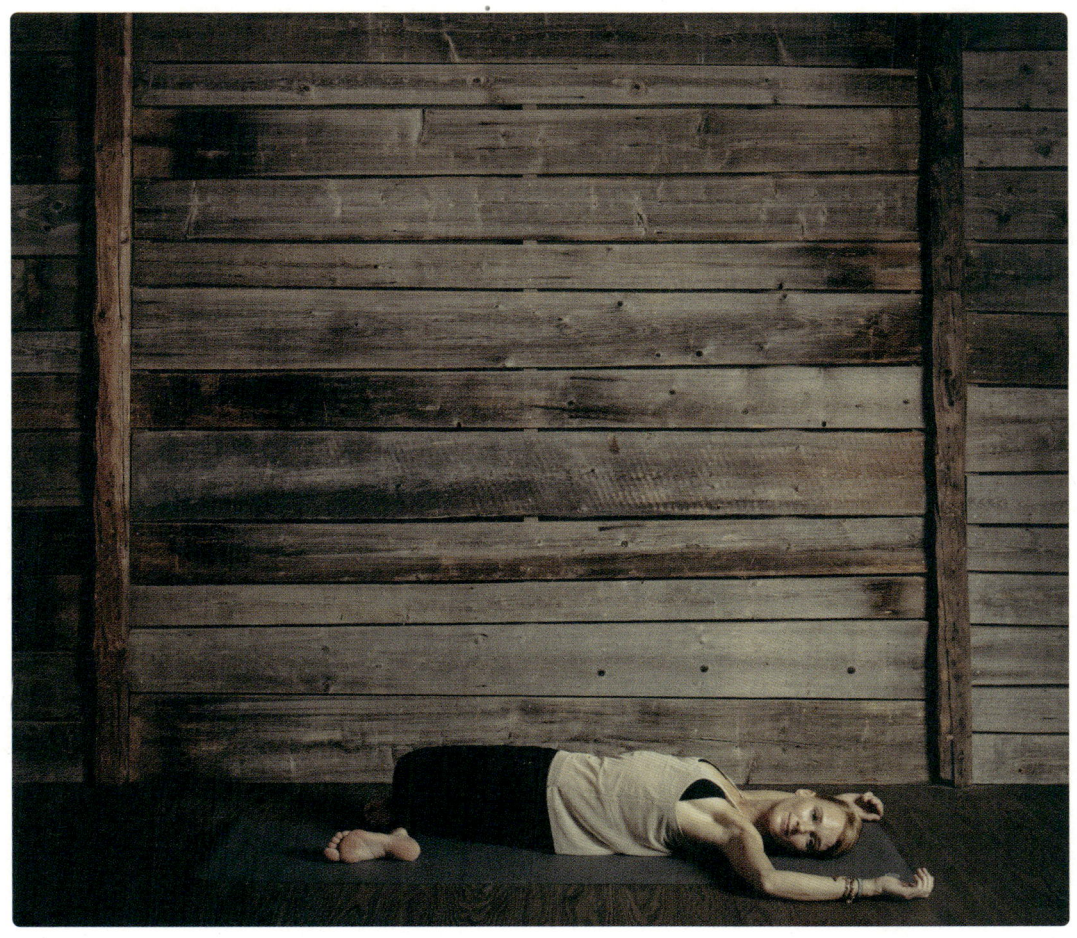

# Jathara Parivartanasana 2

## Die Drehung im Liegen 2

Lege dich flach auf den Rücken und stelle deine Füße hüftbreit auf dem Boden auf. Lege die Arme zu beiden Seiten deines Kopfes in einem 90°-Winkel ab. Schlage deinen rechten Oberschenkel über den linken Oberschenkel. Atme hier tief ein. Führe mit der Ausatmung beide Beine nach links und lasse sie dort Richtung Boden sinken. Drehe den Kopf in die andere Richtung.

Bleibe für fünf tiefe Atemzüge in dieser Position und wechsele dann zur anderen Seite.

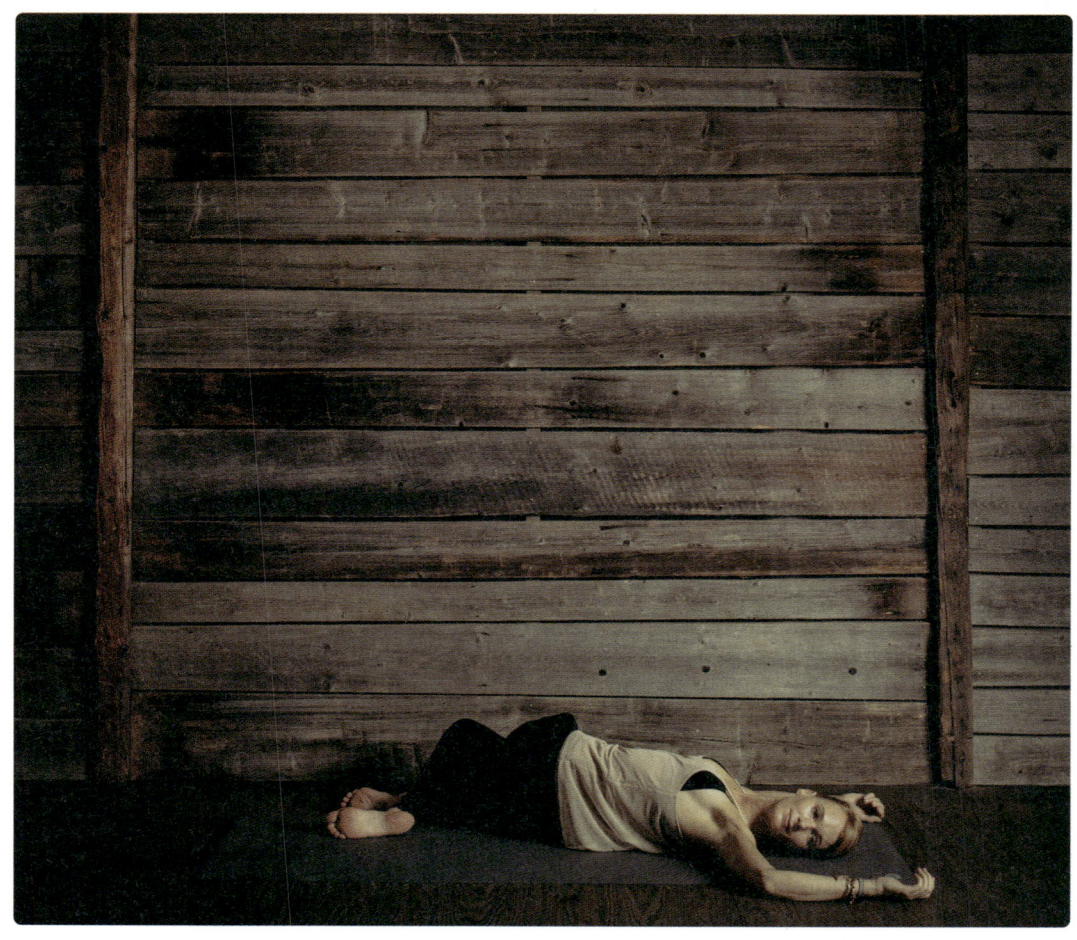

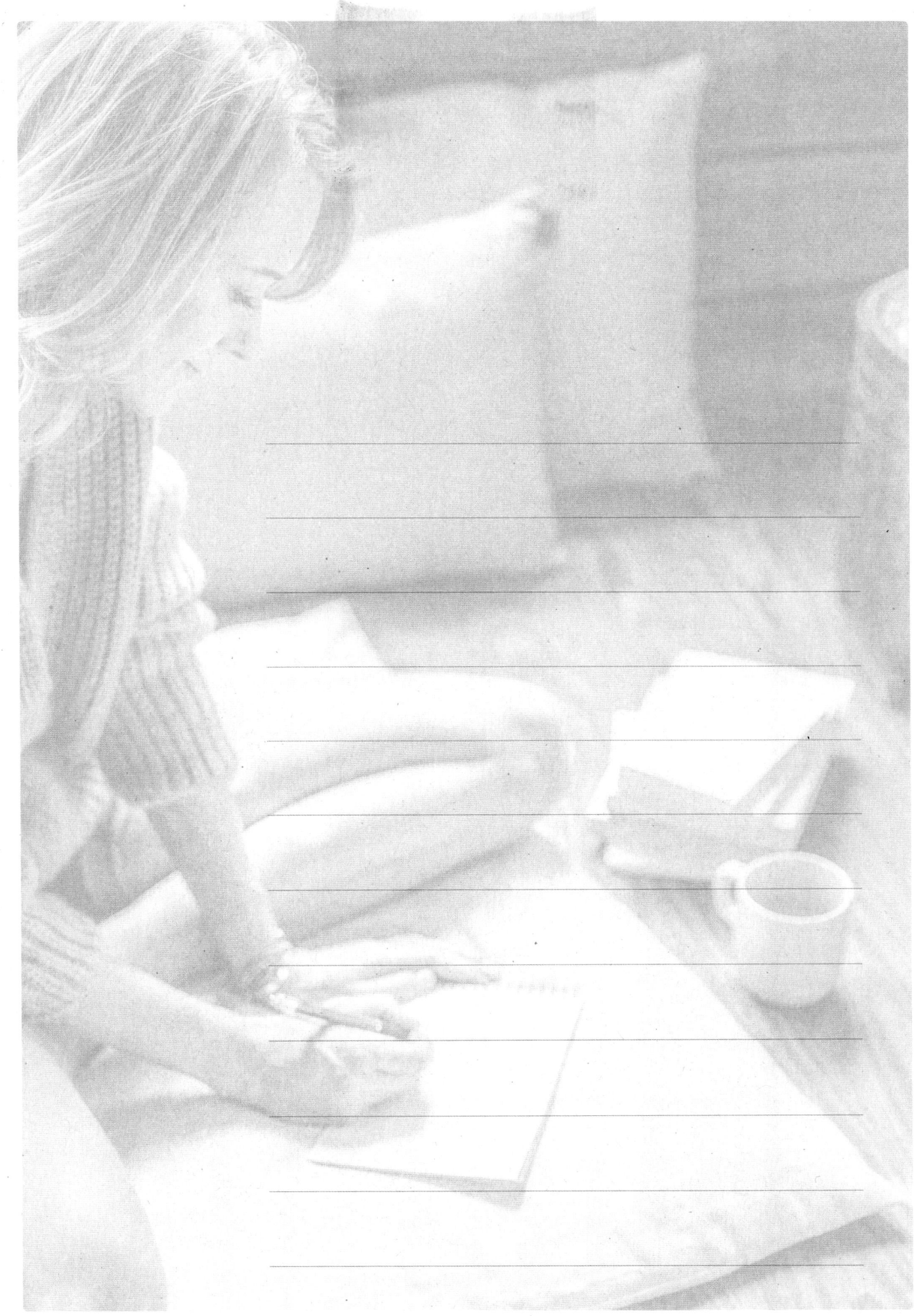

# VORWÄRTSBEUGEN

Versuche dich in den Vorwärtsbeugen immer aus der kompletten
Wirbelsäule zunächst nach oben in die Verlängerung und dann erst nach
vorne bzw. unten zu strecken. Bringe deinen Fokus zum Herzen und bewege
dich aus dem Herzen in die Vorwärtsbeuge statt mit der Nasenspitze.
Versuche in den Knien nicht einzurasten, sondern eine mikroskopisch
kleine Beugung beizubehalten. Diese Beugung in den Kniegelenken
darf, wenn deine hintere Beinmuskulatur sehr verkürzt ist,
gerne auch etwas tiefer sein.

# Balasana

## Die Kindesstellung

Komme in den Vierfüßlerstand. Nimm dann die Knie mattenbreit auseinander. Setze den Po auf deinen Fersen ab und komme auf die Unterarme. Bilde mit deinen Händen ein Kissen für deine Stirn oder lege die Arme bequem vor dir oder auch seitlich neben deinem Körper ab.

Um die Stellung angenehmer zu machen, kannst du eine Decke oder ein Kissen zwischen Fersen und Po bringen.

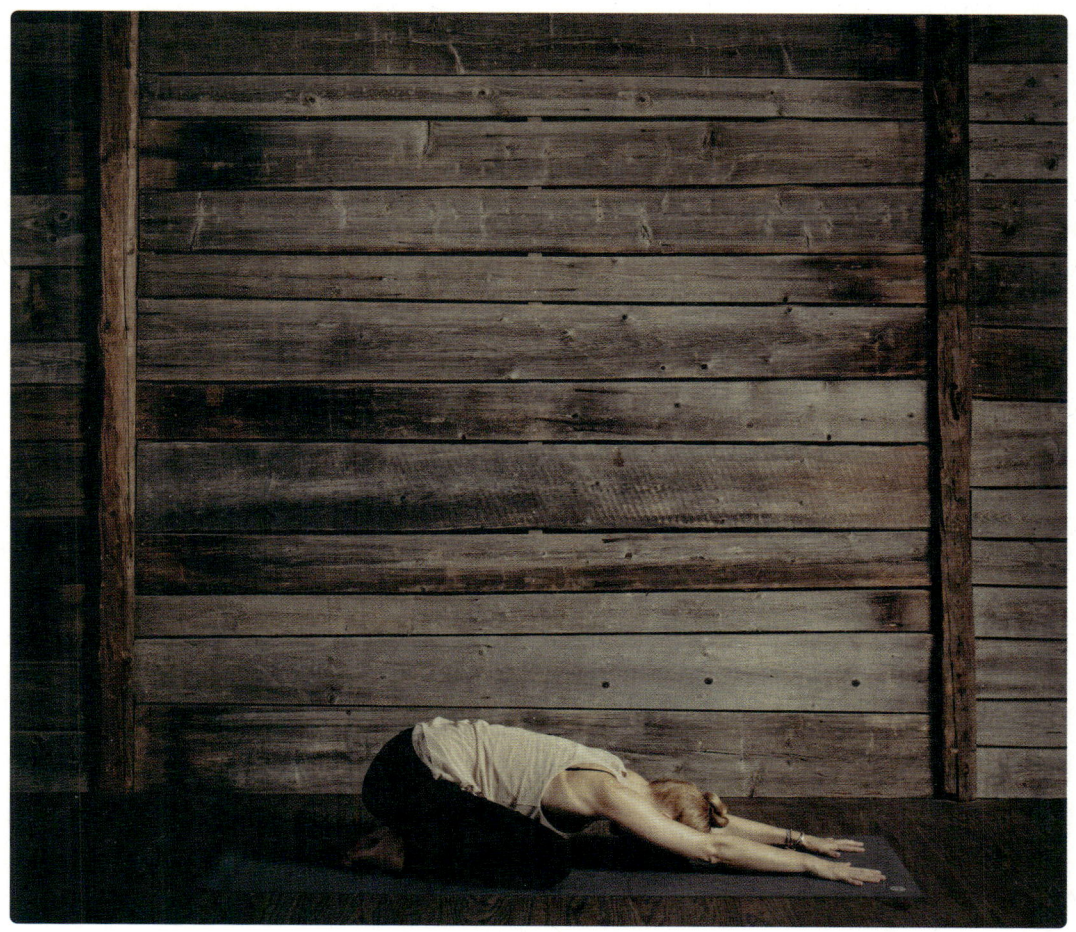

# Adho Mukha Shvanasana

## Der nach unten schauende Hund

Komme in einen Liegestütz. Platziere deine Hände dabei genau unter der Außenseite deiner Schultern. Schiebe von hier aus deinen Po so hoch du kannst in die Luft und lasse dein Herz nach unten sinken. Deine Hände und Füße sollten sich in dem Übergang von dem Liegestütz zum Hund nicht bewegen. Drücke achtsam alle Finger mit der ganzen Länge in den Boden, um die Muskulatur in den Armen zu aktivieren. Beuge die Knie mit der Einatmung leicht und richte deinen Fokus darauf, dich im Rücken lang zu strecken. Ziehe mit der Ausatmung die Fersen und Fußgelenke Richtung Boden, ohne dabei die Länge im Rücken zu verlieren.

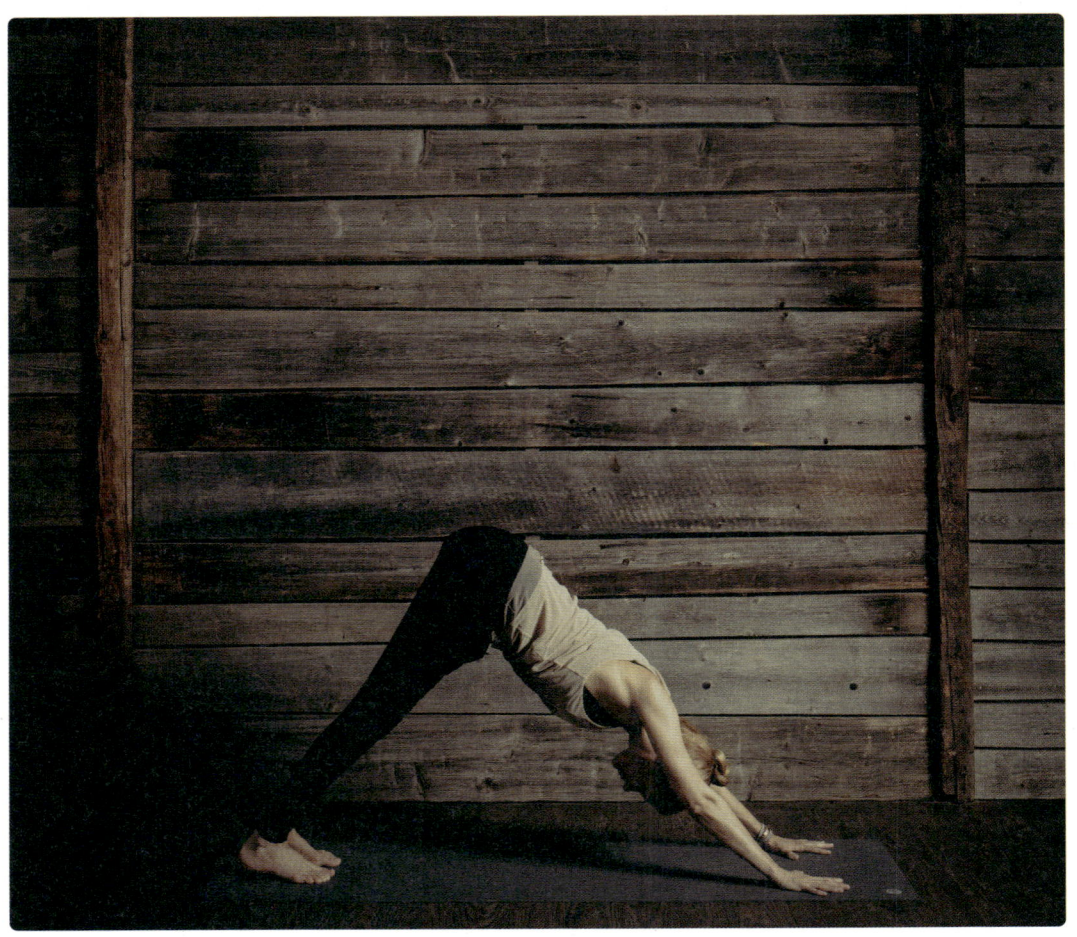

# Uttanasana

## Die Vorwärtsbeuge aus dem Stand

Stelle dich mit deinen Füßen hüftbreit auf der Matte auf. Deine Füße stehen parallel zueinander. Aktiviere deine Oberschenkelmuskulatur und beuge dich achtsam nach vorne über. Setze die Finger auf dem Boden oder einem Yogablock (alternativ: ein paar dicken Büchern) auf. Lasse unabhängig von deiner Flexibilität die Knie sanft gebeugt, um den Boden unter deinen Fußsohlen besser spüren zu können. Atme tief ein und verlängere deine Ausatmung. Schließe die Augen, um an einem tieferen Ort in dir selbst anzukommen.

Bleibe für fünf lange Atemzüge.

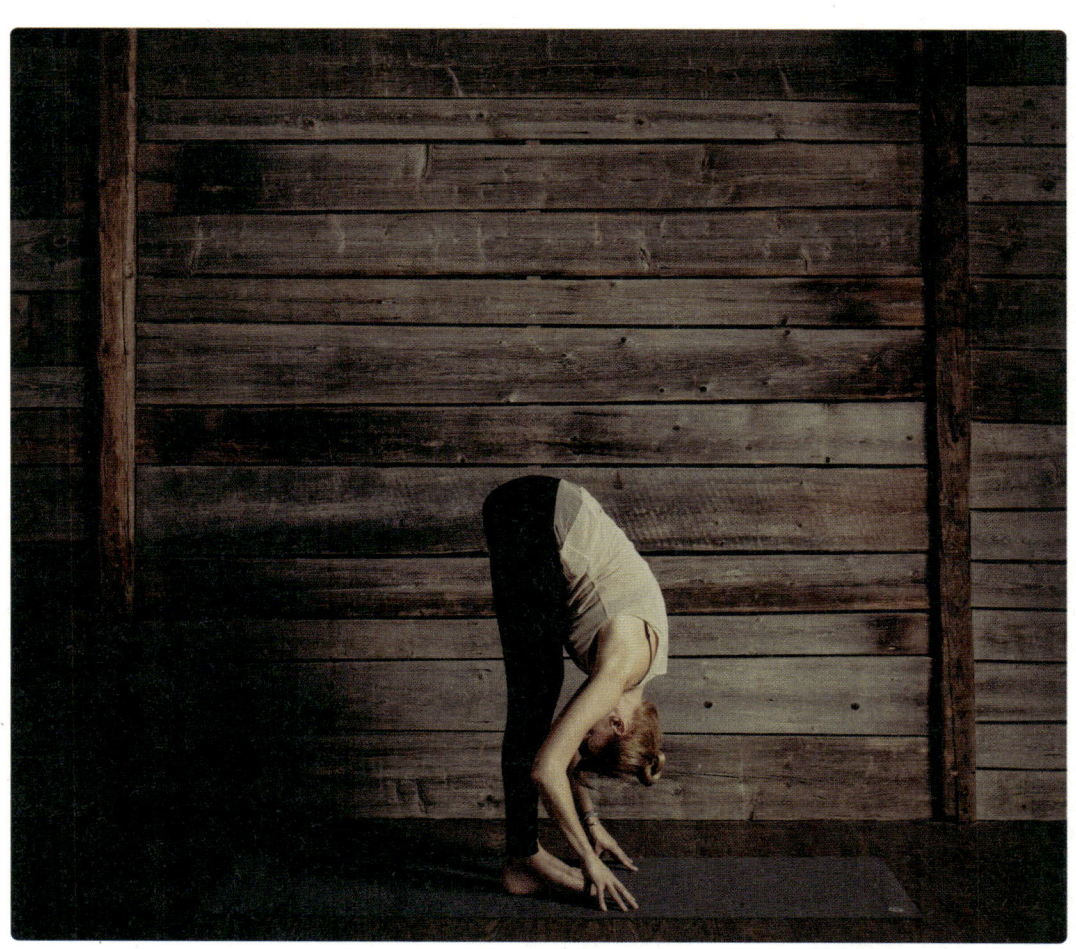

# Dandasana

## Die Stabstellung

Setze dich auf den Boden und strecke beide Beine hüftbreit nach vorne aus. Zieh deine Pobacken nach hinten weg, um gerader sitzen zu können. Erhöhe eventuell deinen Sitz mit einer gefalteten Decke, um deinen unteren Rücken gut aufrichten zu können. Lege deine Handflächen neben dem Becken auf dem Boden ab. Die Fingerspitzen zeigen nach vorne. Strecke deinen Rücken lang und halte den Blick ruhig nach vorne gerichtet.

Bleibe für mindestens fünf Atemzüge.

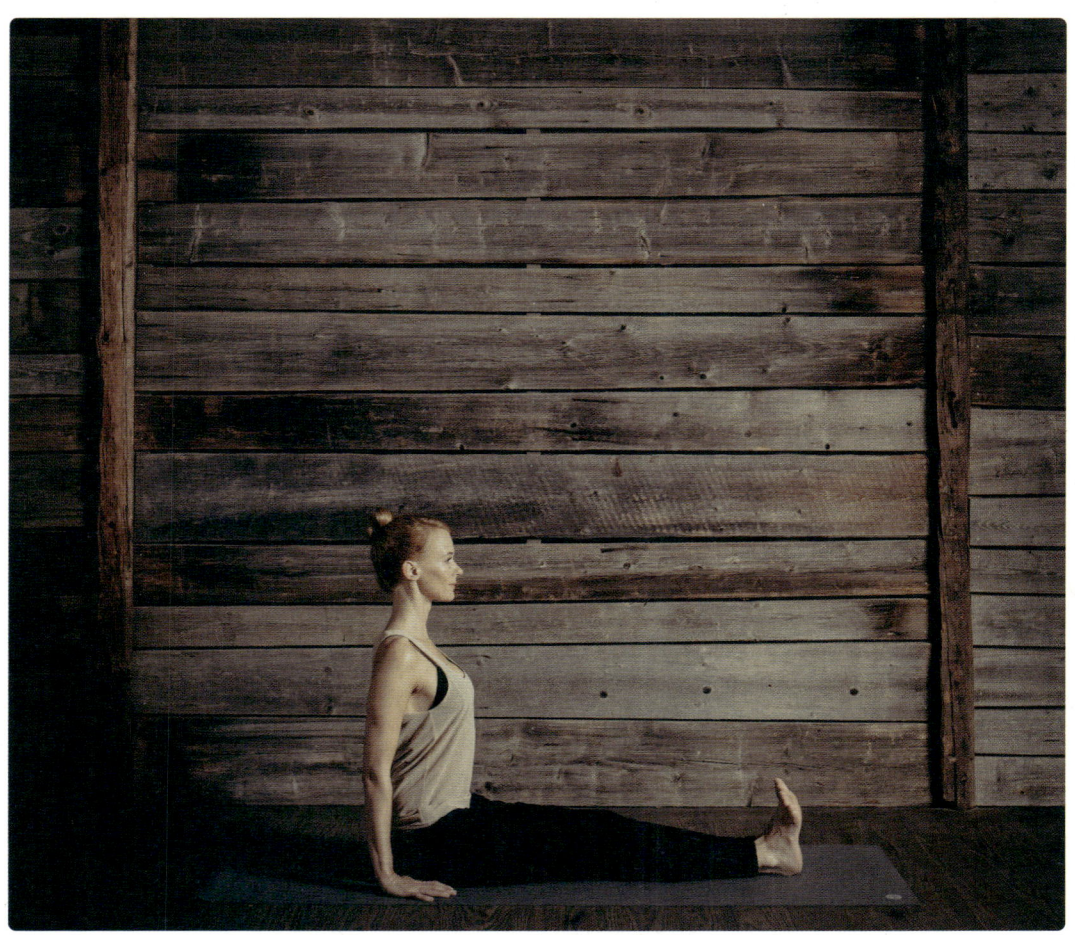

# Baddha Konasana

## Der geschlossene Winkel

Komme in Dandasana (siehe Seite 148) und bringe dann beide Fußsohlen vor deinem Schambein zusammen. Umfasse deine Füße und strecke deine Wirbelsäule gerade nach oben. Bleibe hier für fünf Atemzüge. Wenn deine Knie auf der gleichen Höhe oder tiefer als dein Becken sind, kannst du zur nächsten Stufe übergehen. Weite hierfür deine Ellenbogen nach außen, drücke sanft damit die Oberschenkel nach unten und beuge den Oberkörper nach vorne. Der Kopf geht in Richtung Boden. Halte für weitere fünf Atemzüge. Komme mit der Einatmung aus der Stellung heraus, indem du den Oberkörper anhebst. Löse dann die Beine.

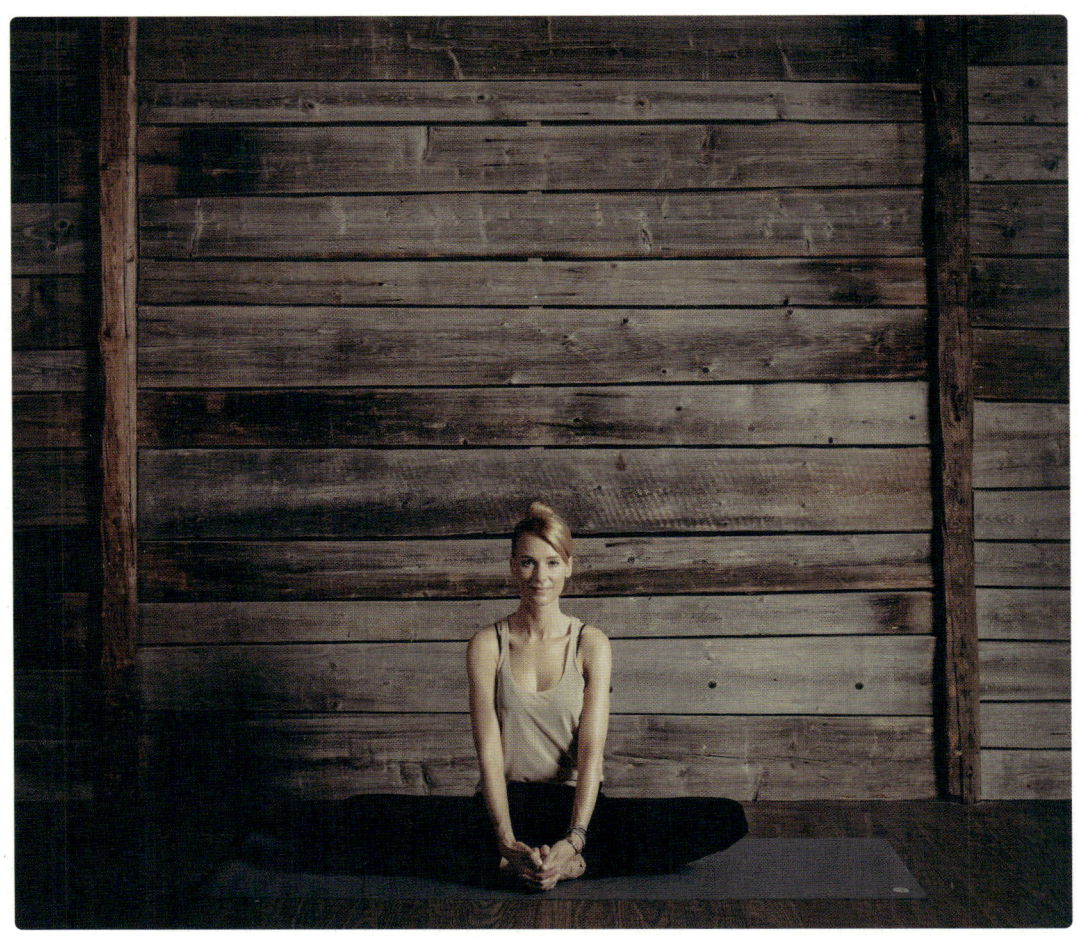

# Janu Shirshasana

## Die Kopf-zum-Knie-Stellung

Komme in Dandasana (siehe Seite 148) und beuge dann dein linkes Knie, drehe deine linke Fußsohle nach oben und lege dein Bein in einem Winkel, der größer ist als 90°, vor dir ab. Deine linke Ferse sollte genau vor deinem Schambein liegen und der große Zeh die Innenseite des rechten Oberschenkels berühren. Atme ein und drehe deinen Oberkörper über dein gestrecktes rechtes Bein. Bleibe mit beiden Sitzknochen die ganze Zeit über am Boden. Beuge dich mit der Ausatmung über dein rechtes Bein und greife den Fuß oder greife dir einen Gurt, der um deinen Fußballen gelegt ist. Bleibe aktiv im rechten gestreckten Bein. Hole dir mit der Einatmung neue Länge in der Wirbelsäule. Beuge mit der Ausatmung die Ellenbogen nach außen und bewege dich vom Brustbein aus nach vorne und unten.

Bleib für fünf Atemzüge und löse dich mit der Einatmung aus der Stellung. Wiederhole dann auf der anderen Seite.

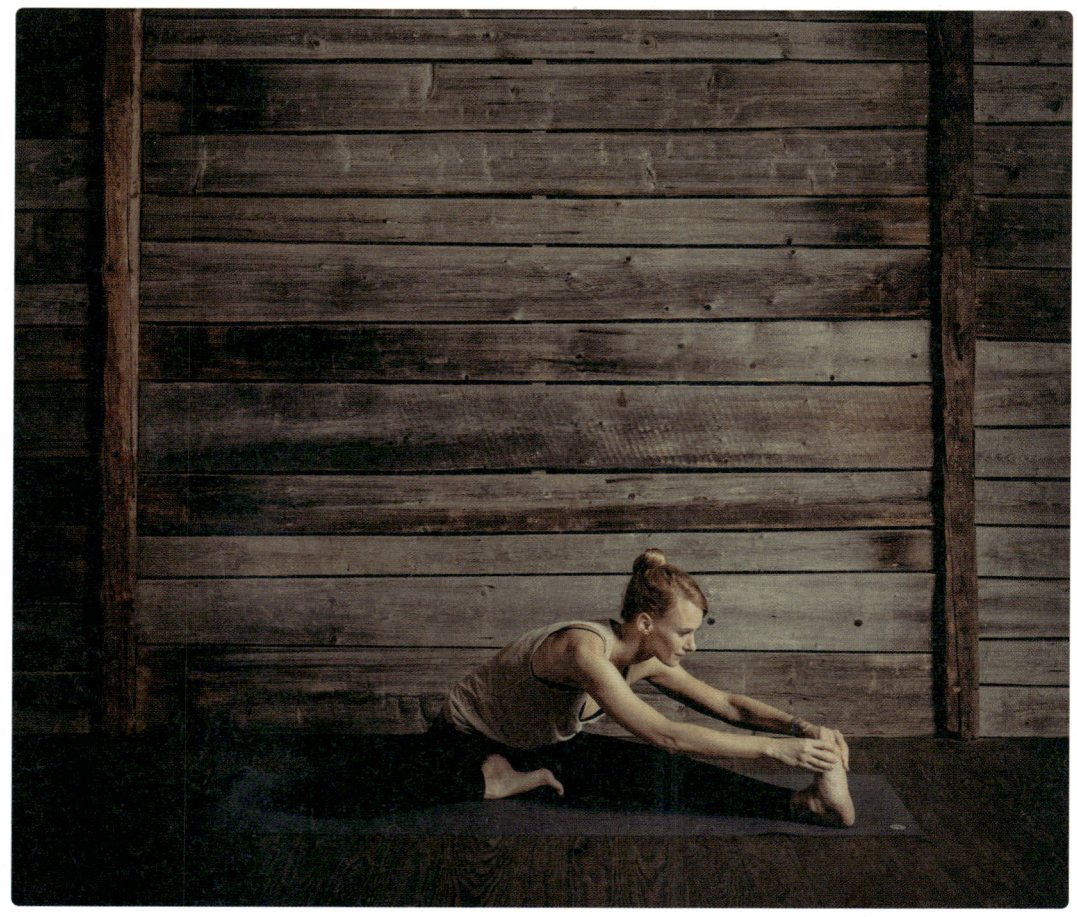

# Upavistha Konasana

## Die Grätsche im Sitzen

Setze dich mit ausgestreckten Beinen auf den Boden und öffne deine Beine in einem weiten Winkel. Wenn du deinen unteren Rücken hier nicht aufrichten kannst, setze dich bitte auf eine Decke oder Erhöhung. Ziehe mit beiden Händen deine Po-backen nach hinten, sodass deine Sitzknochen besser den Boden berühren und du leicht mit dem Schambein nach vorne kippst. Stelle beide Hände hinter dir auf. Drücke dich von den Händen weg, sodass dein Becken nach vorne kippt und du deinen Oberkörper leicht nach vorne lehnen kannst. Wenn du diese Position gut halten kannst, bringe mit der Einatmung deine Hände nach vorne und richte dich neu in der Wirbelsäule auf. Gehe mit der nächsten Ausatmung tiefer in die Vor-wärtsbeuge hinein. Bleibe für einige Atemzüge. Komm dann mit der Einatmung mit dem Oberkörper nach oben. Schließe mit der Ausatmung deine Beine.

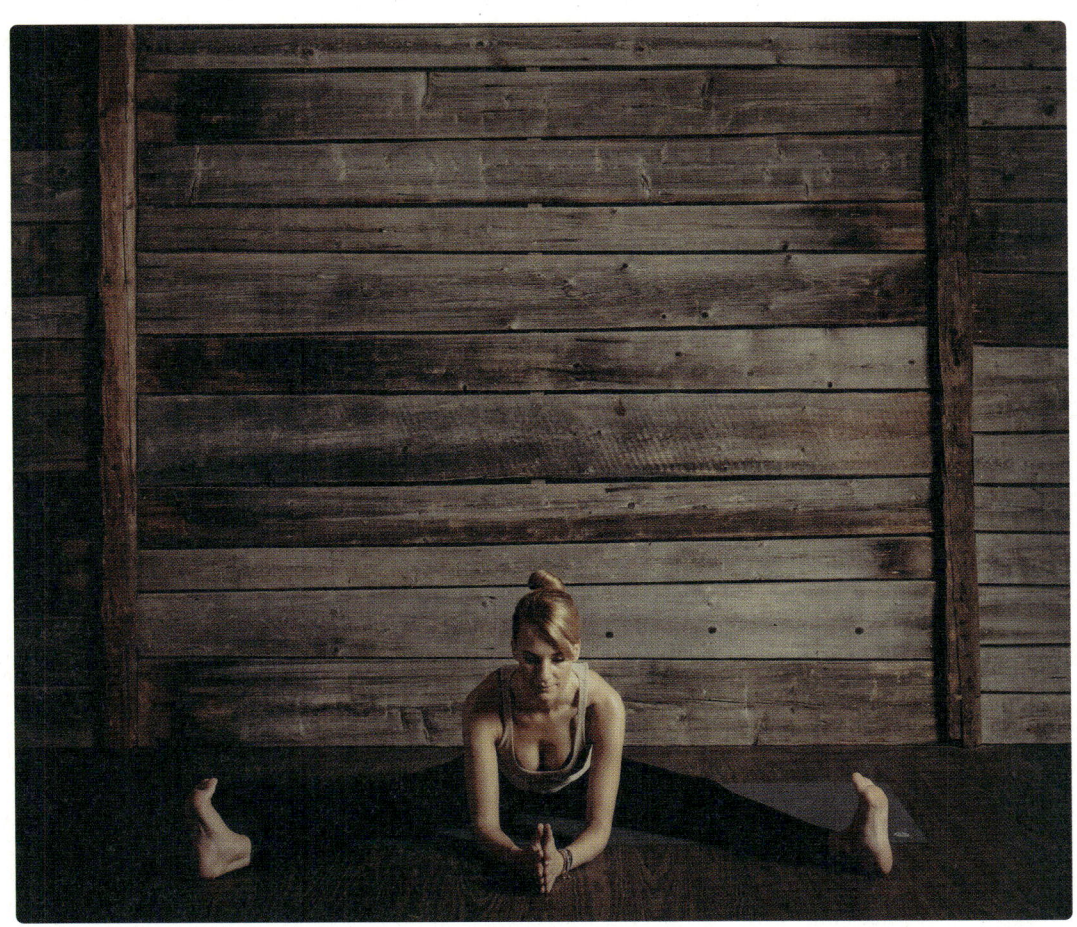

# Pashchimottanasana

## Vorwärtsbeuge im Sitzen

Komme in Dandasana (siehe Seite 148). Atme ein und strecke den Oberkörper lang nach oben. Beuge dich mit der Ausatmung aus dem Becken nach vorne über beide Beine. Greife mit Daumen, Zeige- und Mittelfinger jeweils den großen Zeh oder lege als Alternative einen Gurt um die Fußballen herum. Bleibe aufgerichtet im Oberkörper. Strecke die Arme aus den Schultern und versuche die Beugung des Rückens nach innen zu vertiefen. Komme dann mit der nächsten Ausatmung mit dem Oberkörper nach vorne in Richtung deiner Beine, greife mit den Händen deine großen Zehen oder einen um die Füße gelegten Gurt und öffne die Ellenbogen nach außen. Die Arme dienen als Hebel, um den Oberkörper weiter nach vorne zu bringen. Wenn du sehr flexibel bist, kannst du nun die Hände um die Fußsohlen legen. Halte die Oberschenkelmuskulatur während der ganzen Übung aktiv und versuche die Rückseite der Kniekehlen fest auf dem Boden zu lassen. Anfänger können sich eine gefaltete Decke unter den Po und eine gerollte Decke unter die Knie schieben.

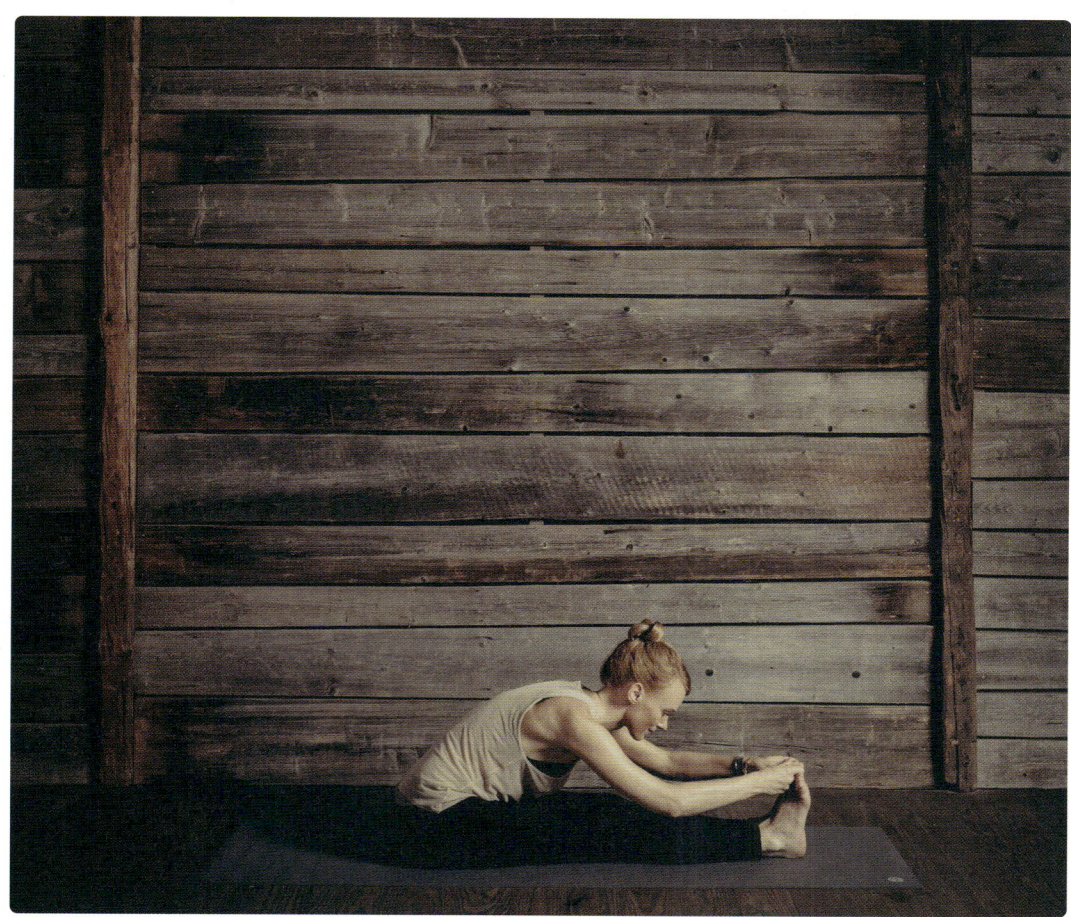

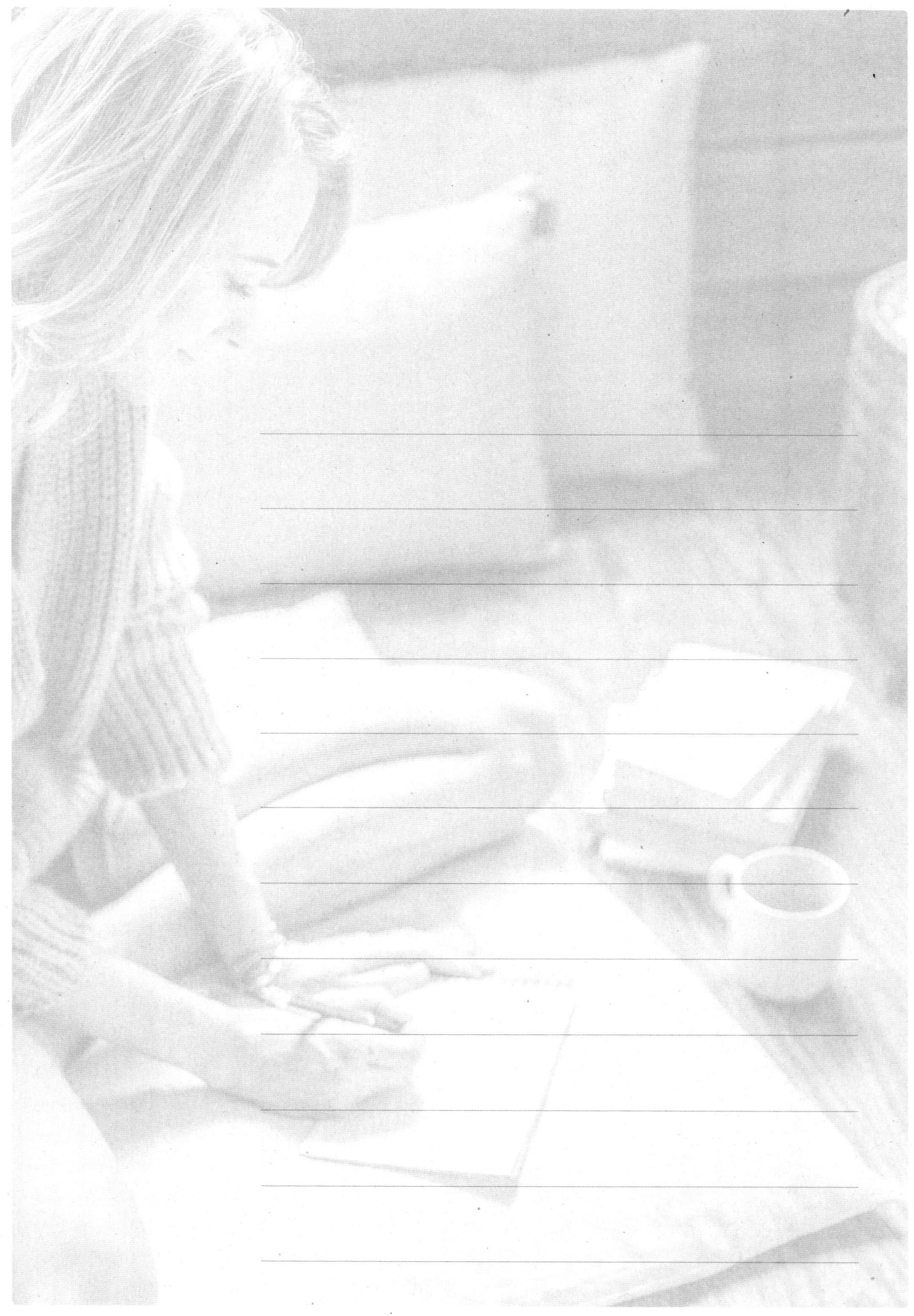

# UMKEHRHALTUNGEN

Bei den aktiven Umkehrhaltungen wie Handstand, Unterarmstand
und Kopfstand ist es wichtig, dass du sie praktizierst, wenn du kraftvoll
und konzentriert bist. Lass dir dabei Zeit und baue vorerst eine beständige
Yogapraxis auf. Der Handstand hilft dir, Kraft und Stabilität aufzubauen,
und gibt dir ein Gefühl für die Balance. Der Unterarmstand öffnet
die Schultern, sodass du dich im nächsten Schritt
an den Kopfstand wagen kannst.

# Viparita Karani Variation

## Variation der umgekehrten Stellung

Komme in die Rückenlage. Nimm dir zwei Blöcke, stapele sie flach übereinander und lege sie anschließend unter dein Kreuzbein. Hebe beide Füße vom Boden hoch und strecke die Beine zur Decke nach oben aus. Lege die Arme entspannt zu beiden Seiten deines Oberkörpers ab.

Bleib hier für ein bis drei Minuten.

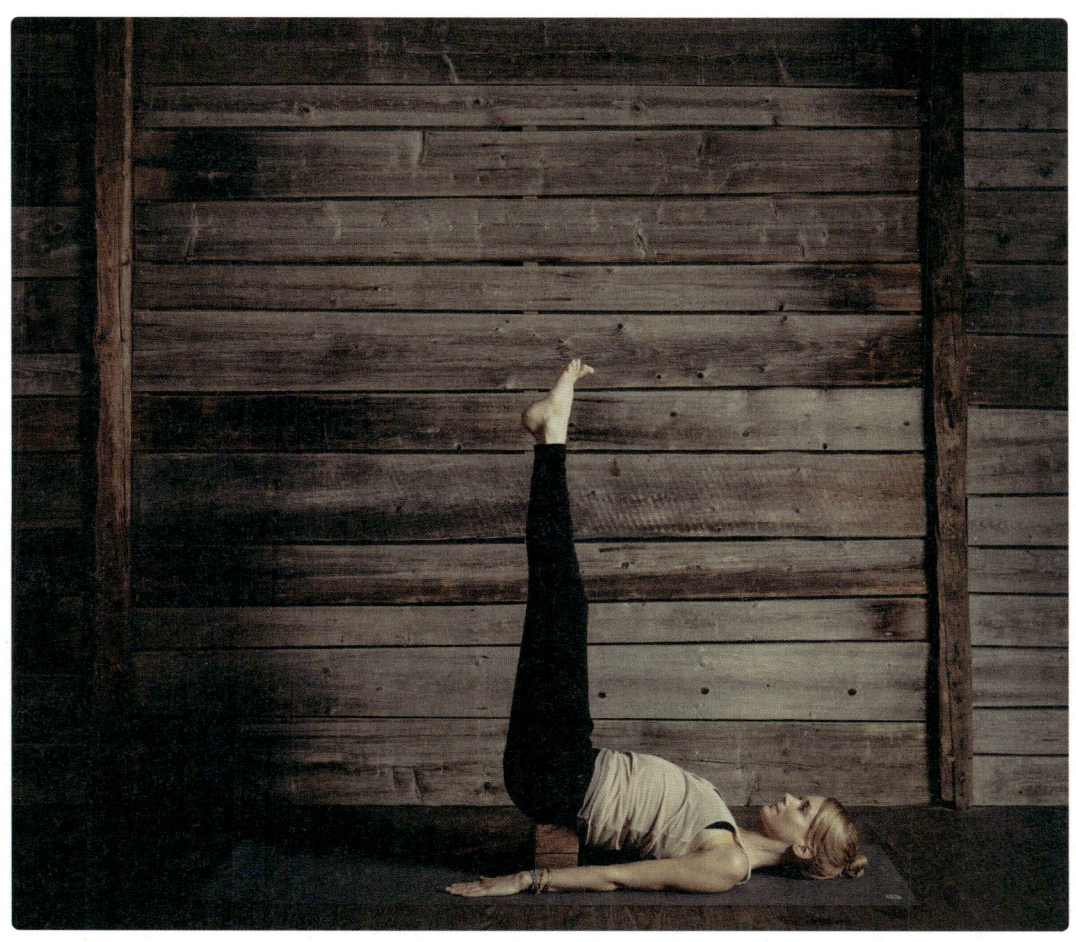

# Viparita Karani

## Die umgekehrte Stellung an der Wand

Lege ein Bolster in einem Abstand von ca. zehn Zentimeter in der Breite vor der Wand ab. Setze dich seitlich mit deiner rechten Körperhälfte eng an der Wand mit deinem Po auf dem Bolster ab. Halte dein Becken eng an der Wand, während du deinen Körper in einer leichten Rechtsdrehung nach unten auf dem Boden ablegst. Dein Po bleibt auf dem Bolster, die Beine sind nun an der Wand nach oben ausgestreckt, der Oberkörper ruht entspannt auf dem Boden.

Bleib hier für vier bis sechs Minuten.

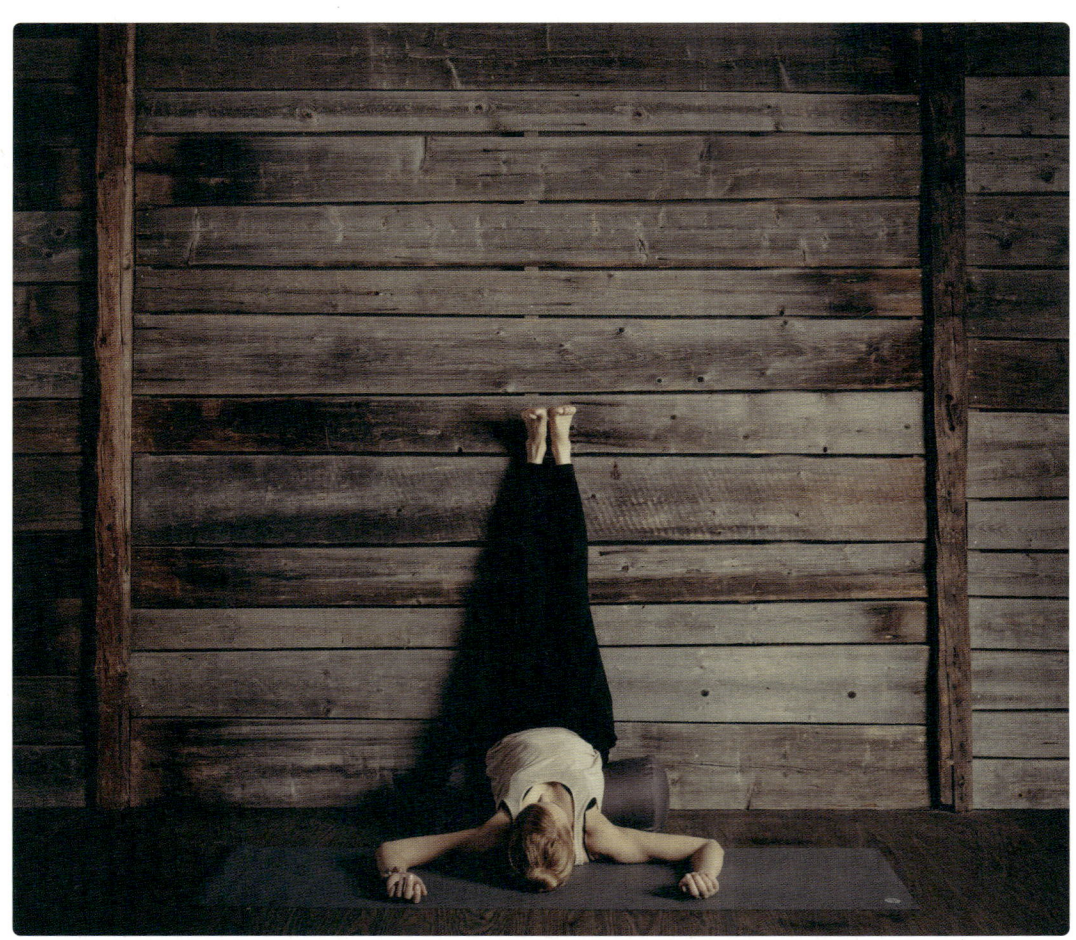

# Sarvangasana

## Der Schulterstand

Komme in die Rückenlage und ziehe die Knie zum Brustkorb. Hebe anschließend dein Becken vom Boden und stütze mit deinen Händen deine Hüften nach oben. Hebe dein Becken noch höher und stütze dich mit den Händen am unteren Rücken ab. Deine Ellenbogen sind gebeugt und nah beieinander. Strecke mit der Ausatmung beide Beine nach oben aus. Spreize die Zehen aktiv nach oben.

Halte die Stellung ein bis vier Minuten. Leg dich abschließend flach auf dem Boden ab.

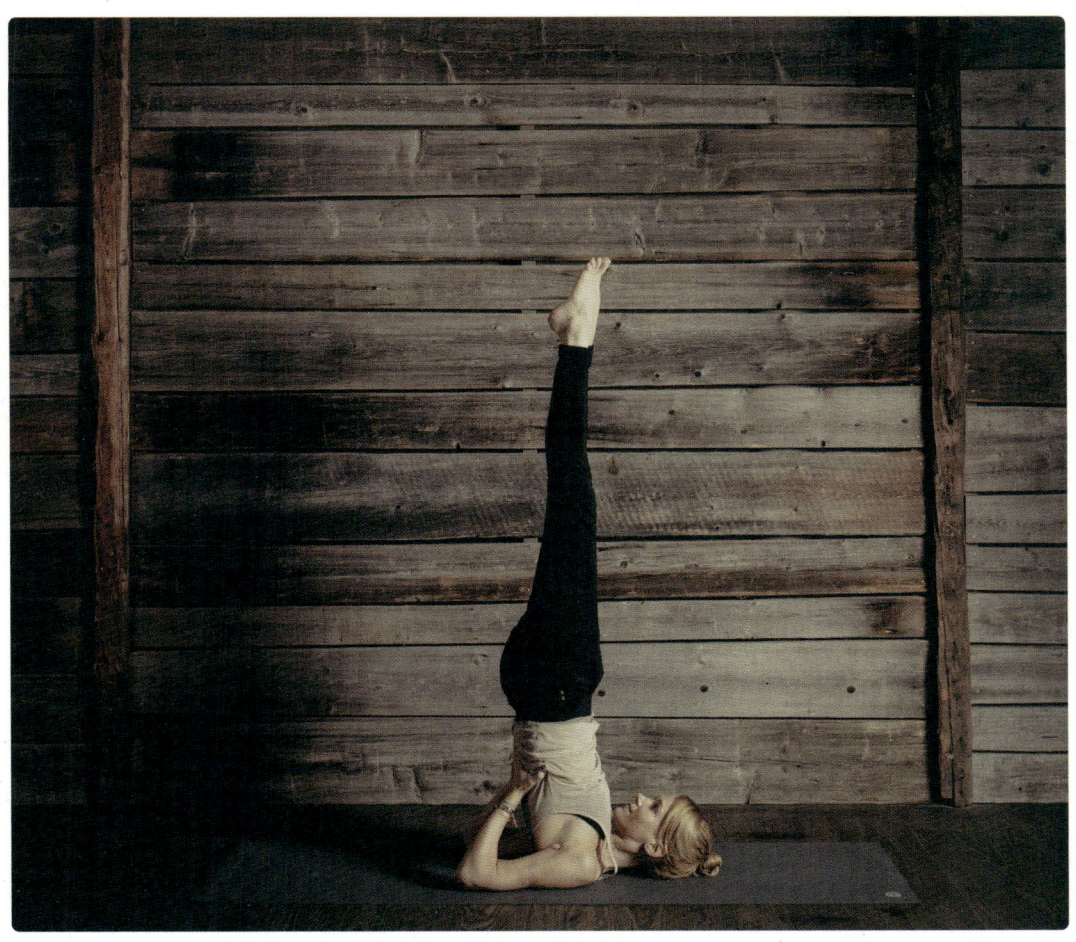

# Adho Mukha Vrikshasana Variation

## Der Handstand an der Wand

Beginne im Vierfüßlerstand mit den Fußsohlen an der Wand. Hebe ausatmend den Po in eine kurze Hundstellung nach oben. Drücke alle Finger fest in den Boden, halte die Arme stark und gerade, während du einen Fuß nach dem anderen auf Hüfthöhe an die Wand bringst. Halte die Füße an der Wand hüftbreit und strecke die Beine gerade durch, sodass dein Po über die Schultern kommt. Atme hier ruhig ein und aus. Wenn du dich sicher in der Stellung fühlst, dann hebe ein Bein gerade nach oben. Bleib dafür aktiv in den Händen und ziehe dein Brustbein in Richtung Wand. Wechsle nach drei Atemzügen die Seite, strecke also das andere Bein nach oben.

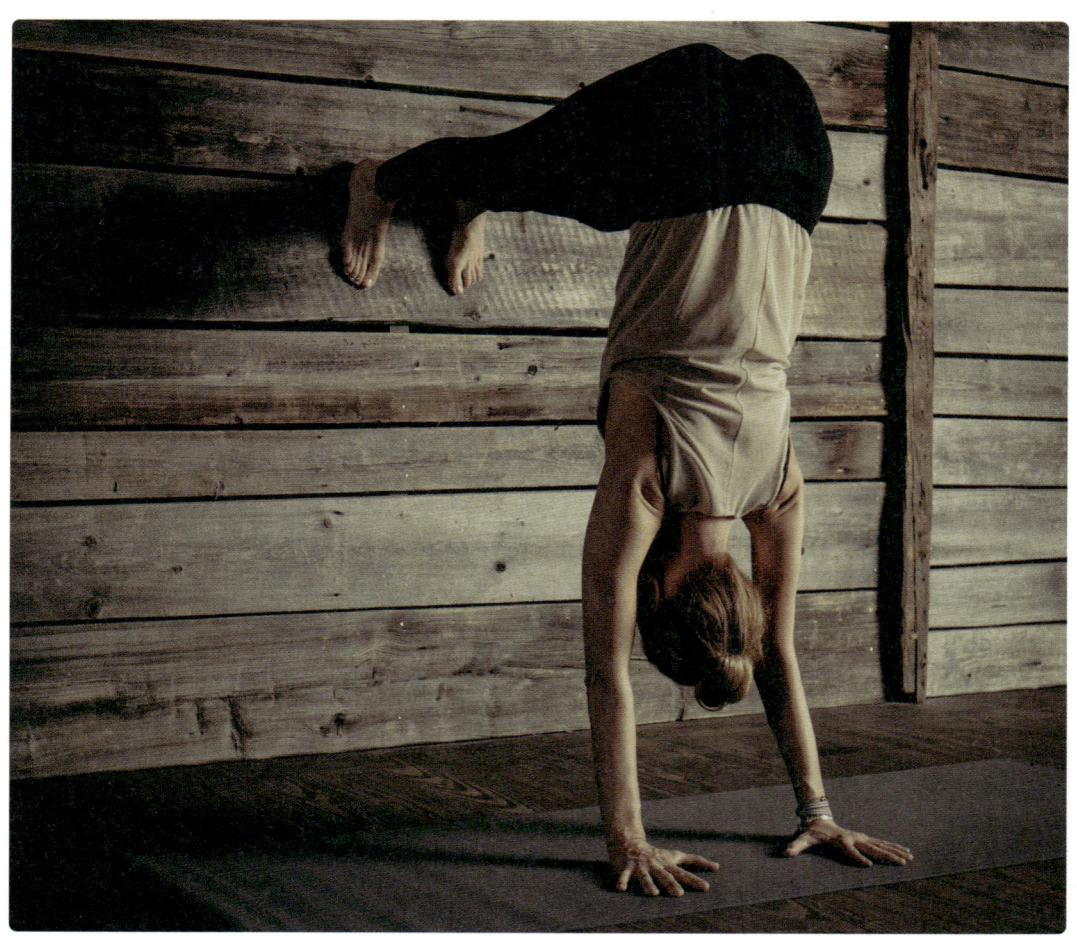

# Pincha Mayurasana Variation

## Der Unterarmstand an der Wand

Beginne im Vierfüßlerstand mit den Fußsohlen an der Wand. Setze deine Ellenbogen da ab, wo gerade noch deine Handflächen waren, und verschränke deine Hände ineinander. Hebe ausatmend den Po nach oben. Drücke deine Handgelenke fest in den Boden, während du einen Fuß nach dem anderen auf Hüfthöhe an die Wand bringst. Halte die Füße an der Wand hüftbreit und strecke die Beine gerade, sodass dein Po über die Schultern kommt. Atme hier ruhig ein und aus.

Wenn du dich sicher in der Stellung fühlst, dann hebe ein Bein gerade nach oben. Bleib dafür aktiv in den Händen und ziehe dein Brustbein in Richtung Wand. Wechsle nach drei Atemzügen die Seite, strecke also das andere Bein nach oben.

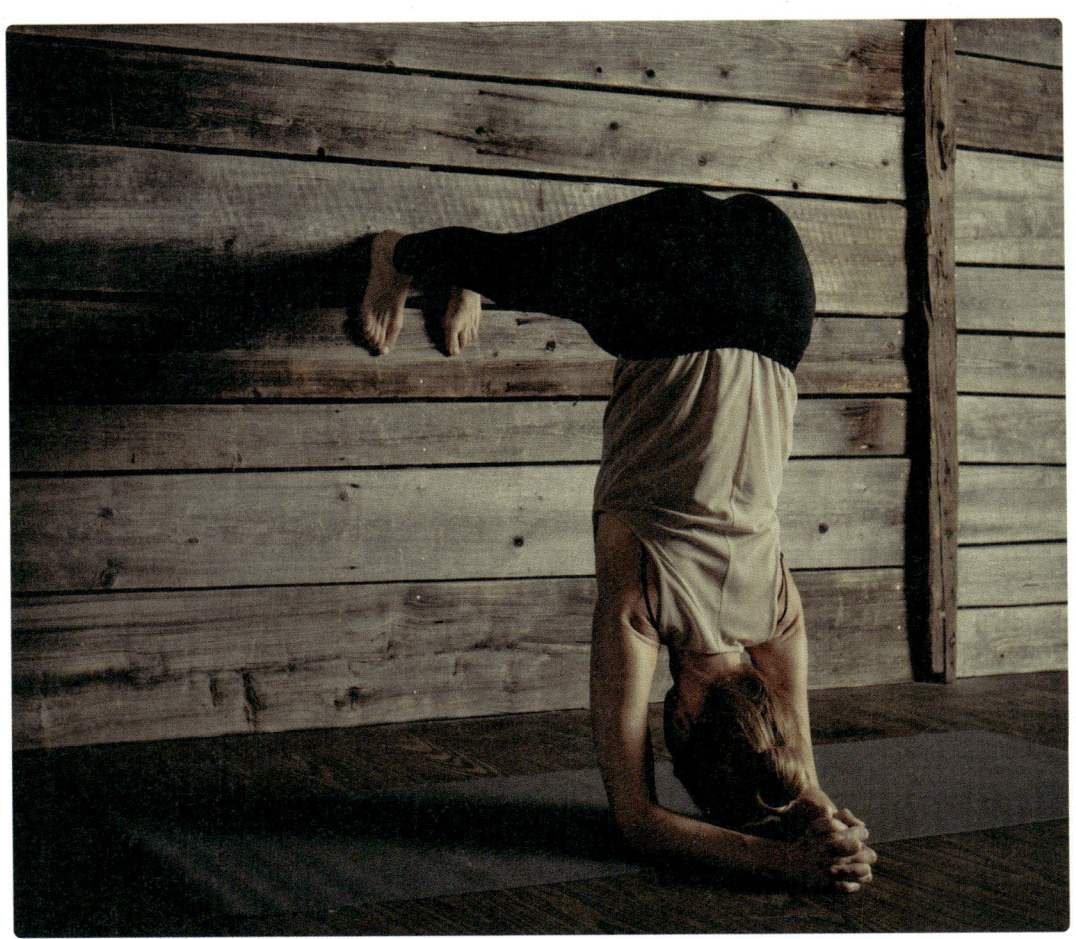

# Shirshasana

## Der Kopfstand

Beginne im Vierfüßlerstand. Lege die Ellenbogen schulterbreit vor dir ab und verschränke deine Finger ineinander. Komme von hier in den nach unten schauenden Hund auf den Unterarmen. Lasse deinen Kopf locker hängen. Laufe in dieser Haltung mit den Füßen etwas weiter nach vorne, bis der Kopf in die Handinnenflächen kommt. Lege den Kopf dort ab. Drücke die Handgelenke und Unterarme fest in den Boden. Wenn du dich hier sicher fühlst, laufe mit den Füßen noch etwas weiter nach vorne, bis der Po über den Kopf kommt und die Füße von alleine den Boden verlassen wollen. Achte darauf, dass die Schultern sich nicht runden und kein Druck im Nacken entsteht. Drücke weiterhin die Unterarme und Handgelenke nach unten. Hebe beide Füße gleichzeitig vom Boden hoch. Strecke beide Beine lang nach oben aus. Halte die Stellung, solange du dich darin wohlfühlst. Anfänger können die Übung erst einmal gegen eine Wand gelehnt probieren. Komme in umgekehrter Reihenfolge genauso wieder aus der Stellung heraus, wie du hineingekommen bist.

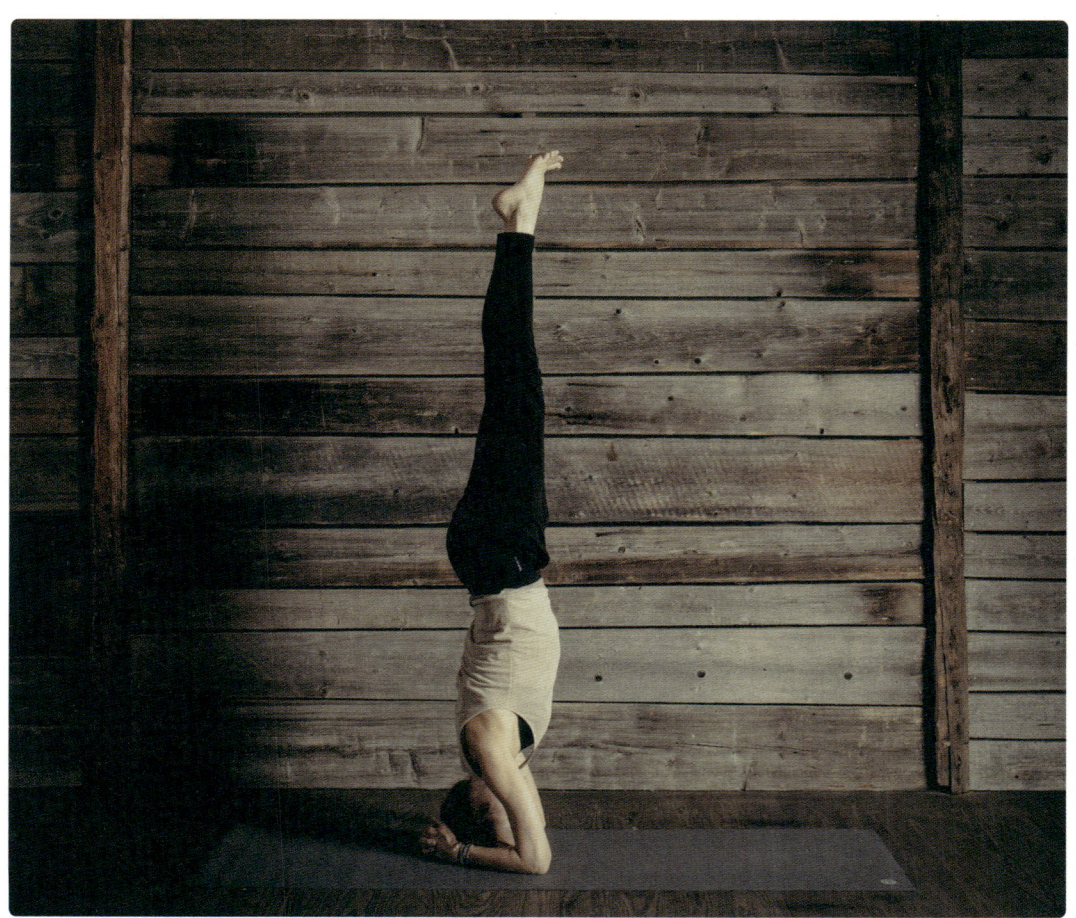

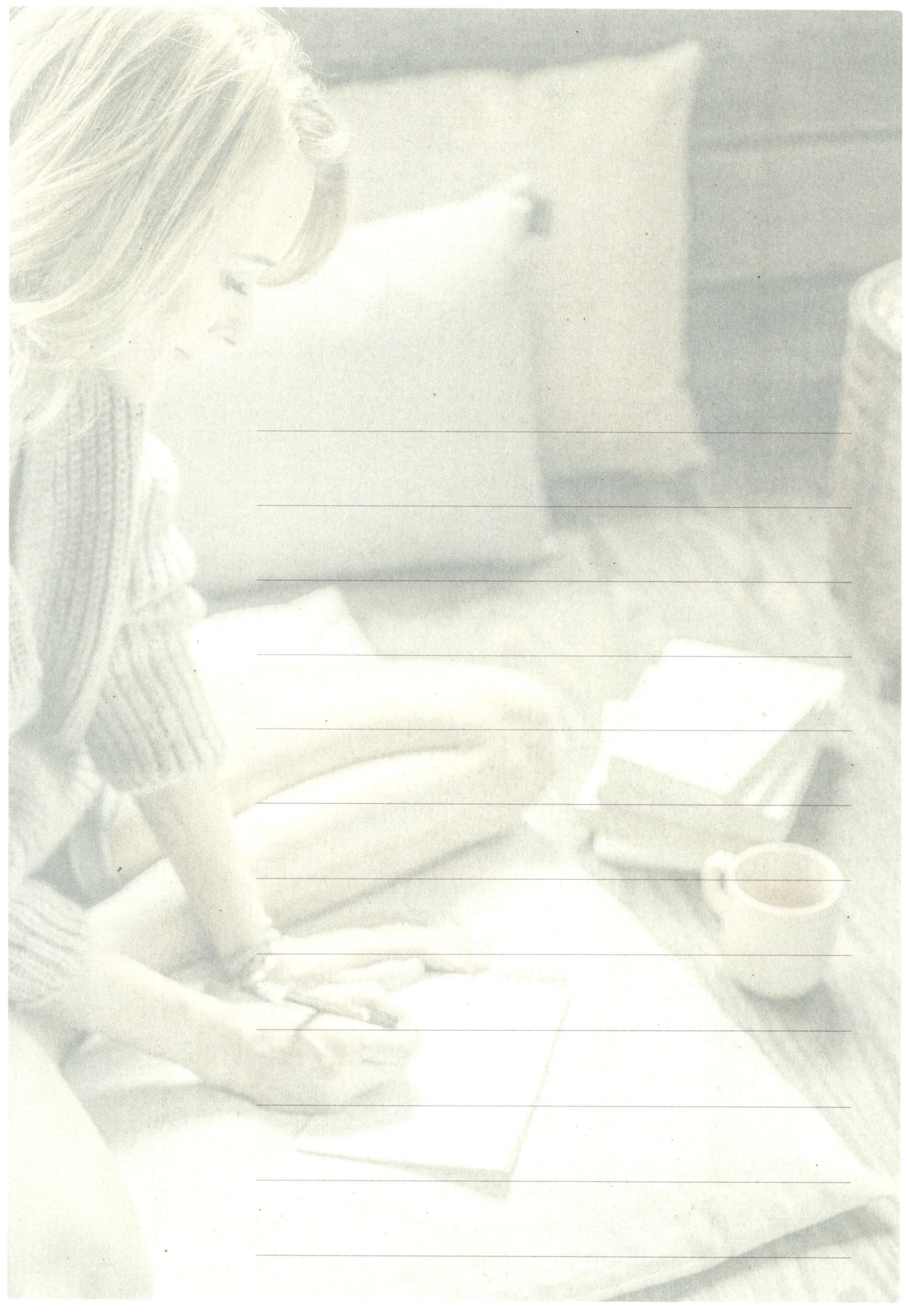

# RESTORATIVE ÜBUNGEN

Schließe in diesen Stellungen ruhig mal die Augen.
Lasse deinen Körper mit der Schwerkraft sinken. Durch diese Annahme
der Schwere bekommt dein Nervensystem weniger Informationen
und wird ruhiger. Finde den Zustand, in dem du gleichzeitig passiv
und wach sein kannst. Du kannst hier die Dehnung in den Übungen liebevoll annehmen, ohne gegen dich selbst zu kämpfen.
Beobachte deine Reaktion.

# Herzöffner im Liegen

Lege dich mit einer gerollten Decke unter deiner Brustwirbelsäule auf dem Boden ab. Platziere die Arme etwas weiter vom Körper weg mit den Handinnenflächen nach oben. Entspanne alle Muskeln und lasse deine Zehen nach außen kippen. Lasse dich in den Boden sinken und schließe die Augen. Entspanne die Gesichtsmuskulatur und dein Kiefergelenk.

Bleibe hier für mindestens vier Minuten. Genieße die Öffnung im Herzbereich.

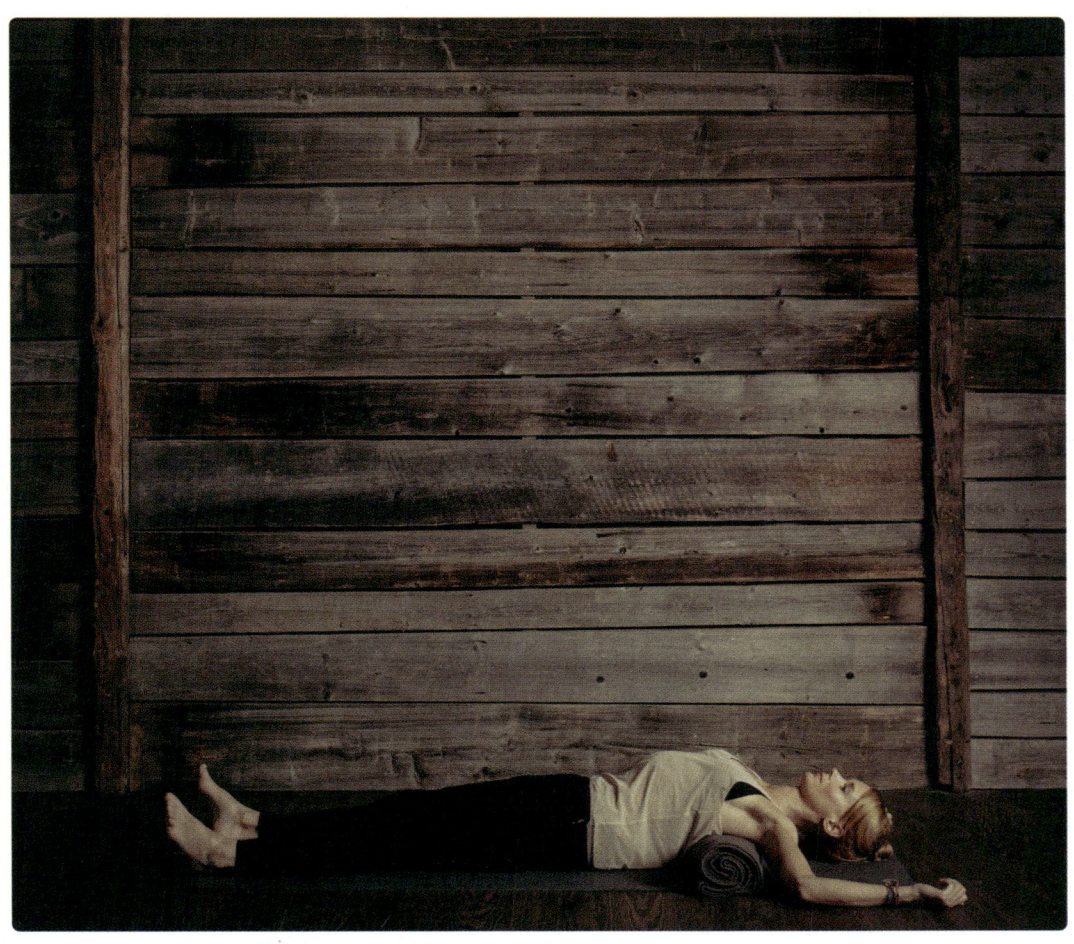

# Restorative Brücke

Komme in die Rückenlage und stelle die Füße hüftbreit nah an deinem Po auf. Hebe dann dein Becken an und schiebe einen Block darunter. Lasse das ganze Gewicht deines Beckens in diese Unterlage sinken. Deine Arme liegen entspannt zu beiden Seiten deines Körpers. Lasse die Handinnenflächen nach oben zeigen. Entspanne dein Kiefergelenk.

Bleibe hier für ein bis zwei Minuten.

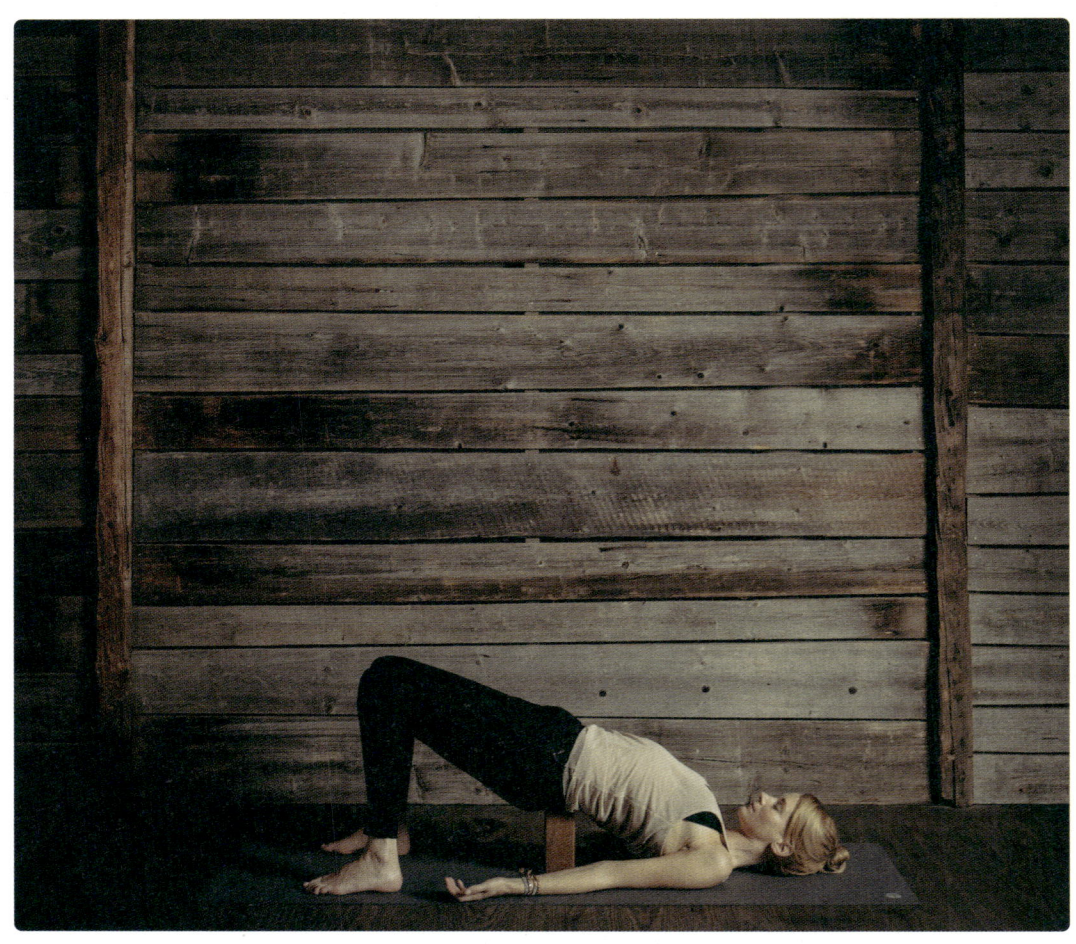

# Restorative sitzende Grätsche

Setze dich in die weite Grätsche und lege ein Bolster oder zwei gefaltete Decken vor dich hin. Beuge den Oberkörper nach vorne und lege nun deine Unterarme und die Stirn auf dem Bolster ab. Du kannst das Bolster/die Decken für dein Wohl-befinden gerne auch höher stapeln. Lasse die Fußspitzen und Knie beider Beine die gesamte Zeit gerade nach oben zeigen und nicht nach außen rollen.

Bleibe hier für ein bis zwei Minuten.

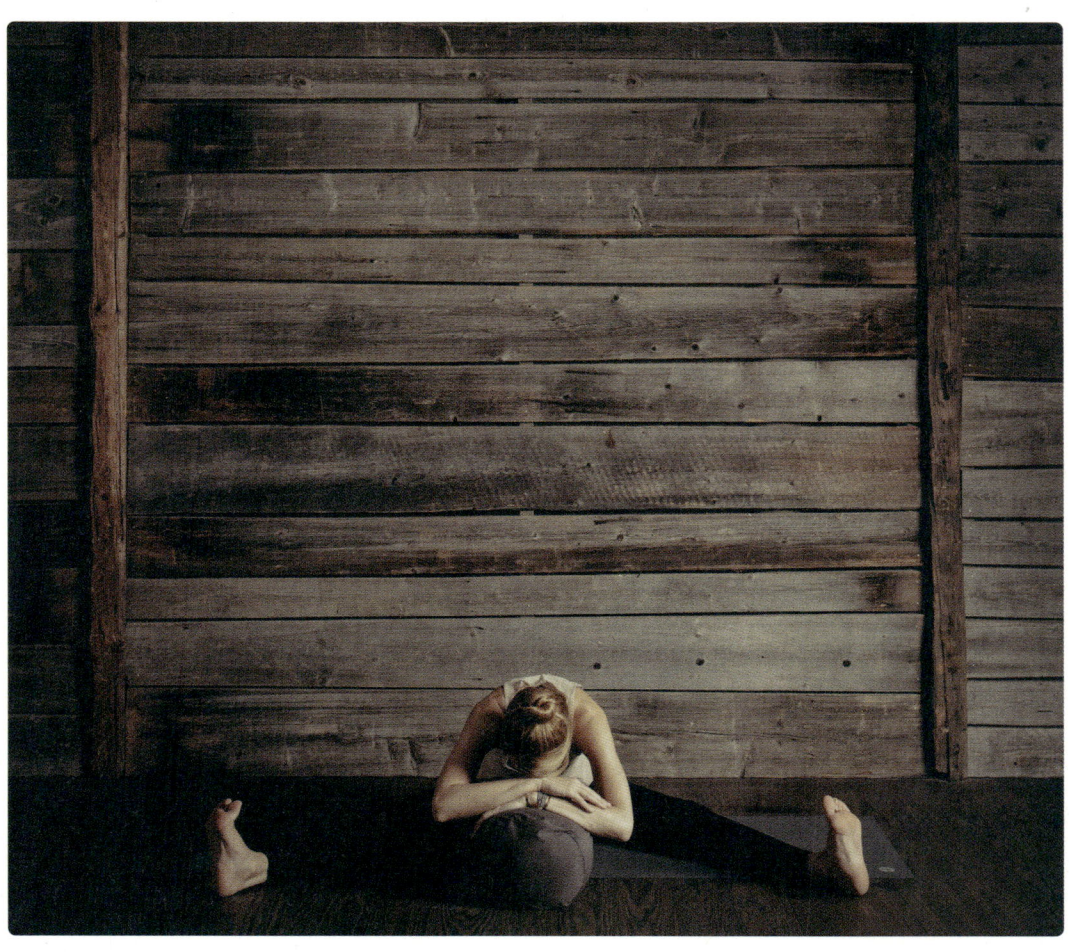

# Restorativer liegender Winkel

Nimm das Bolster und lege es in der Länge hinter dich. Es sollte im Sitzen deinen Po berühren. Lege dich nun mit deinem Rücken und deinem Kopf nach hinten auf dem Bolster ab. Bringe anschließend die Fußsohlen nah am Schambein zusammen und öffne die Knie nach außen. Deine Arme liegen entspannt zu beiden Seiten deines Körpers. Schließe deine Augen.

Bleibe hier für etwa drei Minuten.

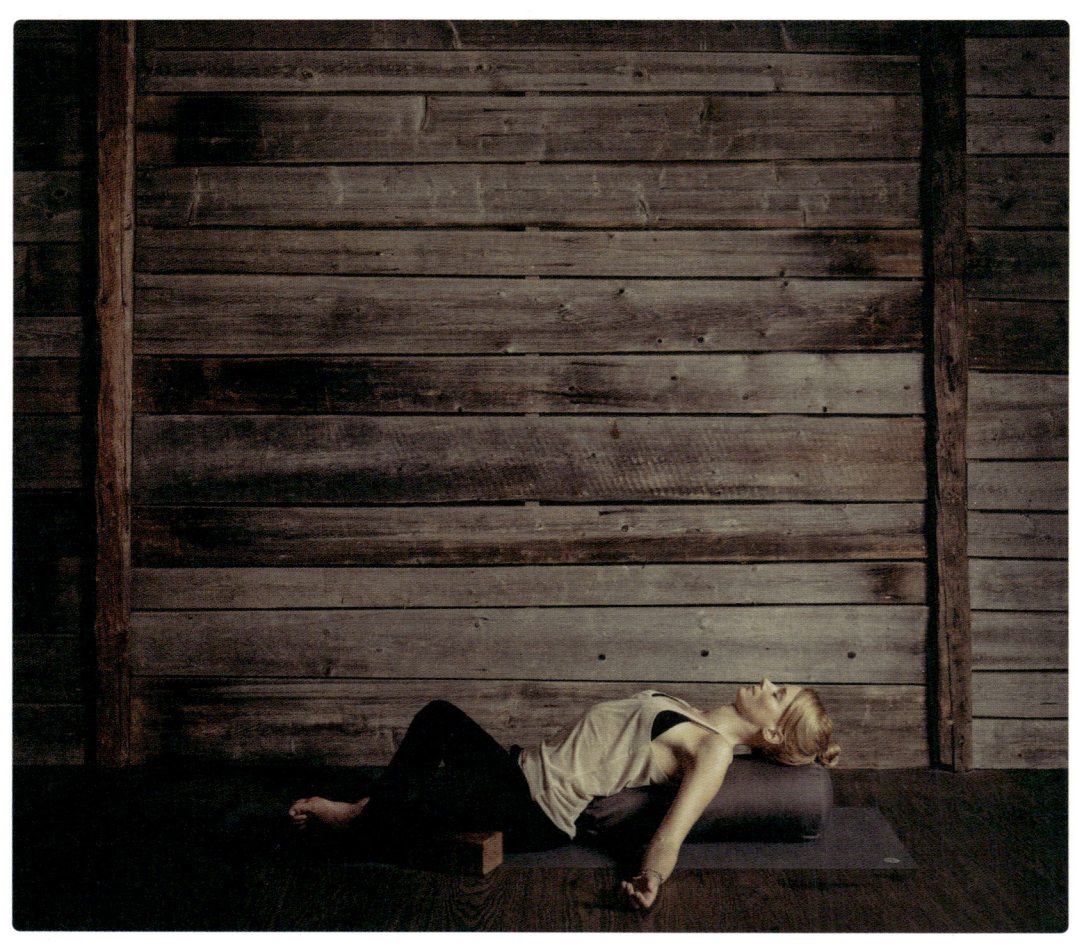

# Restorative Haltung

## mit den Beinen an der Wand

Setze dich auf ein festes Kissen seitlich an eine Wand. Lehne dich zurück auf die Unterarme, während du die Beine an der Wand hochbringst. Lege dich nun ganz auf dem Rücken ab. Falls dein Po vom Kissen oder etwas von der Wand weggerutscht sein sollte, bringe ihn vorsichtig wieder zurück. Lege die Arme entspannt zu beiden Seiten des Körpers ab. Entspanne auch deine Schultern und die Nackenmuskulatur.

Bleibe hier für etwa drei Minuten.

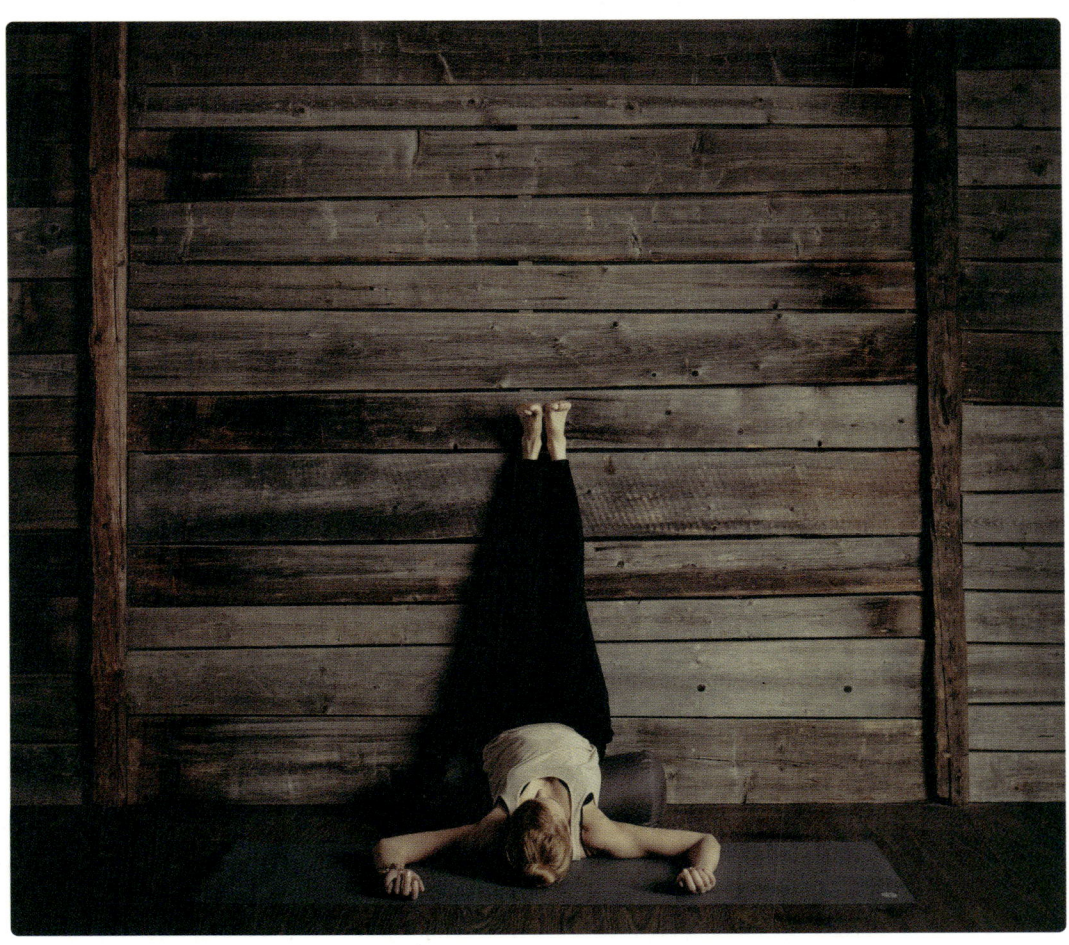

# Restorative Entspannungshaltung

Lege dich auf den Rücken. Platziere ein Kissen unter deinem Kopf und ein Bolster unter deinen Knien. Bringe die Füße etwas näher zusammen und lasse die Knie nach außen fallen. Deine Arme liegen entspannt zu beiden Seiten deines Körpers und die Handinnenflächen zeigen nach oben.

Du kannst dir gern die Augen mit einem Tuch oder einem Augenkissen bedecken.

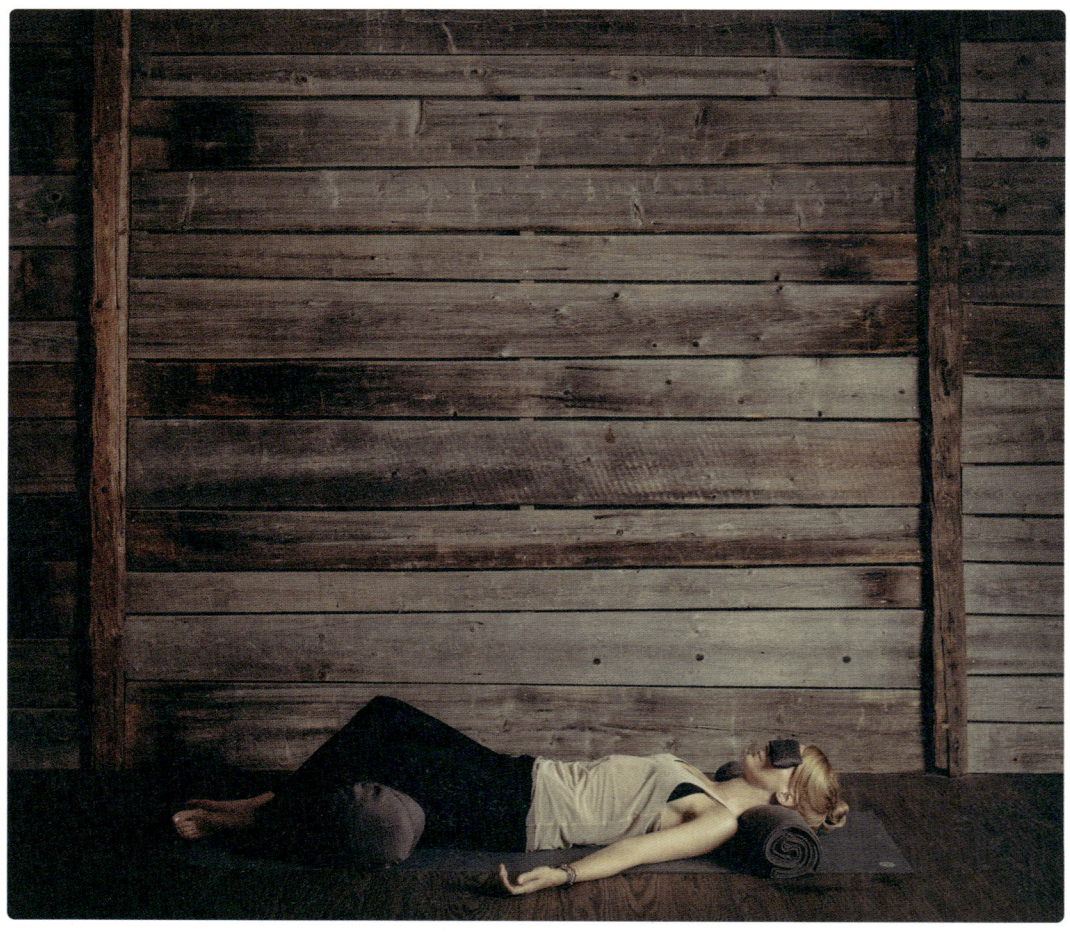

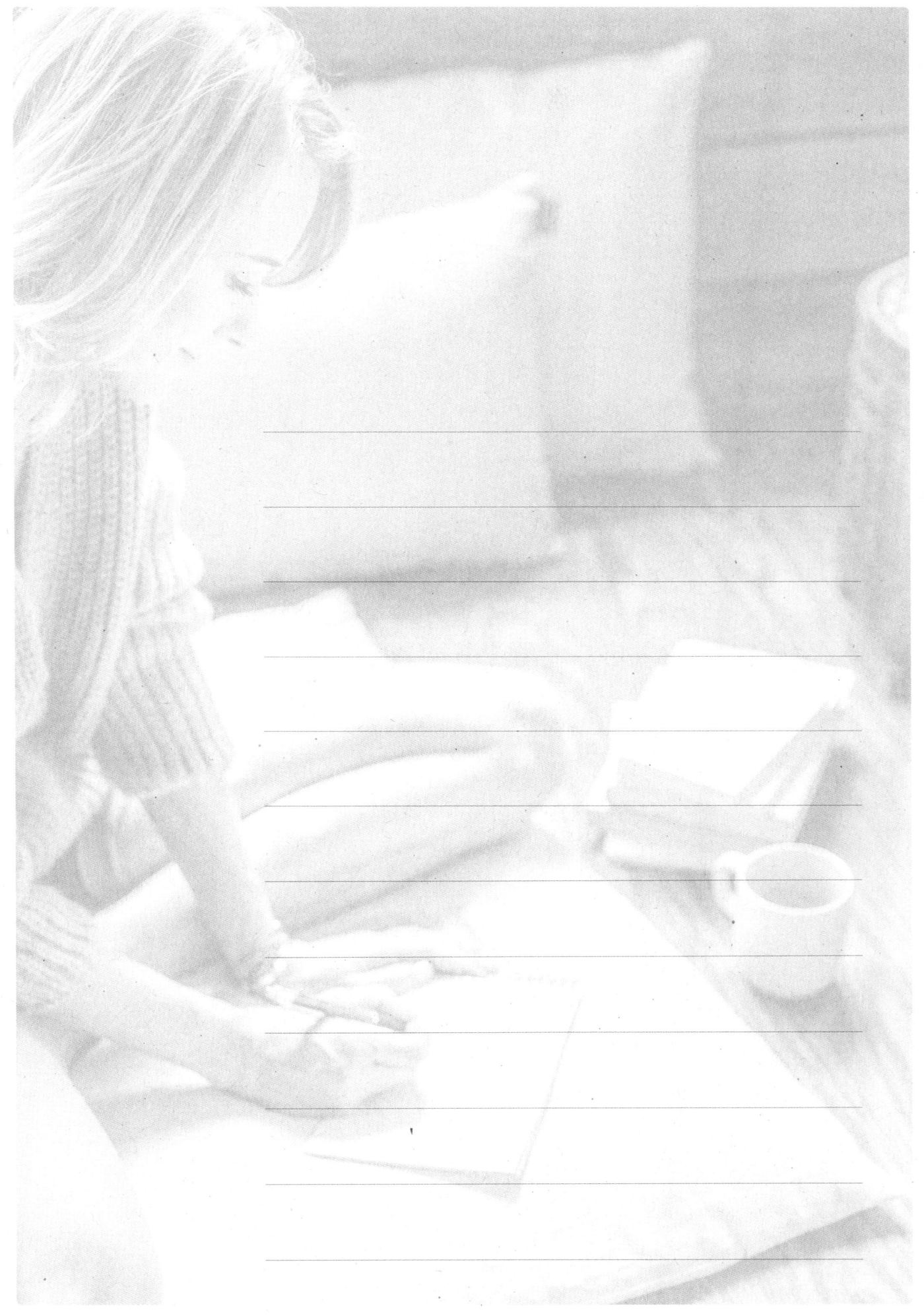

# COOL-DOWN

Dieser Übungsteil ist besonders wichtig für dein Nervensystem.
Hier wird entschleunigt, das Tempo nach und nach „runtergeschraubt".
Verlangsame und vertiefe deinen Atem in diesen Stellungen. Nimm dir
Zeit für den Abschluss deiner Praxis. Shavasana, die Endstellung, hilft,
die Müdigkeit und Anstrengung einer Yogapraxis aus dem Körper zu
nehmen, und lässt dich danach frisch weiter deinen Tag bestreiten.

# Jathara Parivartanasana I

## Die Drehung im Liegen 1

Lege dich flach auf den Rücken und stelle deine Füße hüftbreit auf dem Boden auf. Lege die Arme zu beiden Seiten deines Kopfes in einem 90°-Winkel ab. Atme hier tief ein. Führe mit der Ausatmung beide Beine nach links und bring sie dort zum Boden. Drehe den Kopf in die andere Richtung.

Bleibe hier für ein bis zwei Minuten und wechsle dann zur anderen Seite.

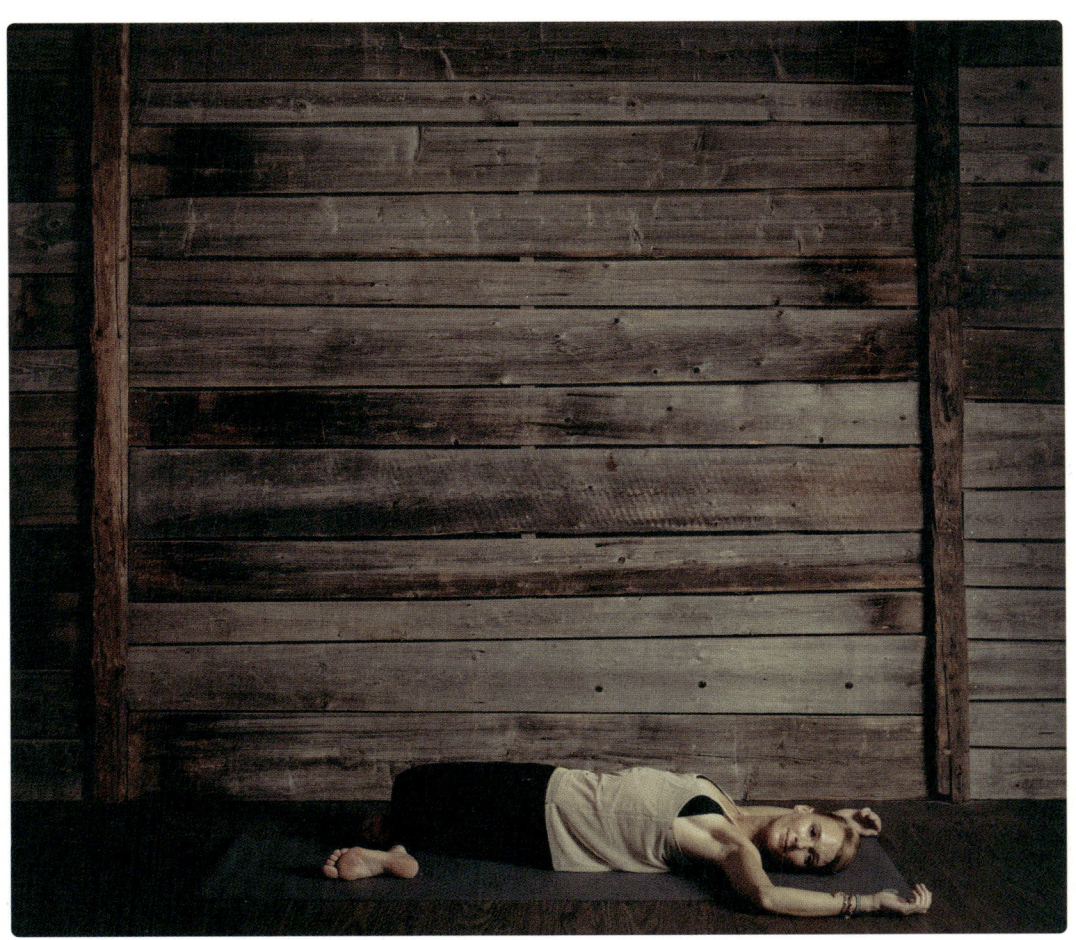

# Jathara Parivartanasana 2

## Die Drehung im Liegen 2

Lege dich flach auf den Rücken und stelle deine Füße hüftbreit auf dem Boden auf. Lege die Arme zu beiden Seiten deines Kopfes in einem 90°-Winkel ab. Schlage deinen rechten Oberschenkel über den linken Oberschenkel. Atme hier tief ein. Führe mit der Ausatmung beide Beine nach links und bringe sie dort zum Boden. Drehe den Kopf in die andere Richtung.

Bleibe hier für ein bis zwei Minuten und wechsle dann zur anderen Seite.

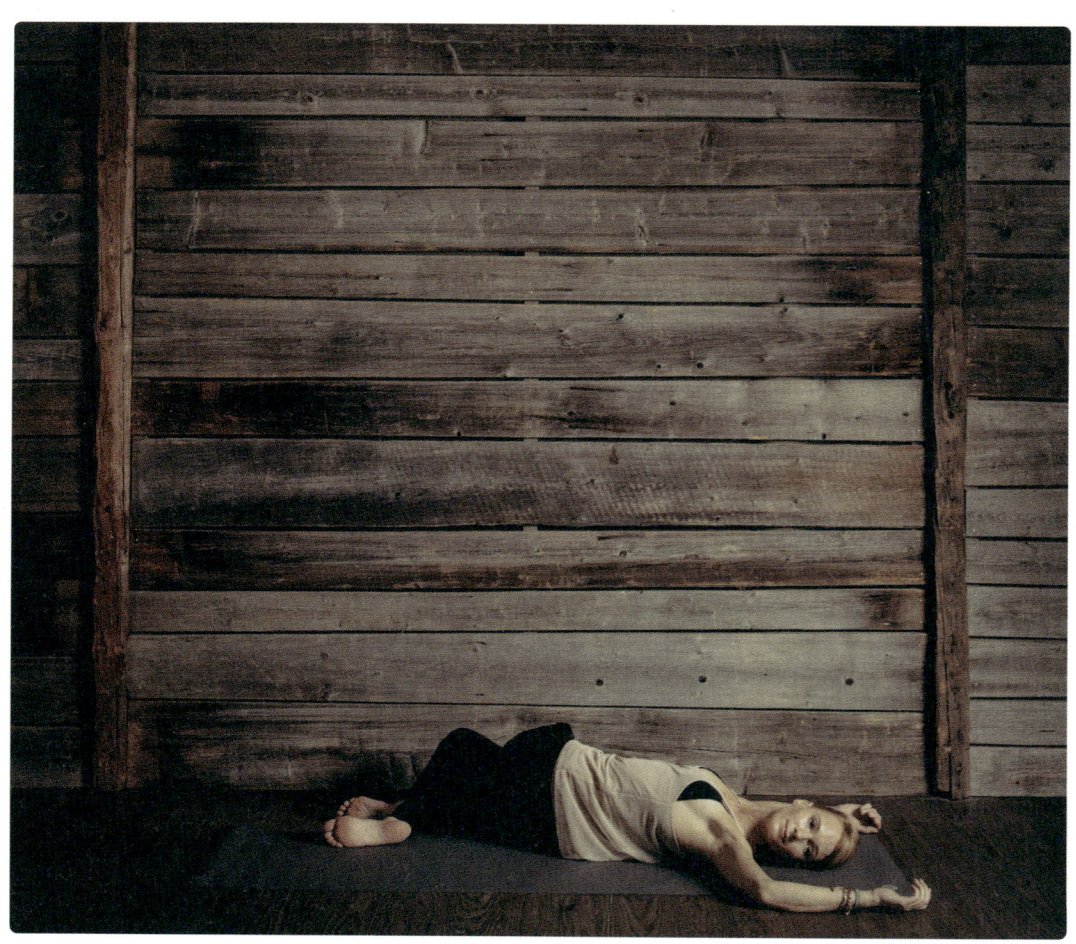

# Supta Padangushthasana

## Die Beindehnung im Liegen

Lege dich mit gestreckten Beinen lang auf den Rücken. Winkele nun das rechte Bein an und greife mit beiden Händen die Rückseite des rechten Oberschenkels. Strecke das rechte Bein gerade nach oben aus und bringe es langsam näher zu deinem Oberkörper. Drücke dabei den linken Oberschenkel nach unten zum Boden. Strecke aktiv alle vier Eckpunkte der Füße von dir weg.

Bleibe hier für fünf Atemzüge und übe dann mit dem anderen Bein.

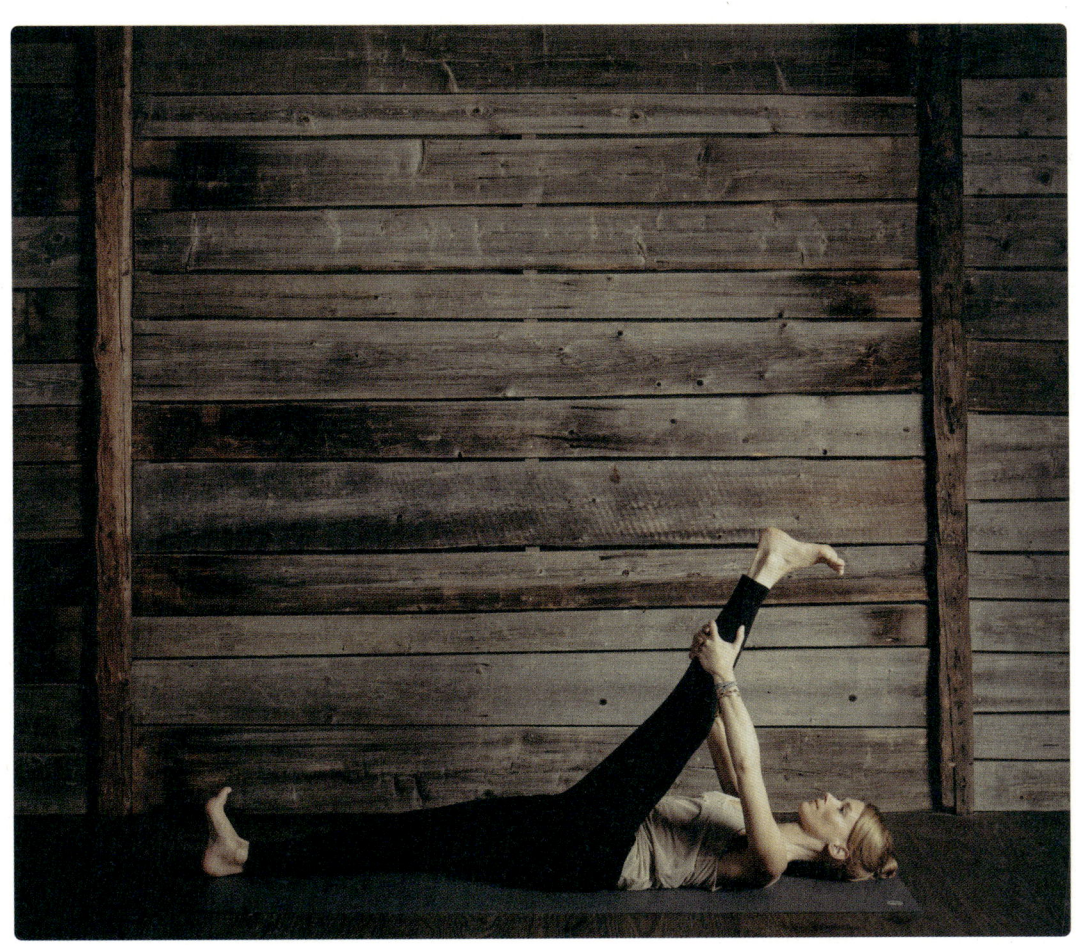

# Ananda Balasana

## Das glückliche Baby

Stelle in der Rückenlage beide Füße auf dem Boden auf. Ziehe mit beiden Händen deine Knie an deinen Brustkorb heran. Greife nun mit beiden Händen an die Außenseiten deiner Füße und führe die Füße direkt über das jeweilige Kniegelenk. Deine Beine sind dabei in einem 90°-Winkel gebeugt.

Ziehe in dieser Position die Knie an der Außenseite deines Brustkorbs nach unten Richtung Boden und bleibe hier für ein bis zwei Minuten.

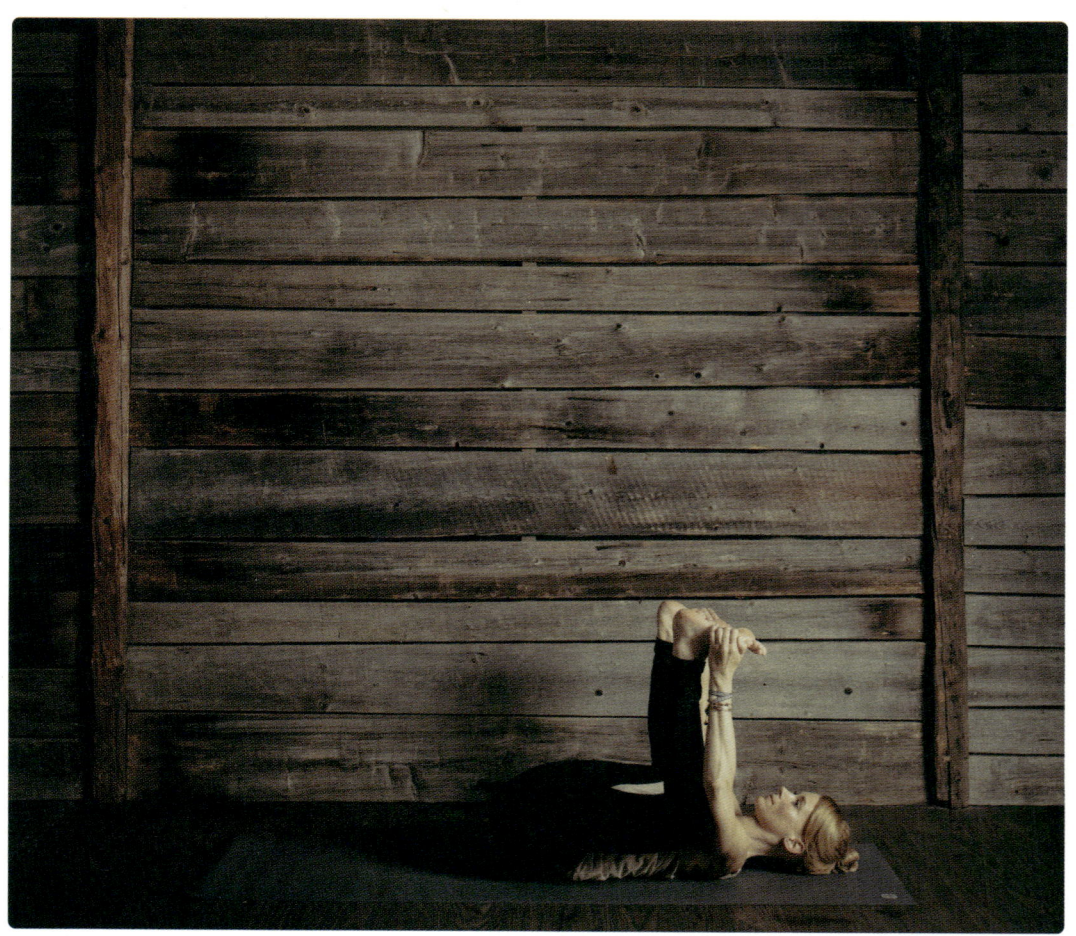

# Viparita Karani Variation

## Variation von „Beine an der Wand hoch"

Schiebe in der Rückenlage ein festes Kissen oder einen Yogablock unter deinen Po. Strecke nun die Beine lang nach oben aus. Platziere die Arme mit den Handinnenflächen nach oben zu beiden Seiten deines Körpers.

Wenn es dir schwerfällt, die Beine so in der Luft zu halten, dann praktiziere die Übung mit den Beinen an einer Wand.

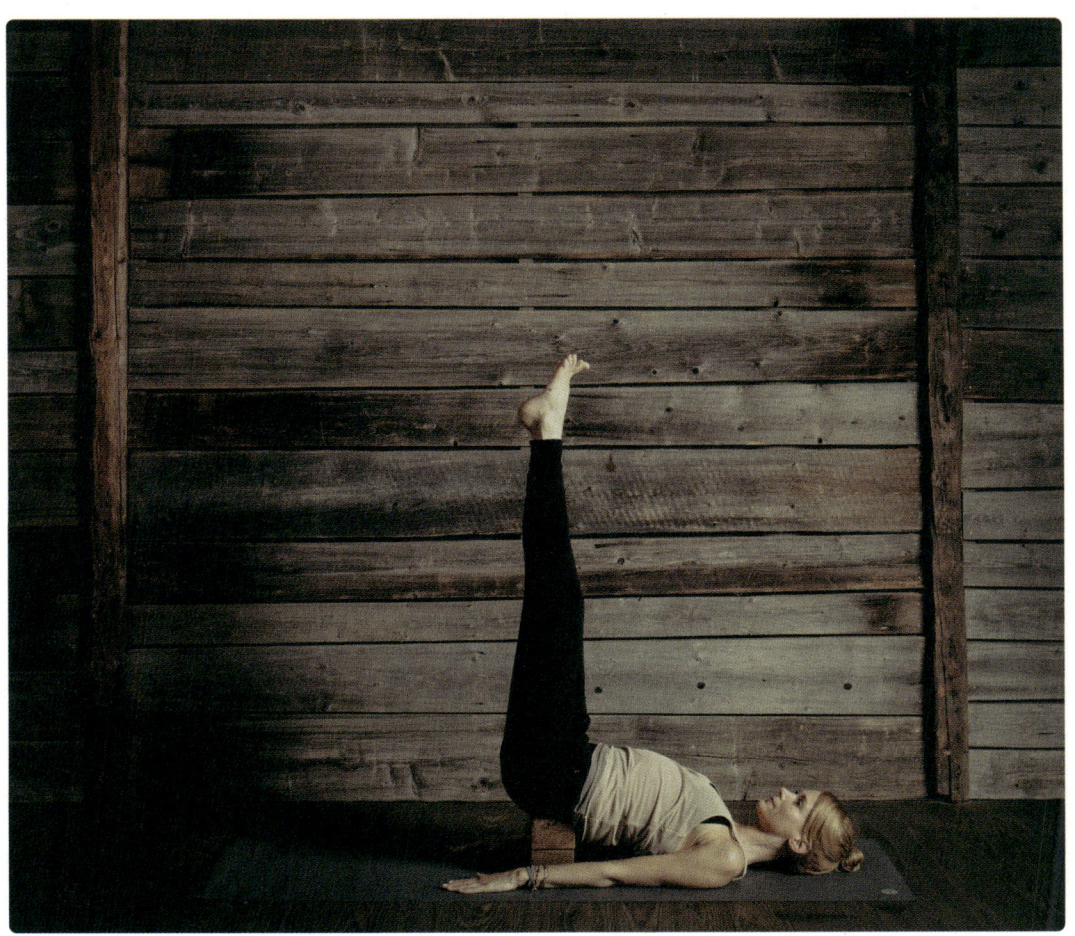

# Shavasana

## Die Totenstellung

Lege dich auf dem Boden ab. Lege die Arme mit den Handinnenflächen nach oben etwas weiter vom Körper weg. Entspanne alle Muskeln und lasse deine Zehen nach außen kippen. Lasse dich in den Boden sinken und schließe die Augen. Entspanne die Gesichtsmuskulatur und dein Kiefergelenk.

Bleibe hier für mindestens sechs Minuten.

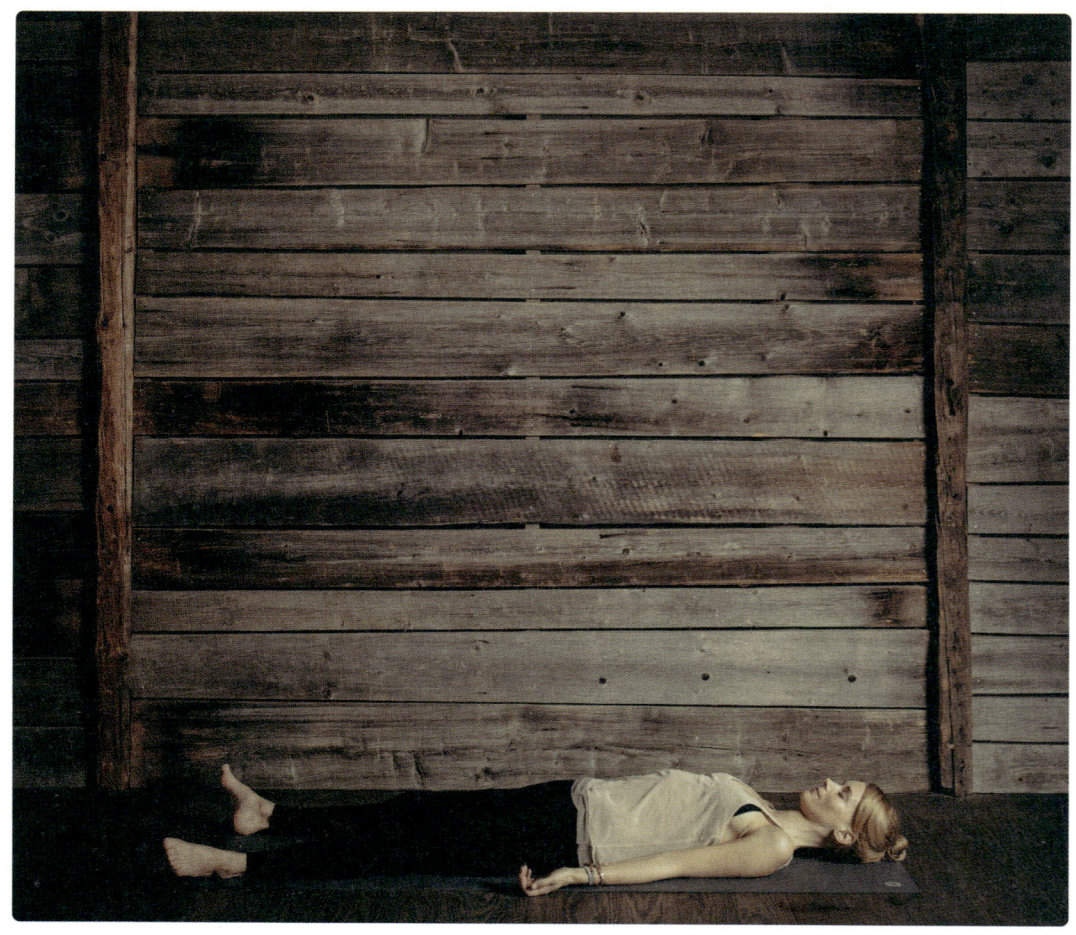

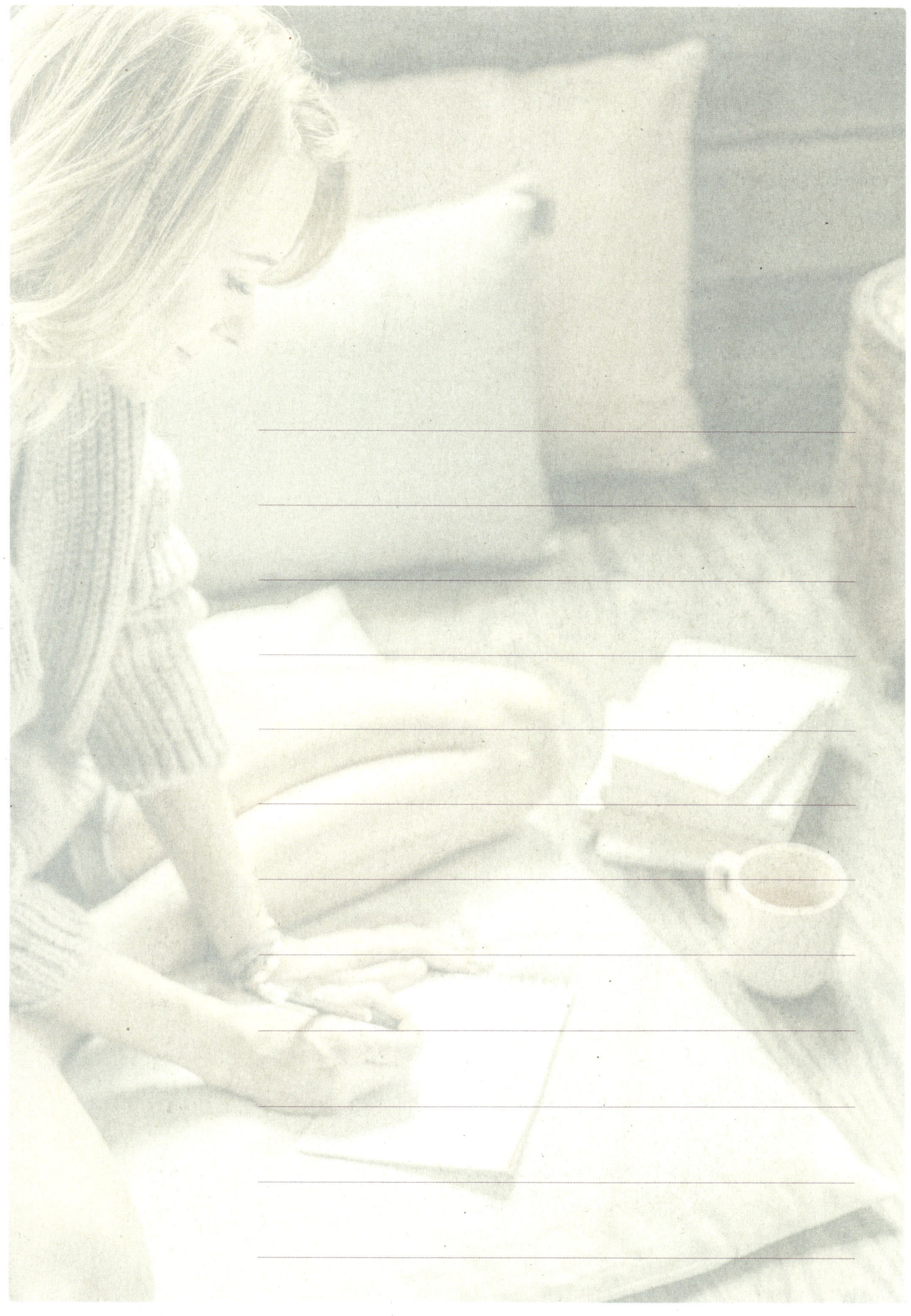

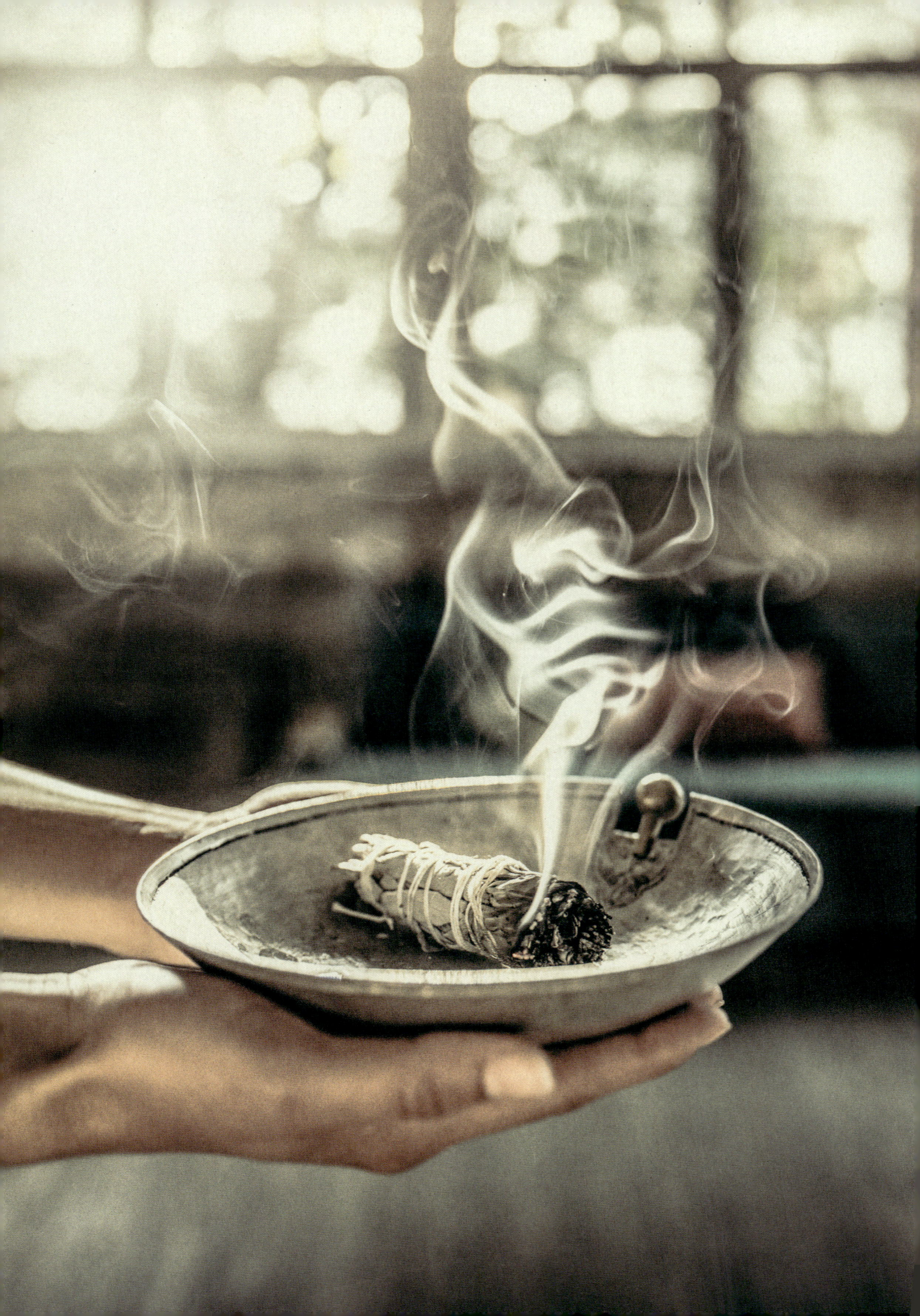

# ZUSAMMENFÜGEN

## Yogasequenzen für die tägliche Praxis

*Bau dir aus den vorgestellten Übungen*
*deine eigene Praxis auf – je nach Zeit, die du*
*zur Verfügung hast, und dem, was dein Körper*
*und dein Herz gerade brauchen. Hier sind*
*einige Beispielsequenzen zur Inspiration.*

# Yogasequenz für Anfänger – 30 Minuten

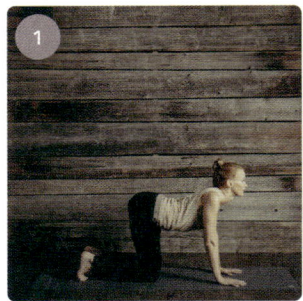

Katze - Kuh

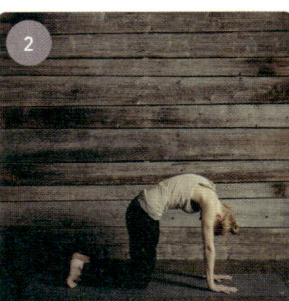

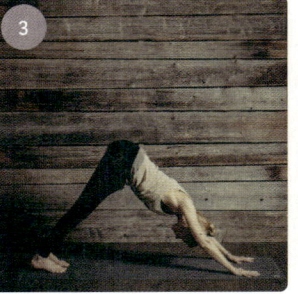

Adho Mukha
Shvanasana

Tadasana

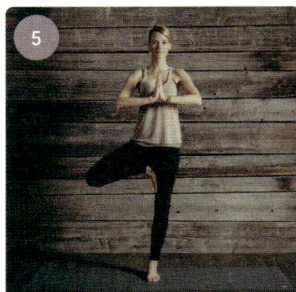

Vrikshasana

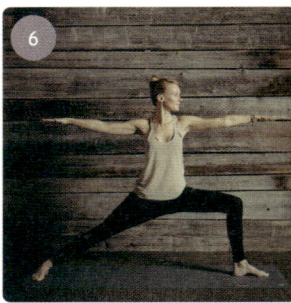

Virabhadrasana 2

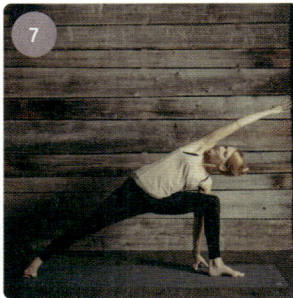

Parshva Konasana

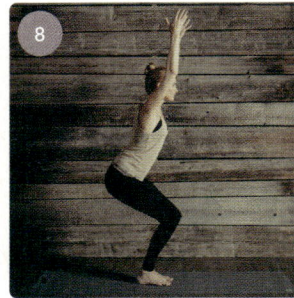

Utkatasana

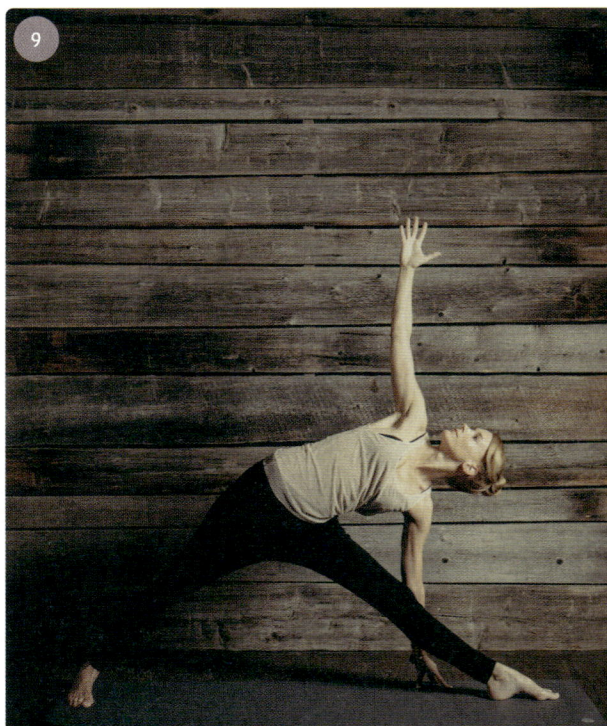

Trikonasana

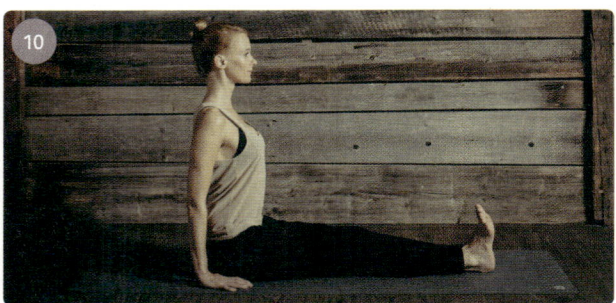

Dandasana

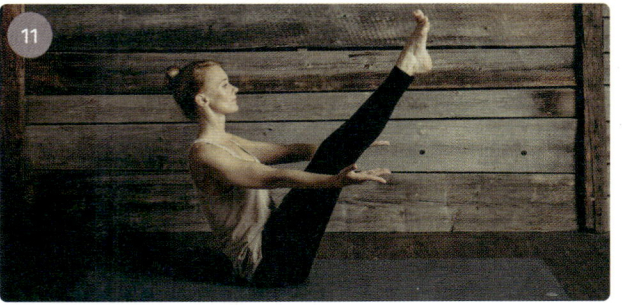

Navasana

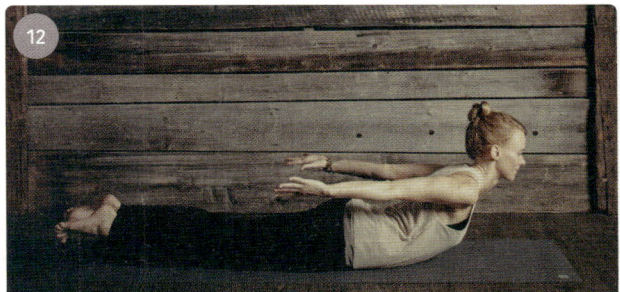

Shalabasana

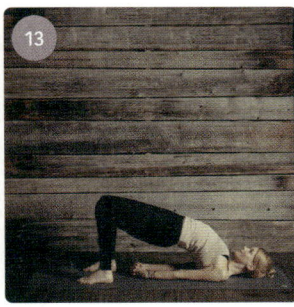

Setu Bandhasana

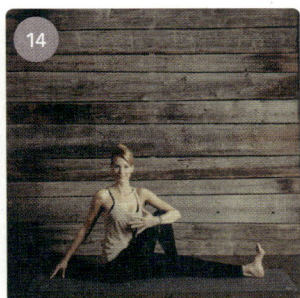

Sitzender Twist 1

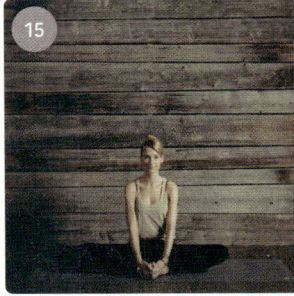

Baddha Konasana

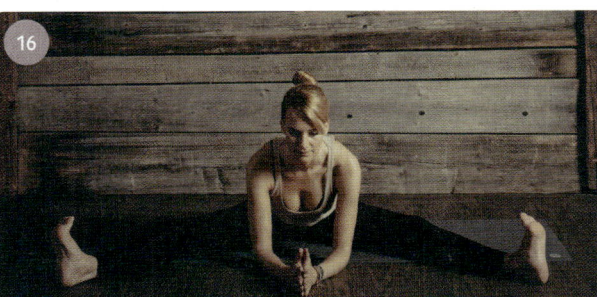

Upavistha Konasana

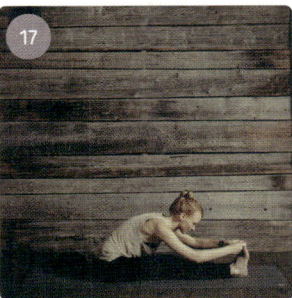

Pashchimottanasana

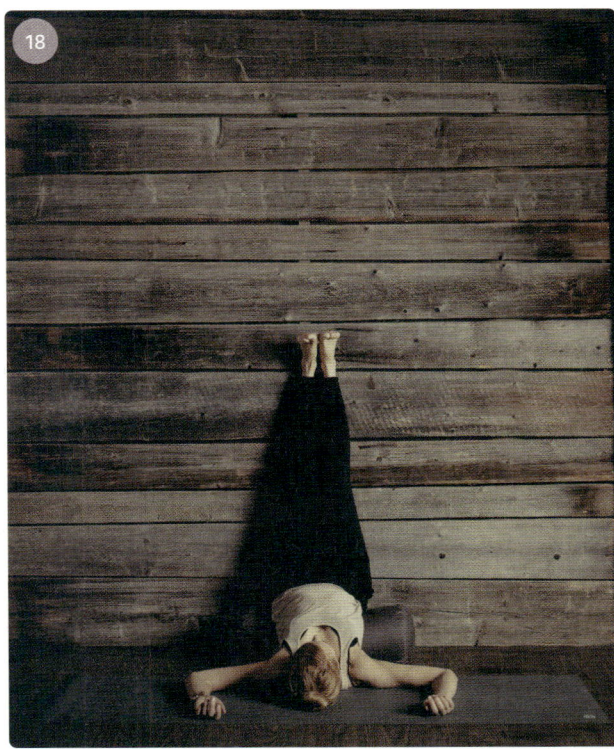

Viparita Karani

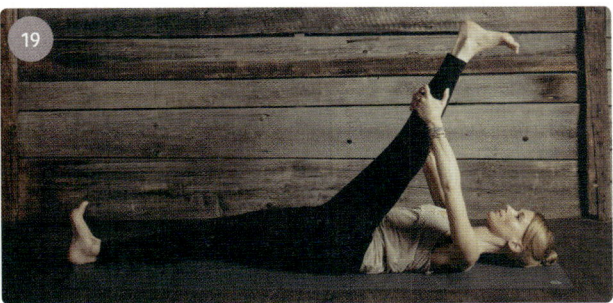

Supta Padangushthasana

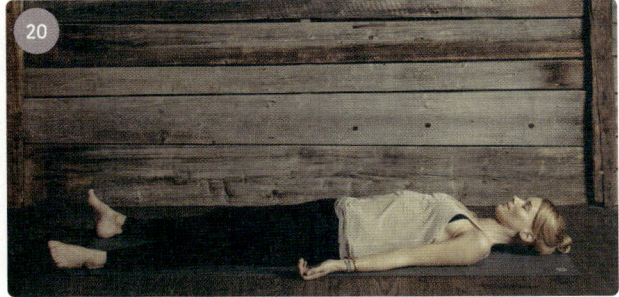

Shavasana

# Yoga für besseren Schlaf – 20 Minuten

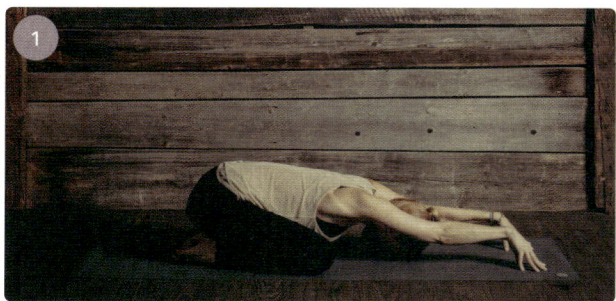

Balasana

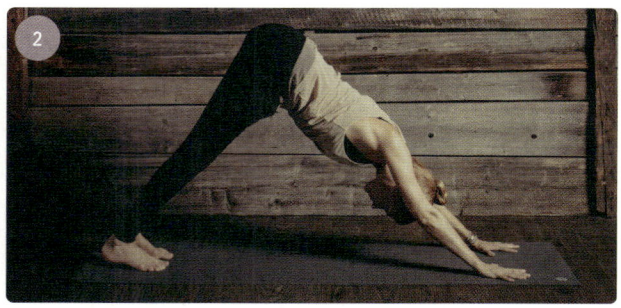

Adho Mukha Shvanasana

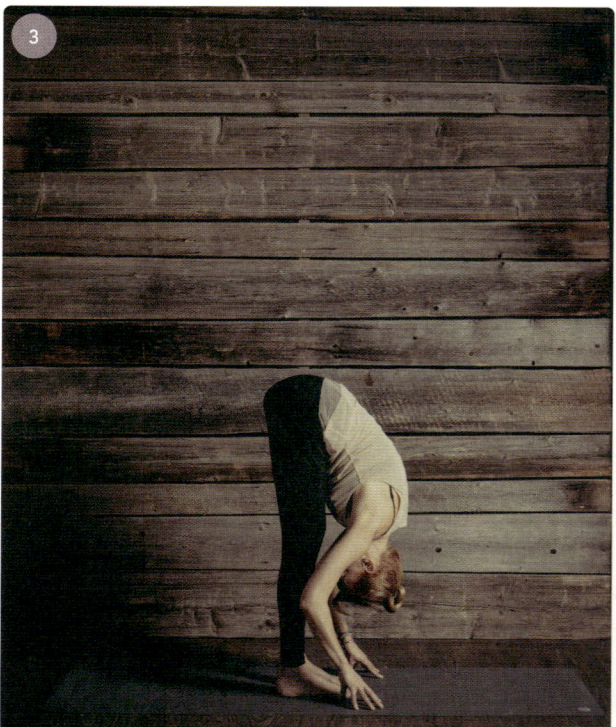

Uttanasana

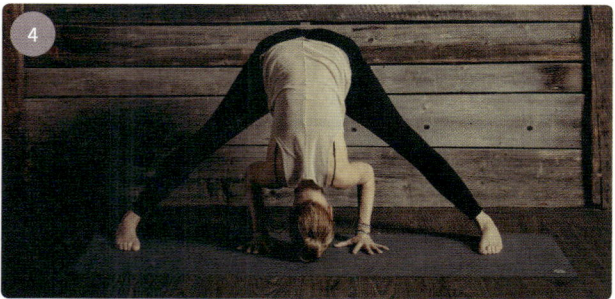

Prasarita Padottanasana

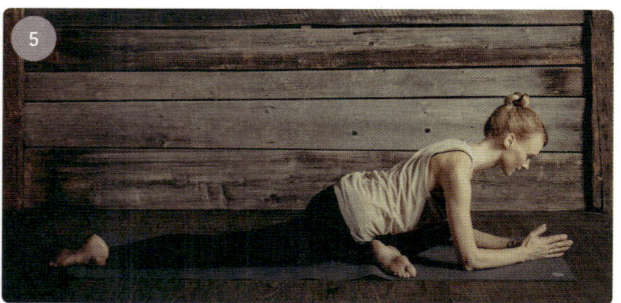

Taube

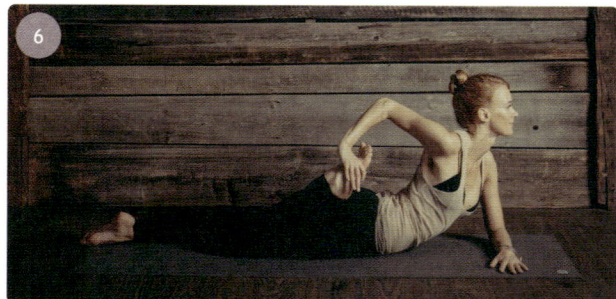

Oberschenkeldehnung

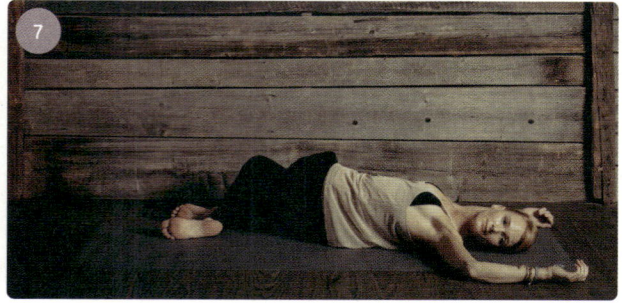

Drehung im Liegen

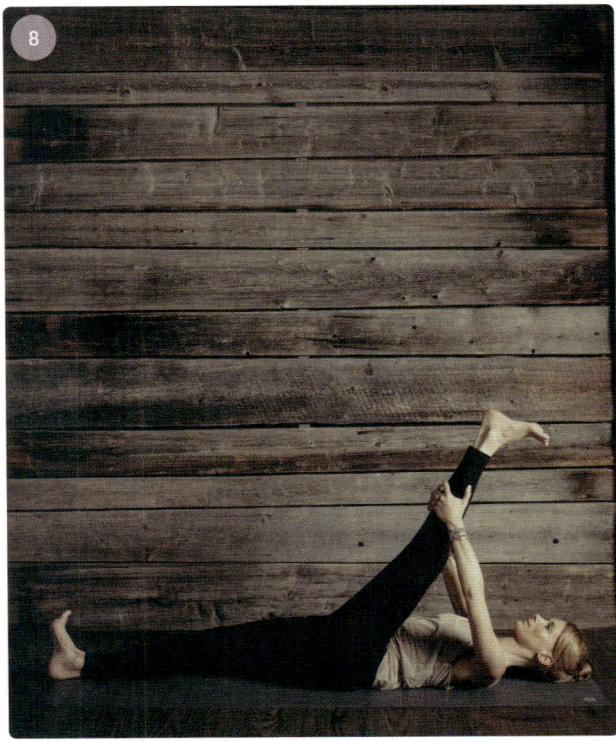

Supta Padangushthasana

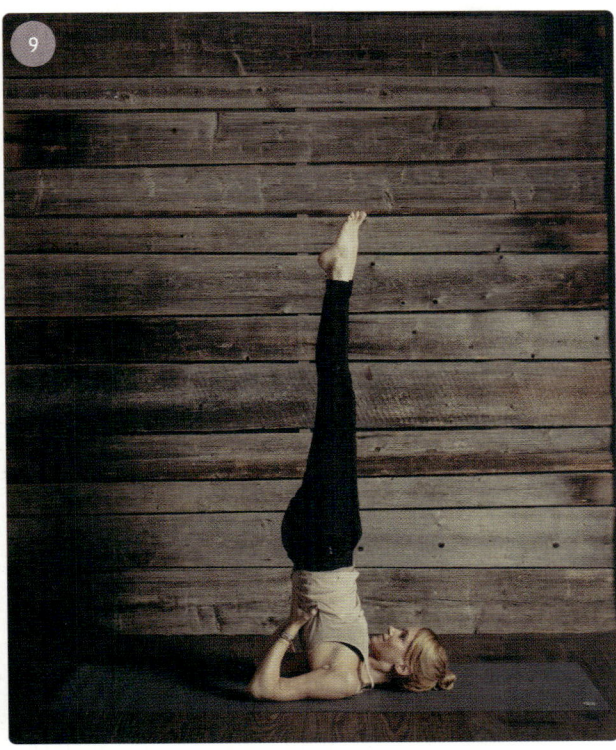

Schulterstand

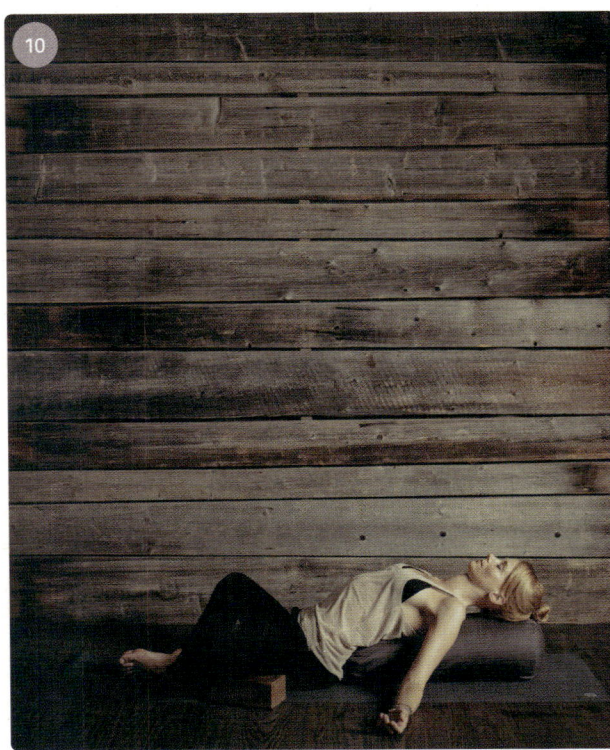

Unterstützter liegender Winkel

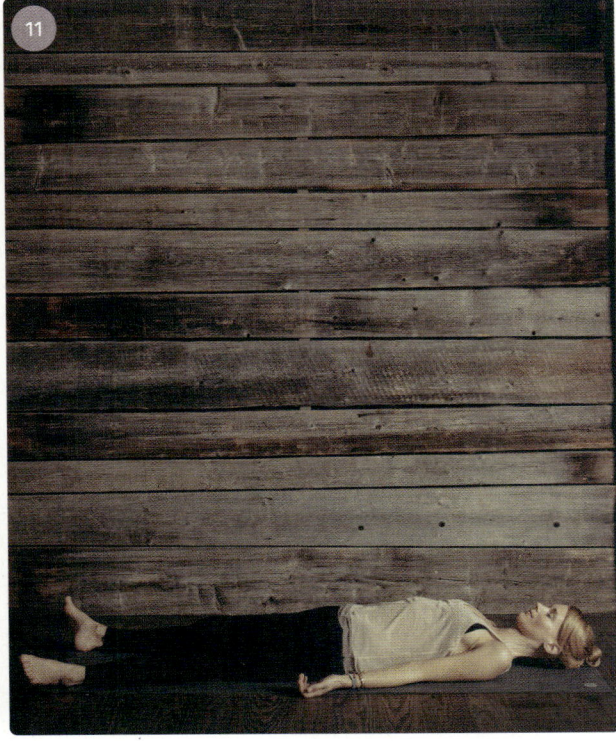

Shavasana

# Yoga für mehr Vertrauen – 35 Minuten

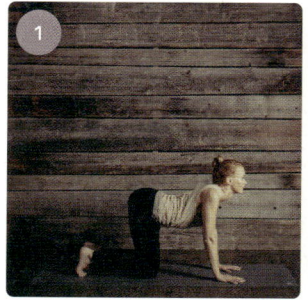 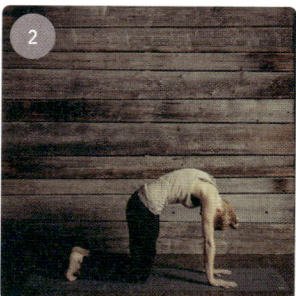 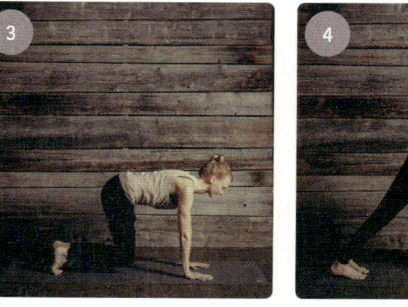

Katze - Kuh

Vierfüßler, Knie hoch    Adho Mukha
Shvanasana

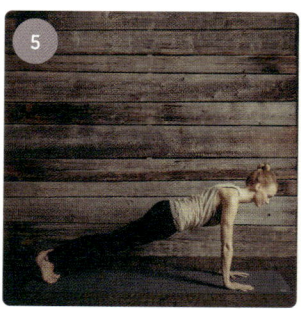 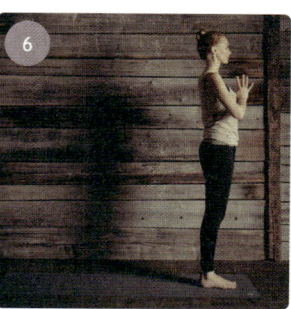 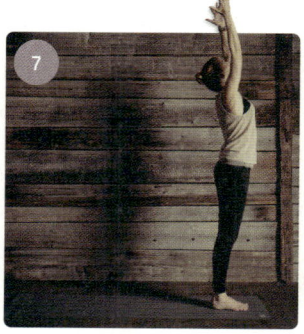 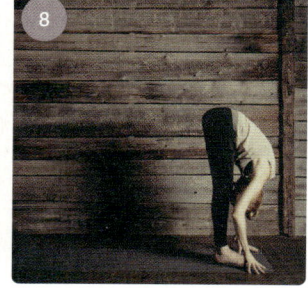

Planke

Übe fünf Durchgänge des Sonnengrußes

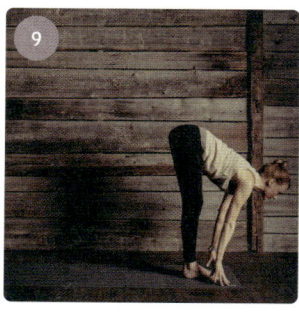 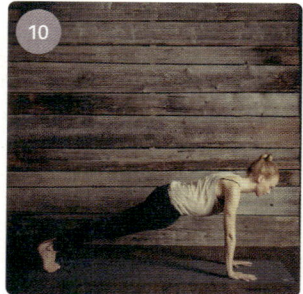 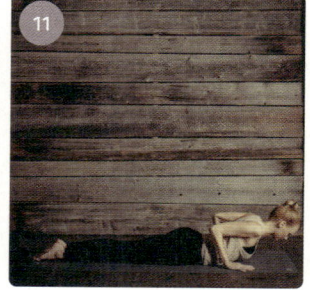 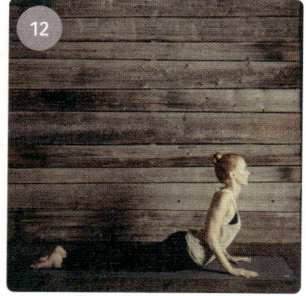

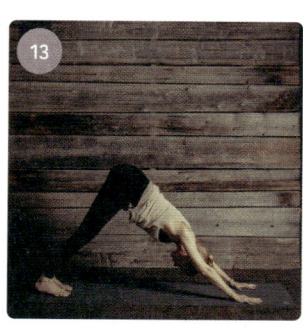 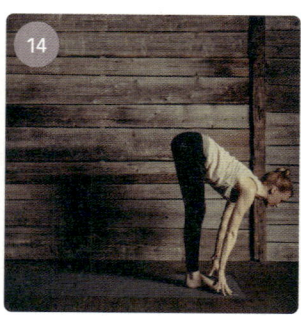 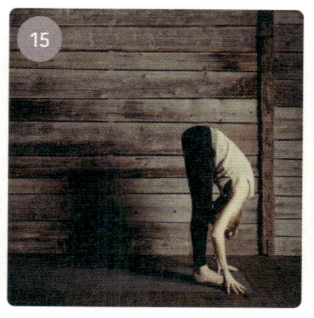 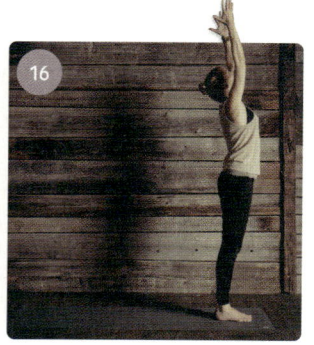

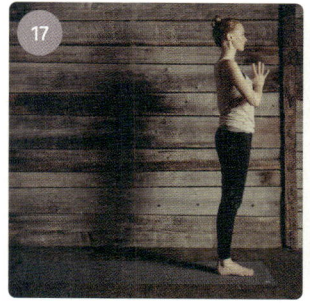

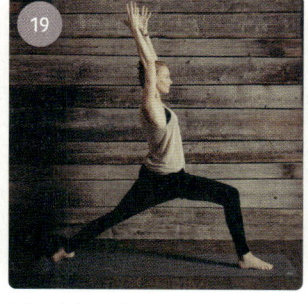

Handstand
an der Wand

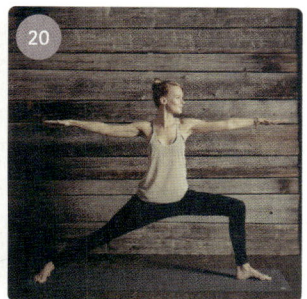

Virabhadrasana 1

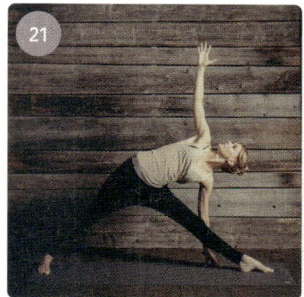

Virabhadrasana 2

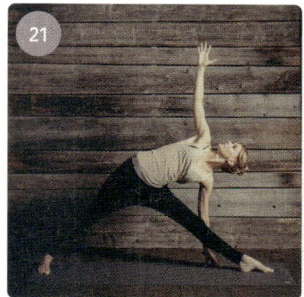

Trikonasana

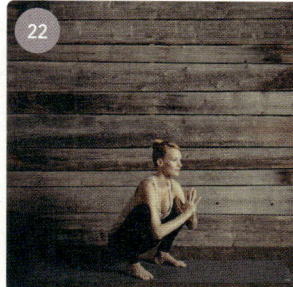

Malasana

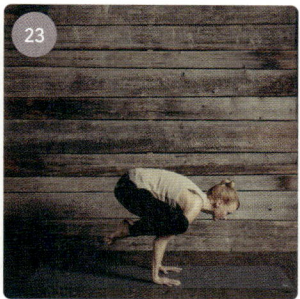

Bakasana

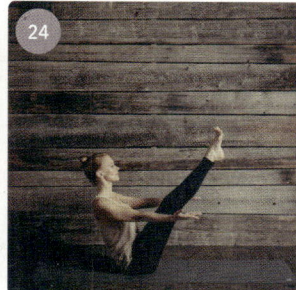

Navasana

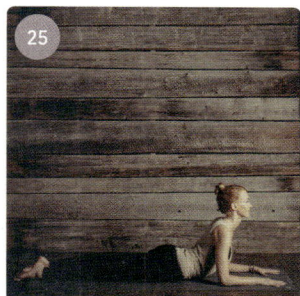

Sphinx

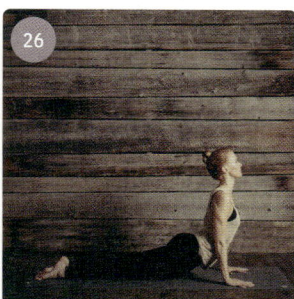

Urdhva Mukha
Shvanasana

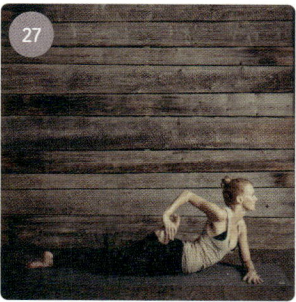

Oberschenkel-
dehnung

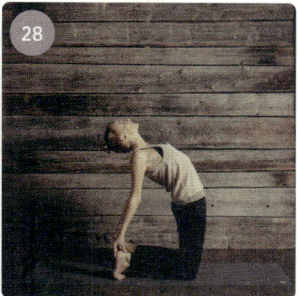

Ushtrasana

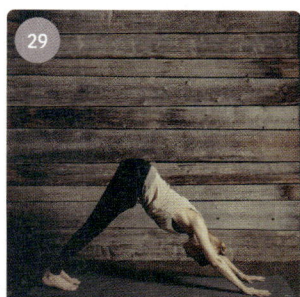

Adho Mukha
Shvanasana

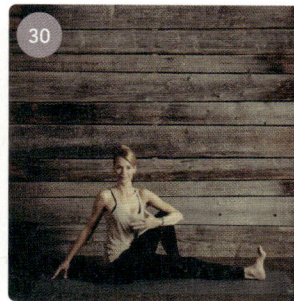

Drehsitz 1

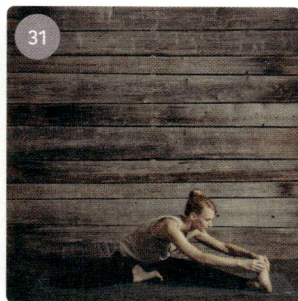

Janu Shirshasana

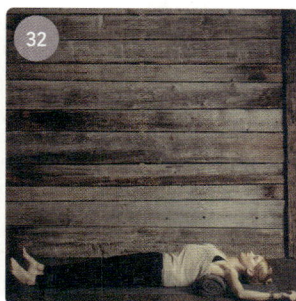

Adho Mukha
Shvanasana

# Yoga für eine bessere Verdauung – 20 Minuten

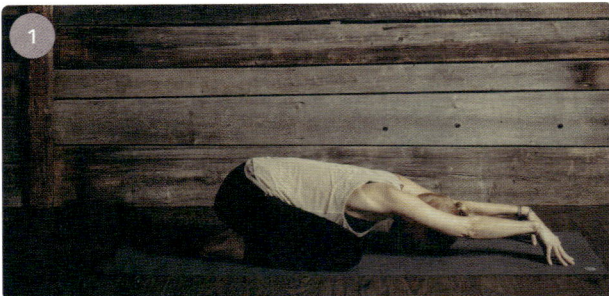

Balasana

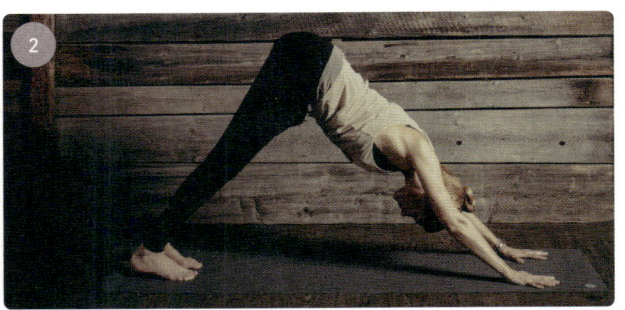

Urdhva Mukha Shvanasana

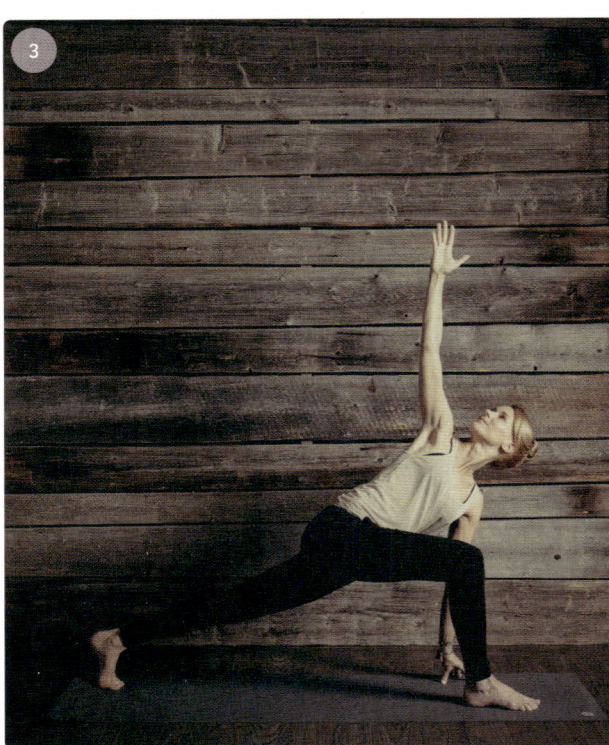

Parivritta Alanasana

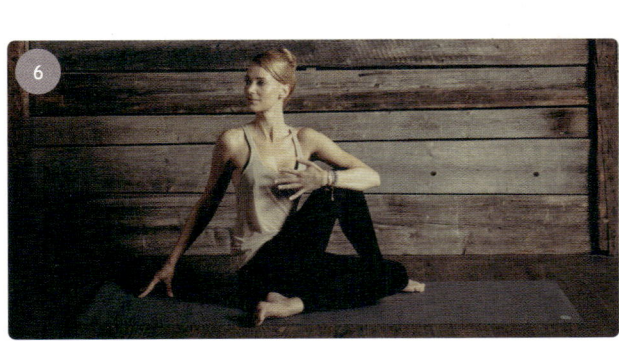

Uttanasana

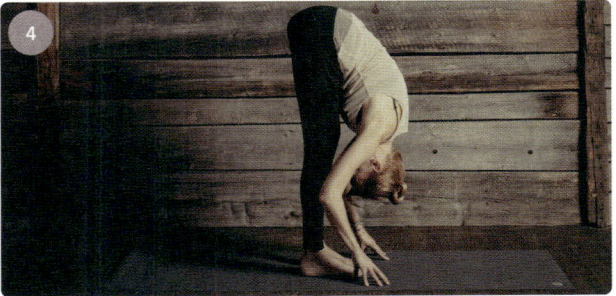

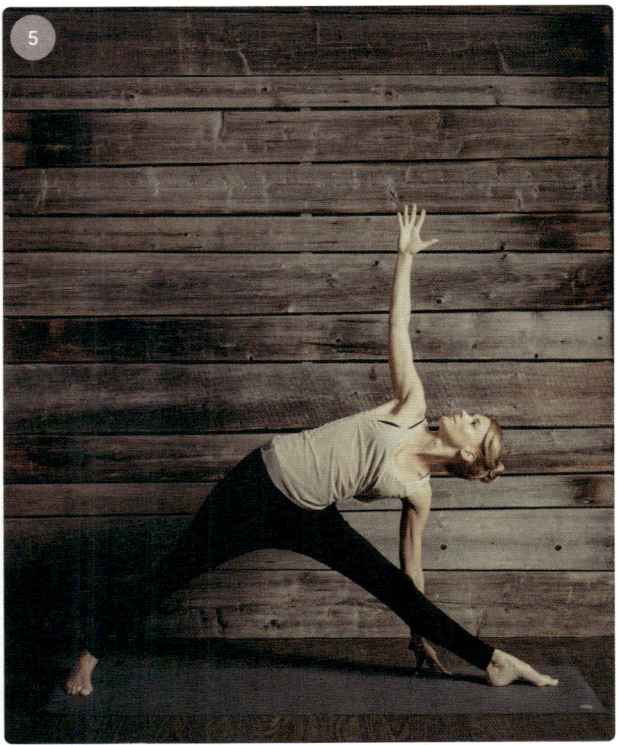

Drehsitz 2

Trikonasana

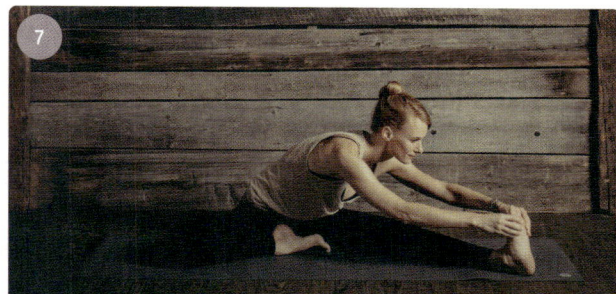

Janu Shirshasana

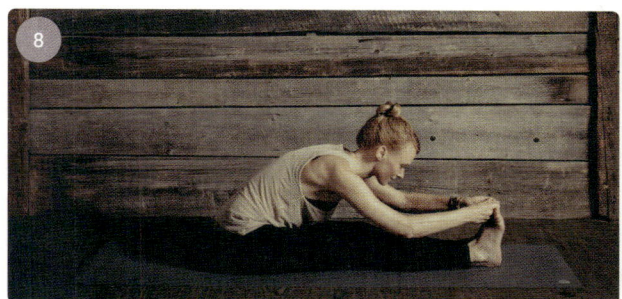

Pashchimottanasana

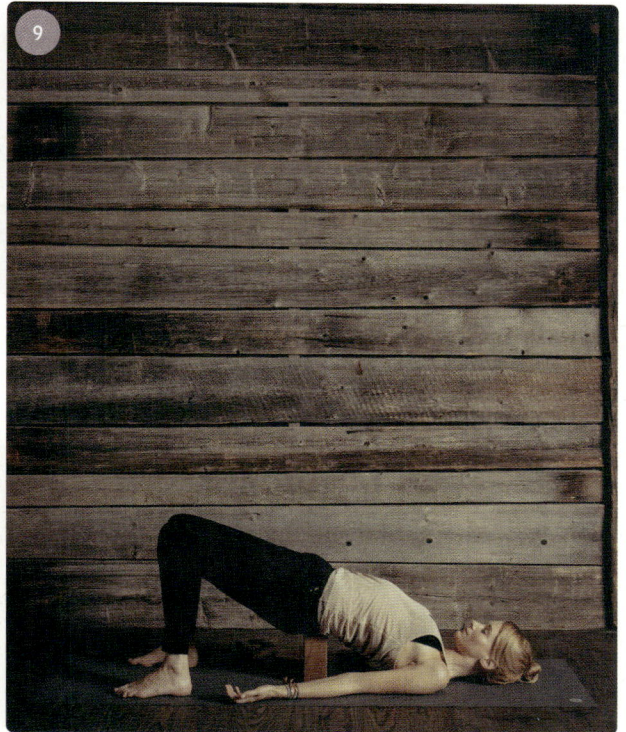

Setu Bandhasana

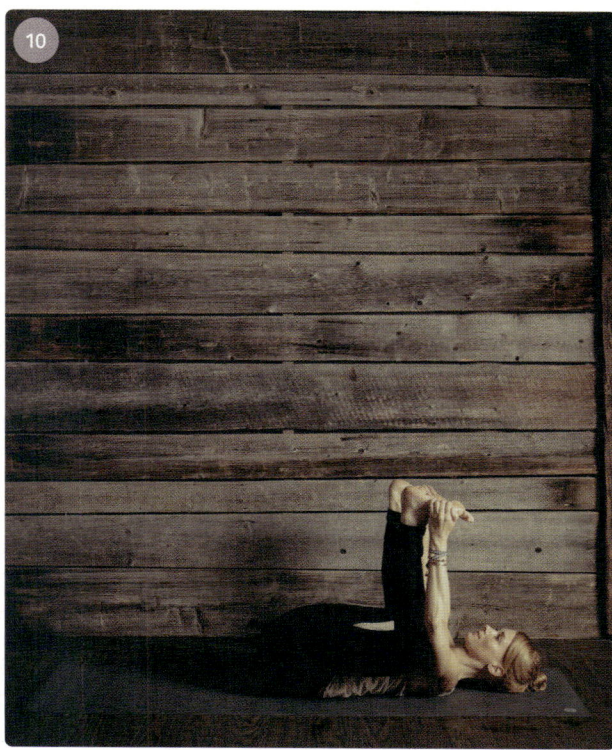

Sukha Balasana

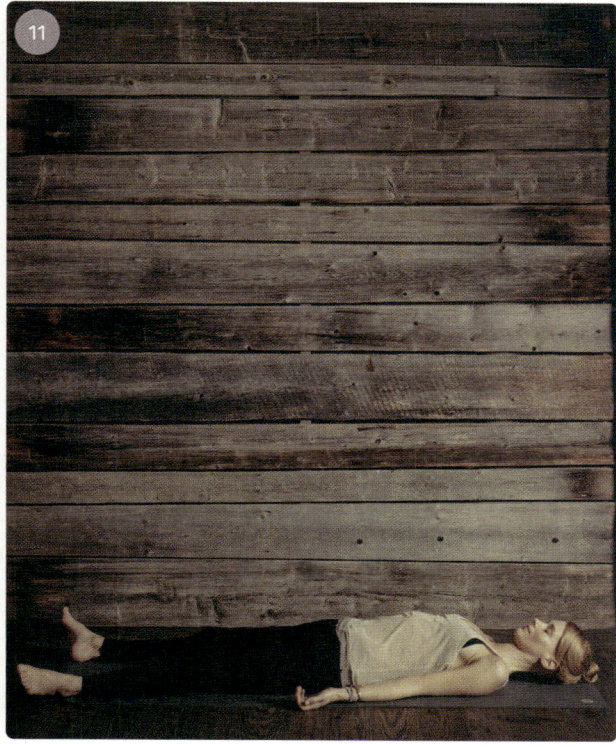

Shavasana

187

# Yoga für schnelle Energie – 6 Minuten

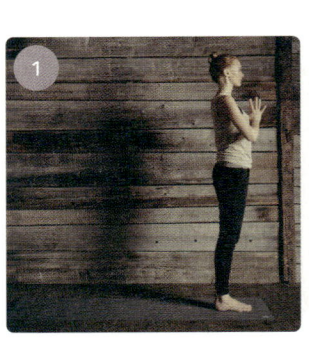 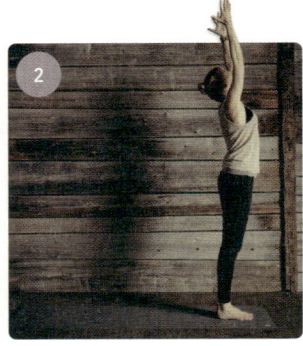 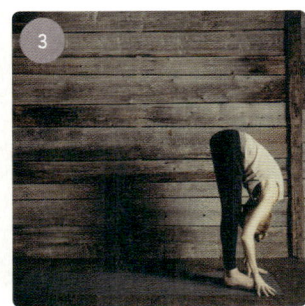 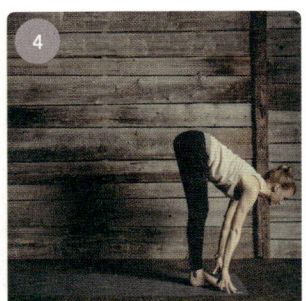

Übe fünf Durchgänge des Sonnengrußes

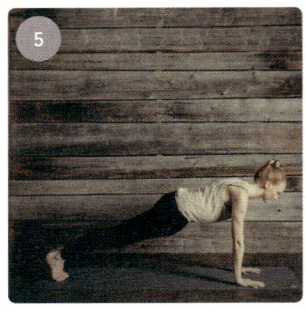 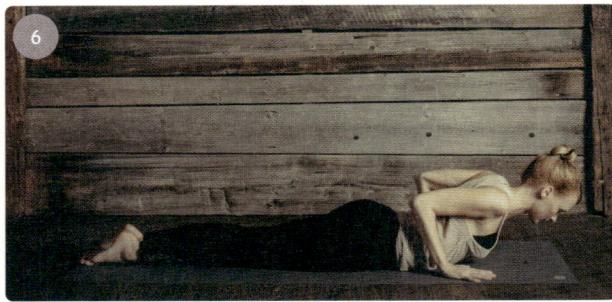 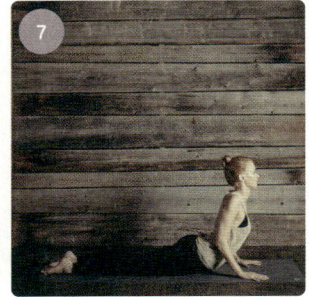

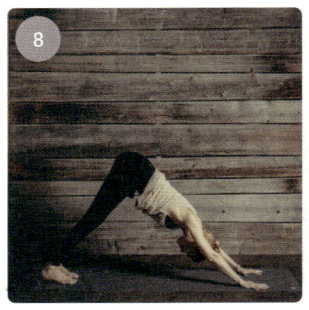 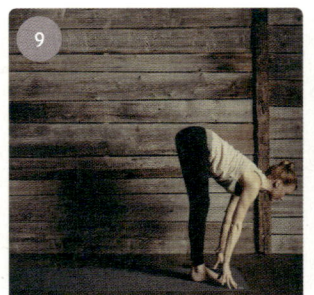

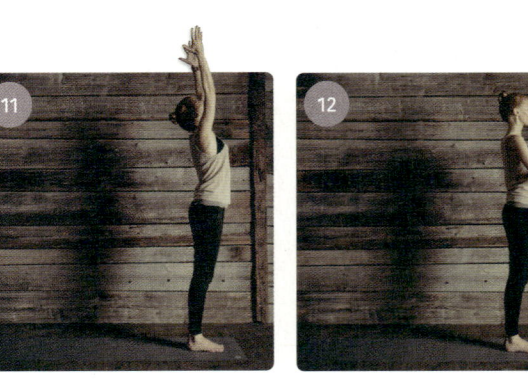

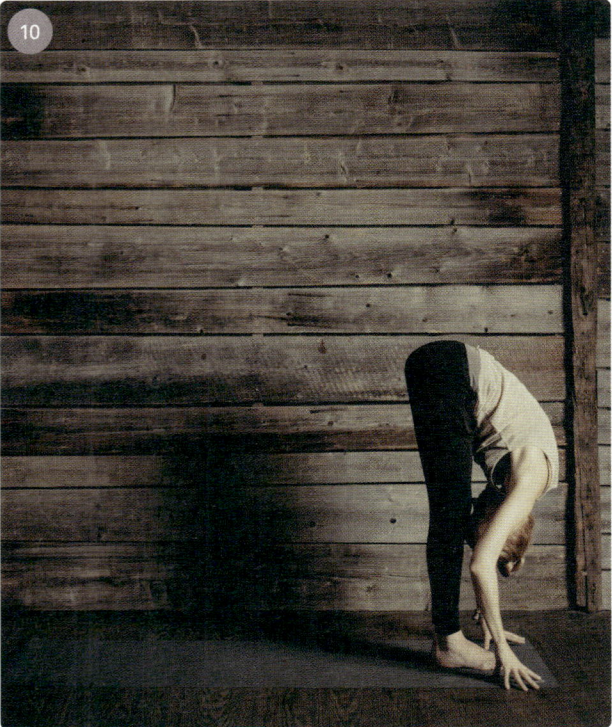

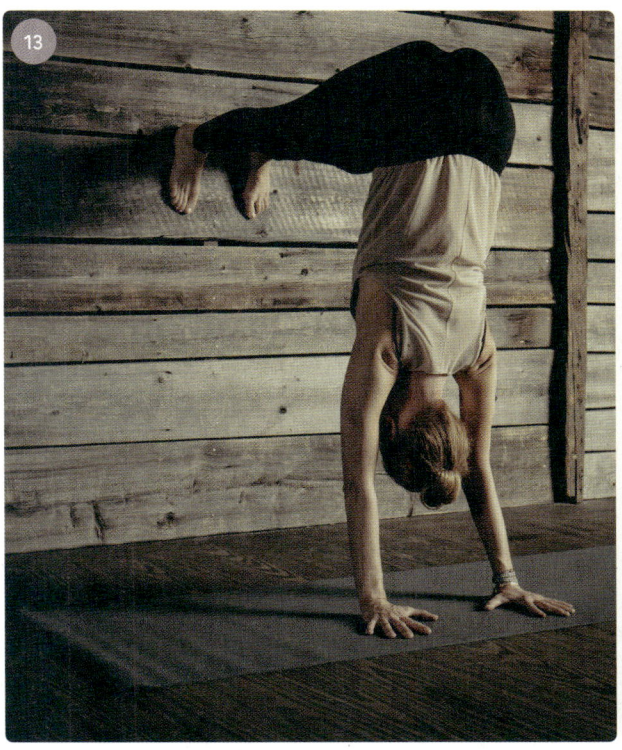

Handstand an der Wand

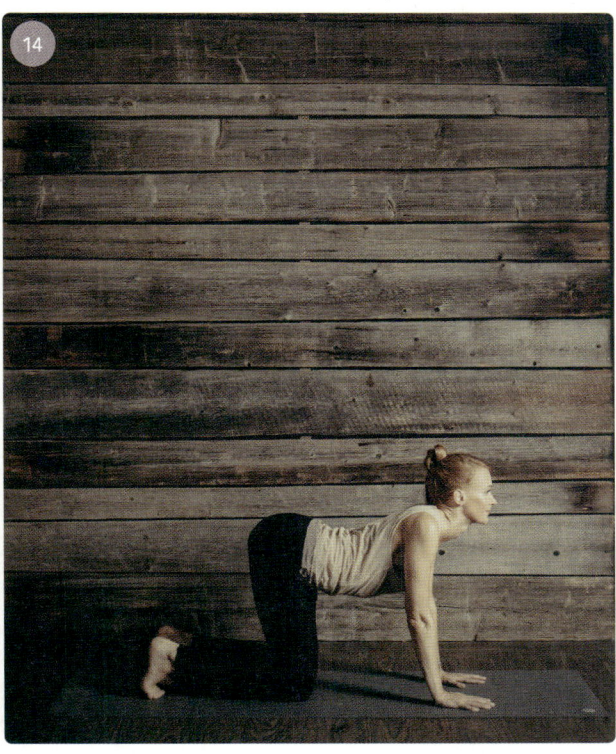

Katze - Kuh

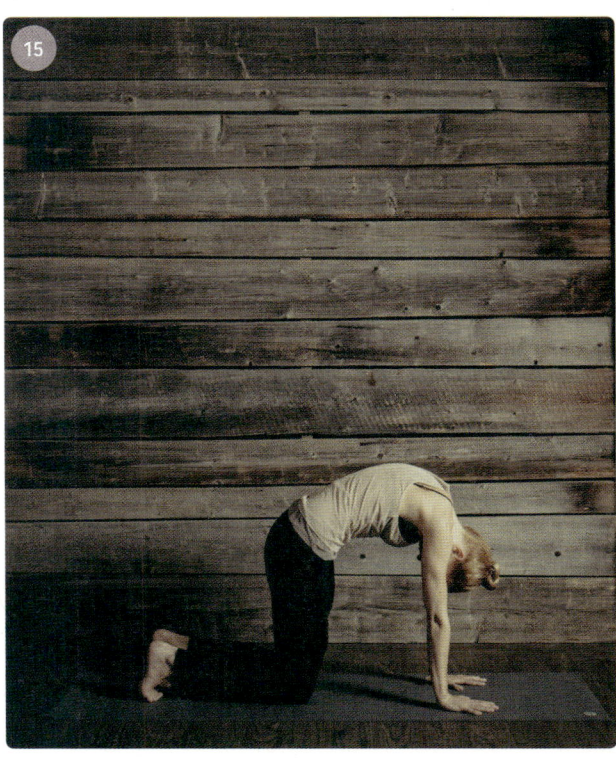

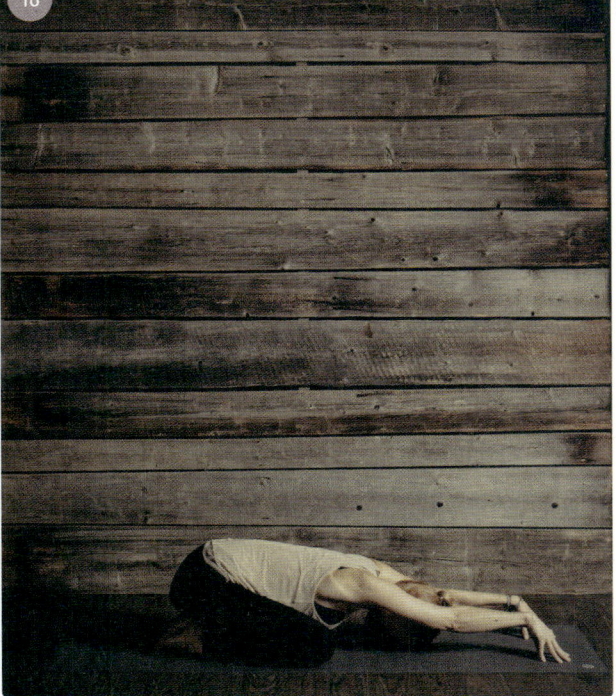

Balasana

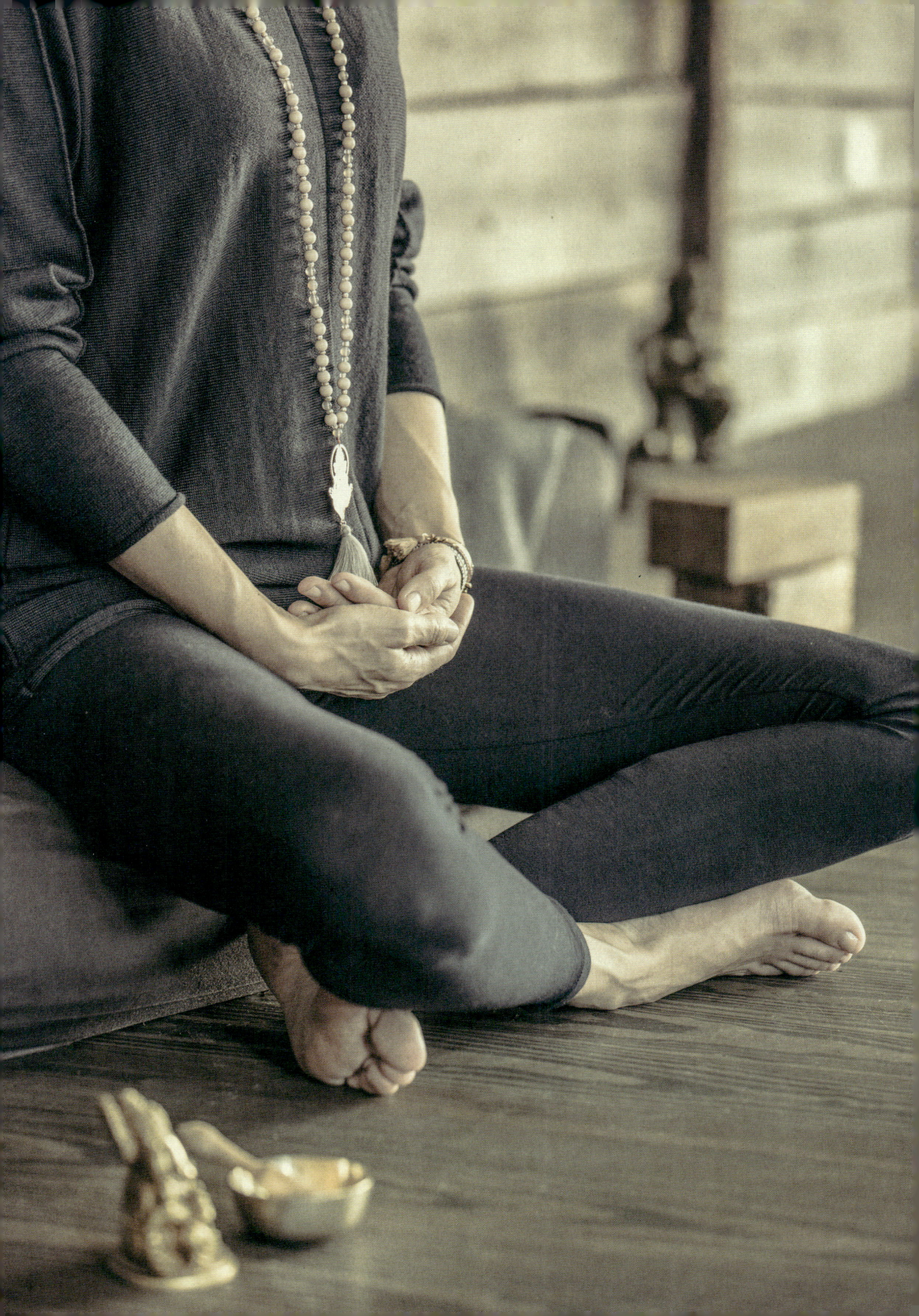

# VEREINEN

## Einfache Meditation und Atemübungen integrieren

*»Werde von einem Mensch, der Yoga praktiziert,*
*zu einem Menschen, der Yoga ist.«*
Baron Baptiste

Man merkt bei der Beschäftigung mit Yoga schnell, dass die Asanapraxis, also die körperlichen Yogaübungen, nur ein kleiner Teil vom großen Ganzen sind.

Wie viele andere auch hat mich am Yoga anfangs aber am meisten genau dieser Teil, die Bewegung und die körperliche Ausübung der Asanas (Yogahaltungen), interessiert. Nichtsdestotrotz gab es immer wieder Begegnungen mit Menschen, die mir die Vorzüge und Bedeutung der Meditation vor Augen hielten. Ich weiß noch, wie ich in Paris in einen indischen Teppich-und-sonst-so-allerlei-Krimskrams-Shop einkehrte und in ein Gespräch mit dem Ladenbesitzer kam. Ich meinte stolz, dass ich Yoga praktiziere, und er antwortete: „Das ist schön, aber eigentlich geht es doch um die Meditation", und fragte mich, ob ich auch meditiere. Ich dachte, mmhm … nein, so weit bin ich noch nicht, denn irgendwie hatte es mich bis dahin überhaupt noch nicht gepackt. Ich fühlte mich oft unwohl und zu unruhig, um so lange still zu sitzen. Dabei ist das doch eigentlich eine tolle Voraussetzung, um endlich damit anzufangen und es zu lernen, oder?

Der Weg zur Meditation war für mich im Nachhinein gesehen ein wesentlich längerer und unsteterer als der der körperlichen Asanapraxis. Einen permanenten Zugang habe ich erst so richtig gefunden durch ein wunderbares Yogaretreat, an dem ich teilgenommen habe und bei dem die morgendliche Meditation eine sehr große Rolle spielte. Dort fand jeden Tag zur gleichen

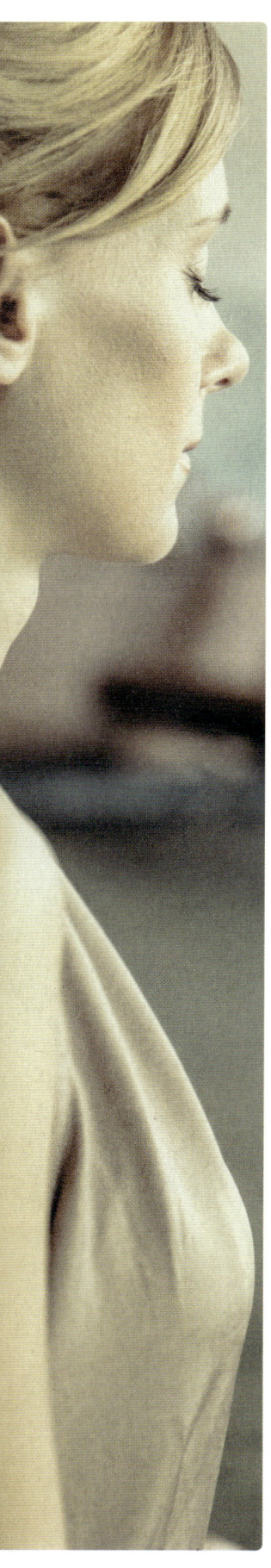

Zeit unter großartiger Anleitung eine Meditationseinheit statt und auf einmal war ich „drin". Es wurde eine neue Routine für mich, mit einer Meditation in den Tag zu starten. Ich lernte nicht nur, still zu sitzen, sondern der Moment in der Meditation entpuppte sich auch als etwas absolut Wunderbares, als etwas Kostbares. Ich war dankbar. Von diesen tollen Erfahrungen, die ich im Retreat während der Meditation erlebt habe, wollte ich mehr. Ich war angefixt.

Der Übergang, mich auch zu Hause im Alltag weiter zwischendurch aufs Kissen zu setzen, klappte, vor allem auch, weil diese Zeit mit mir tatsächlich immer mehr an Bedeutung gewonnen hat. Meditation wurde ein toller Puffer zwischen meiner Arbeit am Vormittag und dem Nachmittag mit den Kindern, oder am Abend vor dem Schlafengehen, um den Kopf „leer zu bekommen" und wieder ganz verbunden mit mir selbst zu sein. Da klappt auch gleich das Einschlafen besser. Schon kurze Einheiten von zehn bis fünfzehn Minuten haben einen spürbaren Effekt.

Mittlerweile meditiere ich am liebsten morgens, um einen zentrierten Start in den Tag zu haben; häufig auch zusätzlich für einige Minuten am Abend, um vom Tag Abstand zu nehmen und besser zu schlafen. Aber wie Jon Kabat-Zinn es so schön beschreibt: Die wahre Kunst der Meditation ist die Acht-samkeit, das bedeutet, dass Herz und Kopf zusammen ganz bewusst in diesem Moment verweilen. Und das kann man tatsächlich jederzeit in jedem Moment, in jedem Gespräch und in jeder Situation üben. Manchmal bedeutet das, einen Moment auszuhalten und vollständig wahrzunehmen, ohne sich abzulenken.

Kennst du das? Du bist im Restaurant und der Mensch, mit dem du am Tisch sitzt, geht kurz zur Toilette. Auf einmal fühlst du dich allein. Um dich herum Stimmengewirr, Musik, alle sind miteinander im Gespräch oder in irgendetwas vertieft. Nur du sitzt da und weißt nicht, wohin mit dir. Schnell der Griff zum Telefon. Könnte ja eine E-Mail, WhatsApp-Message, SMS oder ein neuer Face-book-Eintrag angekommen sein ... irgendwas tun, bloß nicht nur so dasitzen.

Hast du schon mal darauf geachtet, wie viele Autofahrer an der roten Ampel schnell noch jemanden anrufen oder eine Nachricht abschicken? Na, ertappt?

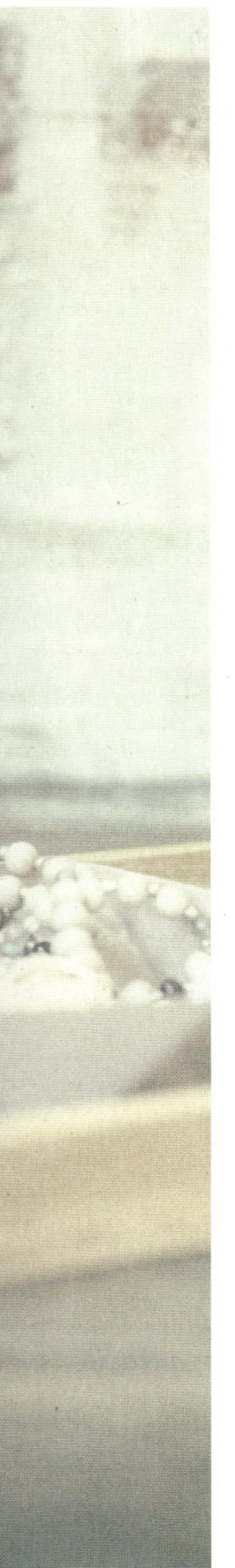

Oh ja, ich fühle mich ertappt, ganz furchtbar sogar. Wie man die schönen stillen Momente, die der Tag einem schenkt, so gar nicht nutzt, nimmt, aushält oder genießt.

Dabei verlernen wir ganz nebenbei, nur für uns zu sein. Denn du kannst sofort damit beginnen, die kleinen Pausen und stillen Momente des Alltags als Geschenk anzunehmen und sie mehr und mehr zu genießen und auszukosten. Du für dich. Das Bemühen ist absolut lohnenswert.

> »Meditation bedeutet, die unsichtbaren Mauern aufzulösen,
> die Unachtsamkeit aufgebaut hat.«
> Sadhguru

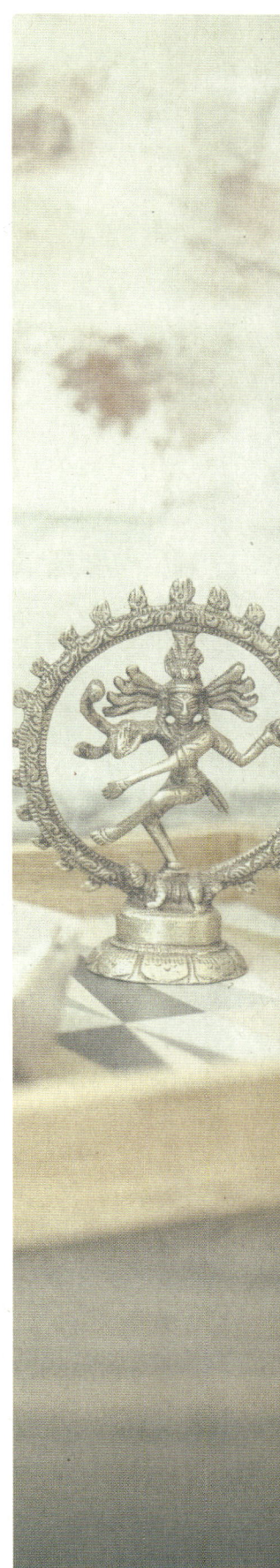

Stille und das Alleinsein auszuhalten ist nicht immer einfach. Dabei wäre es ein wunderbarer Moment, um zum Beispiel all die Eindrücke des Tages zu absorbieren. Unser Geist funktioniert da wie ein Wasserglas, das man den ganzen Tag über füllt. Wir sind uns sicher einig, dass ein solches Wasserglas sehr bald überläuft, wenn man unaufhörlich Wasser hineingießt. Genau so fließen in unseren Geist über den Tag verteilt Unmengen an Informationen, Bildern, Eindrücken und Erfahrungen, bis unser Kopf am Abend so voll scheint, dass auch dort das Gefühl entsteht, wir quellen über. Ein Moment der Stille oder der Meditation ist, wie einen großen Schluck abzutrinken aus dem Glas, sodass es nicht mehr überzuquellen droht. Vielmehr leert man es langsam mit jedem neuen Moment an Ruhe und Stille, die man sich schenkt.

Es gibt viele verschiedene Ansätze und Formen, um zu meditieren und zur Ruhe zu kommen. Ich glaube, für jeden funktioniert etwas anderes für den Moment besser. Viele der angebotenen Methoden sind ansprechend und wirksam und auch ich habe meine Lieblingspraktiken gefunden. Mein Lehrer Marc Holzman hat mir einmal den guten Tipp gegeben, dass man, wenn man eine Methode der Meditation gefunden hat, die für einen funktioniert, dabei bleiben sollte, um die Erfahrungen zu vertiefen, statt ständig etwas Neues auszuprobieren. Probiere also gerne verschiedene Methoden und Lehrer aus, und sobald etwas für dich funktioniert, dann bleibe dran, um erst einmal eine wirksame Routine zu entwickeln.

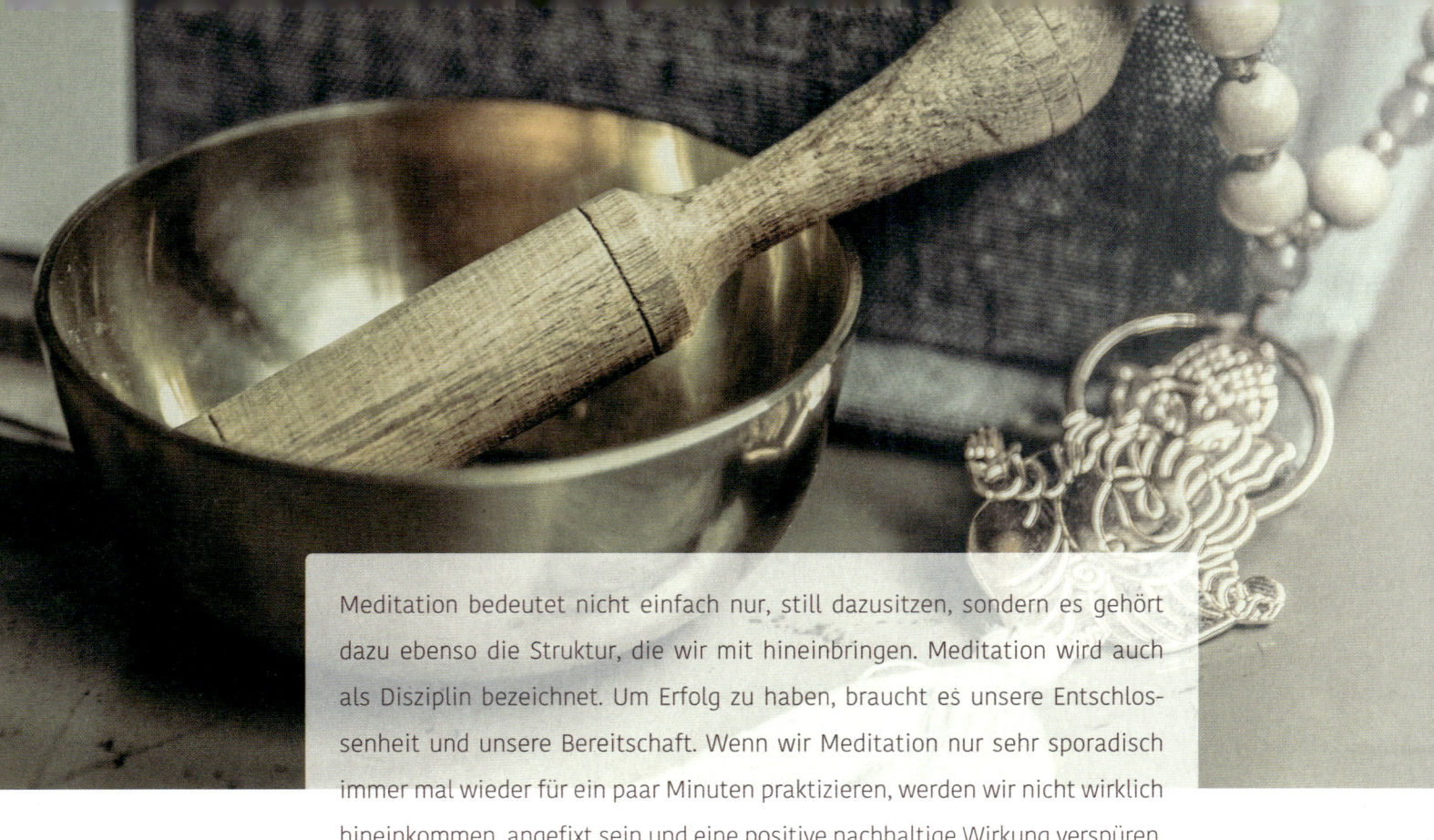

Meditation bedeutet nicht einfach nur, still dazusitzen, sondern es gehört dazu ebenso die Struktur, die wir mit hineinbringen. Meditation wird auch als Disziplin bezeichnet. Um Erfolg zu haben, braucht es unsere Entschlossenheit und unsere Bereitschaft. Wenn wir Meditation nur sehr sporadisch immer mal wieder für ein paar Minuten praktizieren, werden wir nicht wirklich hineinkommen, angefixt sein und eine positive nachhaltige Wirkung verspüren. Es ist tatsächlich die Regelmäßigkeit, die dich hier an einen wahrhaft wunderbaren Ort bringt, in die Verbindung mit dir selbst.

### Atem-Meditation

Hier ist eine schöne, einfache Form der Atem-Meditation für dich: Setze dich in einen für dich angenehmen Meditationssitz. Ich kreuze am liebsten meine Füße vor mir und sitze mit dem Po etwas erhöht auf einem Kissen, sodass die Knie tiefer als mein Becken liegen und meine Leisten ganz entspannt sind. Ganz ehrlich, ein guter Sitz ist die halbe Miete bei der Meditation! Wenn ich nämlich ständig in meinen Gedanken damit beschäftigt bin, dass mein Rücken wehtut, mein Fuß drückt oder die Hüfte schmerzt, wird es schwieriger, mich in Achtsamkeit zu üben oder meinen Geist zu beruhigen. Ein guter Grund, warum wir die ganzen Yoga-Asanas praktizieren, ist schließlich auch der, dass wir am Ende entspannt und für eine längere Zeit mit Beständigkeit im Meditationssitz sitzen können. Passe deinen Sitz für die Meditation also gerne deiner aktuellen körperlichen Verfassung an. Du kannst dich dafür auch auf einen Stuhl oder mit dem Rücken an eine Wand setzen.

(Du kannst dir die folgenden Anweisungen mit kleinen Pausen zwischen den einzelnen Sätzen auch auf dein Handy oder auf Tonband aufnehmen und sie dann für dich zur Meditation abspielen.)

- Schließe deine Augen.

- Entspanne die Haut im Gesicht.

- Entspanne deine Augen.

- Lass die Bewegung hinter deinen Augenlidern immer weniger werden.

- Fühle, ob du noch irgendwo Anspannungen in deinem Körper hältst, und lasse sie nach und nach gehen.

- Entspanne dein Kiefergelenk,

deine Schultern,

die Innenflächen deiner Hände,

deinen Bauch.

- Bring deine Aufmerksamkeit nun zu deinem Becken.

- Lass dein Becken schwer werden.

- Nimm deine Knie wahr und deine Füße.

- Registriere jedes Empfinden.

- Verbinde dich mit dem Aspekt in dir, der bewusst und achtsam ist.

- Richte deine Wirbelsäule aus der Schwere des Beckens lang und gerade nach oben aus.

- Hebe dein Brustbein leicht an, um mehr Raum für deinen Atem zu schaffen.

- Atme ein – nimm den Atemstrom von der Nase bis ins Becken wahr.

- Atme aus und spüre, wie die Luft vom Becken nach oben und über die Nasenlöcher ausströmt.

- Bleibe einige Zeit in der Wahrnehmung deines Atemzyklus.

- Wenn du dich in Gedanken verfängst, komme einfach zum Fühlen der Bewegung deines Atems zurück.

(Halte diesen Zustand für fünf Minuten. Weite diesen Teil der Meditation Stück für Stück aus.)

- Atme nun etwas tiefer.

- Bringe dein Bewusstsein zurück in deinen Körper.

- Fühle deine Haut,

deine Muskeln,

deine Knochen.

- Senke schließlich dein Kinn in Richtung Brust.

- Öffne langsam deine Augen halb, um ein wenig Licht hineinzulassen, ohne zu fokussieren.

- Löse dann, wenn du so weit bist, den Meditationssitz langsam auf.

Ich lege mich nach Atem- und Meditationsübungen gerne für ein paar Minuten auf den Boden ab, um den Körper zu entspannen und mich noch einmal zu erden. Das ist für mich der perfekte Abschluss und gleichzeitig der perfekte Beginn für den nächsten Teil des Tages.

> »Die Sache mit der Meditation ist,
> dass du mehr und mehr du selbst wirst.«
> David Lynch

Wie du an dieser eben geübten Form der Meditation merken kannst, ist der Atem ein gutes Werkzeug, um den Geist zu beruhigen oder ihn mehr zu fokussieren. Deshalb stelle ich dir hier gleich noch zwei Atemübungen vor: eine für mehr Fokus mit dem Namen **Nadi Shodana Pranayama** (Wechselatmung), die perfekt ist, um sie vor der Meditation zu machen, und **Dirgha Pranayama** (Tiefenatmung). Letztere kannst du gut zwischendurch ausüben oder im Abschlussteil deiner Yogapraxis, bevor du in Shavasana, die Endentspannung, übergehst.

## Nadi Shodana Pranayama

Komme in einen bequemen Sitz. Richte deinen Oberkörper gerade auf und ziehe die Schulterblätter aktiv nach hinten und unten. Lass den Kopf genau in die Mitte zwischen deinen beiden Schultern kommen, weder davor noch dahinter.

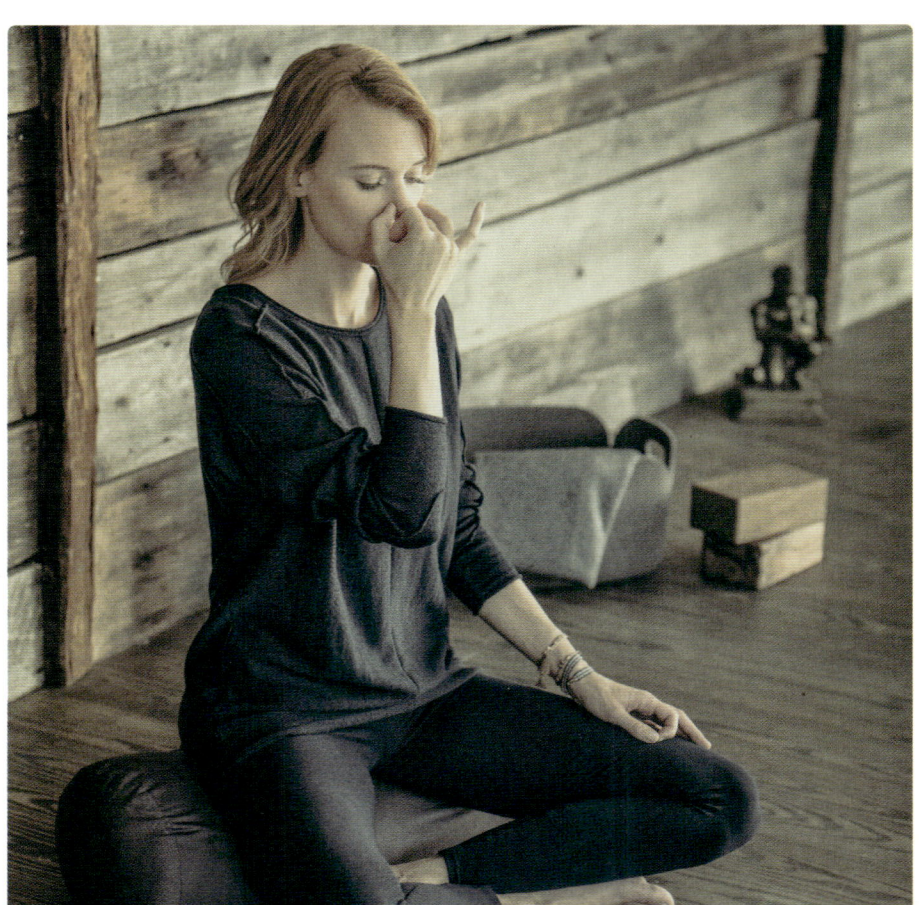

Deine linke Hand legst du entspannt auf deinem linken Oberschenkel ab, so-dass der Ellenbogen sich genau unter der Schulter befindet. Schließe Zeige-finger und Daumen deiner linken Hand. Hebe deinen rechten Arm und bring Zeige- und Mittelfinger deiner rechten Hand in Richtung Handinnenteller. Setz nun deinen rechten Daumen auf deinen rechten Nasenflügel und deinen Ring-finger auf den linken Nasenflügel, ohne Druck dabei auszuüben. Schließe dann sanft dein rechtes Nasenloch und atme über dein linkes Nasenloch ein. Halte den Atem für einige Augenblicke an, während du dein linkes Nasenloch wieder schließt. Öffne dein rechtes Nasenloch und atme rechts aus. Atme auf der rechten Seite wieder ein. Halte den Atem für einige Augenblicke an, während du dein rechtes Nasenloch wieder schließt. Öffne anschließend dein linkes Nasenloch und atme links aus. Das ist ein Atemzyklus. Wiederhole diese Ab-folge für fünf bis zehn Minuten.

## Dirgha Pranayama

Lege dich für diese Atemübung auf dem Boden ab. Du kannst dich auch mit Oberkörper und Kopf auf ein Bolster oder eine gefaltete Decke legen. Achte dabei darauf, dass dein Kopf leicht erhöht ist und das Kinn sich sanft Richtung Brustkorb neigt.

Lege die linke Hand auf dein Herz (gemeint ist das Herzchakra, was sich, anders als das physische Herz, in der Mitte des Körpers befindet) und die rechte Hand auf deinen unteren Bauch. Atme nun langsam und vollständig ein und aus. Führe dabei deinen Atem ganz bewusst von deiner rechten Hand auf dem Bauch nach oben in die linke Hand auf Herzhöhe. Fühle wie der Atem zuerst deinen unteren Bauch füllt, dann den Bereich auf Höhe der mittleren Rippen und zuletzt deinen Herzraum und weiter hinauf, bis sich die Schlüsselbeine heben. Mit der Ausatmung führst du den Atem in deiner Vorstellung wieder von der linken Hand auf deinem Herzen zurück in die rechte Hand auf deinem Bauch.

Nimm bewusst alle drei Teile deiner Atmung wahr, Atmung in den Bauch, zu den Rippen und dann zum Herzraum. Dabei entsteht eine Öffnung und Weite in drei verschiedene Richtungen: Mit der Einatmung wölbt sich der untere Bauch nach vorne, die mittleren Rippen öffnen sich und weiten den Rumpf nach außen und dein Herzraum hebt sich nach oben.

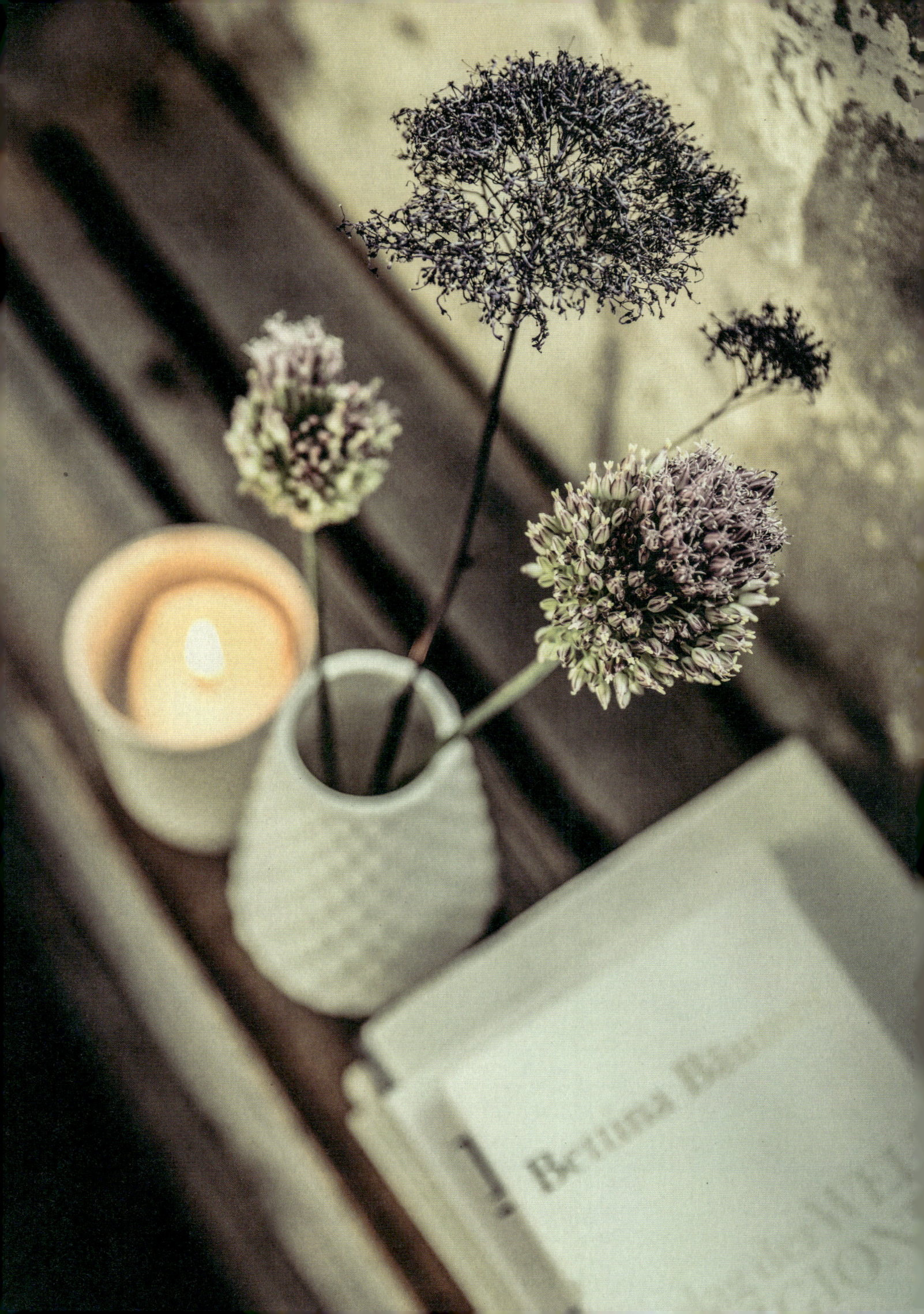

# ERWEITERN

## Die Praxis über die Matte hinauswachsen lassen

*»Achte auf deine Gedanken,*
*denn sie werden Worte.*
*Achte auf deine Worte,*
*denn sie werden Handlungen.*
*Achte auf deine Handlungen,*
*denn sie werden Gewohnheiten.*
*Achte auf deine Gewohnheiten,*
*denn sie werden dein Charakter.*
*Achte auf deinen Charakter,*
*denn er wird dein Schicksal.«*
Talmud

Es gibt diesen ersten Erfahrungsimpuls in uns. Man probiert etwas aus und nach dem ersten Eindruck beurteilt und handelt man.

Fanden wir die erste Yogastunde unseres Lebens einfach nur schrecklich, dann lassen wir es meist komplett und beschließen, dass es nicht zu uns passt. Wurden wir in der ersten großen Liebe schwer enttäuscht, dann ziehen wir uns zum Schutz innerlich zurück. Wir bauen eine Mauer um unser Herz herum und lassen erst einmal keinen in diese Festung hinein.

Abgrenzen, kategorisieren, in eine Schublade stecken – das kann unser Gehirn wirklich gut und liebt es darum auch, in Gut oder Schlecht und Ja oder Nein zu denken und einzuteilen. Doch verpassen wir vielleicht mit genau dieser

Art, Entscheidungen zu treffen, die Chance, uns selbst etwas näher zu kommen, zum Beispiel in einem Yogakurs.

Wir erfahren nicht, wie wichtig es ist, verletzlich zu bleiben, um einem wunderbaren Menschen näherzukommen und ihn kennenzulernen. Wahrscheinlich wird die eine oder andere Person, die wir vorzeitig abgetan haben, leider komplett aus unserem Leben verschwinden, obwohl er oder sie uns um so einiges hätte bereichern können.

## Respekt

In diesem Zusammenhang ist Respekt wichtig. Respekt kommt von dem lateinischen Wort „respectare".

**Re**: wieder, noch einmal

**Spectare**: hinschauen

Nimm dir also immer wieder einen Moment und reflektiere, wo und wie du respektvoller in deinem Leben werden kannst. Wem oder was möchtest du eine zweite Chance geben? Es gibt immer wieder die Möglichkeit, sich die Zeit zu nehmen und einen zweiten Versuch zu wagen oder noch einmal hinzuschauen.

Die Überzeugung zu wissen, wie etwas oder jemand ist, ist der erste Schritt weg von der eigenen inneren Mitte. Erhalte dir immer wieder deinen offenen Geist und pflege eine Haltung des Nicht-Wissens, um dich von neuen Erfahrungen positiv überraschen zu lassen.

Genauso verhält es sich mit unserer Yogapraxis. Sei auch hier immer wieder offen und bereit für neue Erfahrungen mit dir selbst, in deiner Yogapraxis, für eine neue Yogastellung, mit neuen Lehrern und Yogastudios.

## Offenheit

Offenheit ist etwas, was wir durch unsere Yogapraxis und durch die Yogaübungen in unserem Körper erschaffen. Wir kreieren in uns Weite und Beweglichkeit, um uns flexibler in unserem Körper zu fühlen, sodass dann der Atem freier fließen kann und schließlich auch die Gedanken offener und weniger starr sind. Als Resultate ergeben sich daraus, dass es in unserem

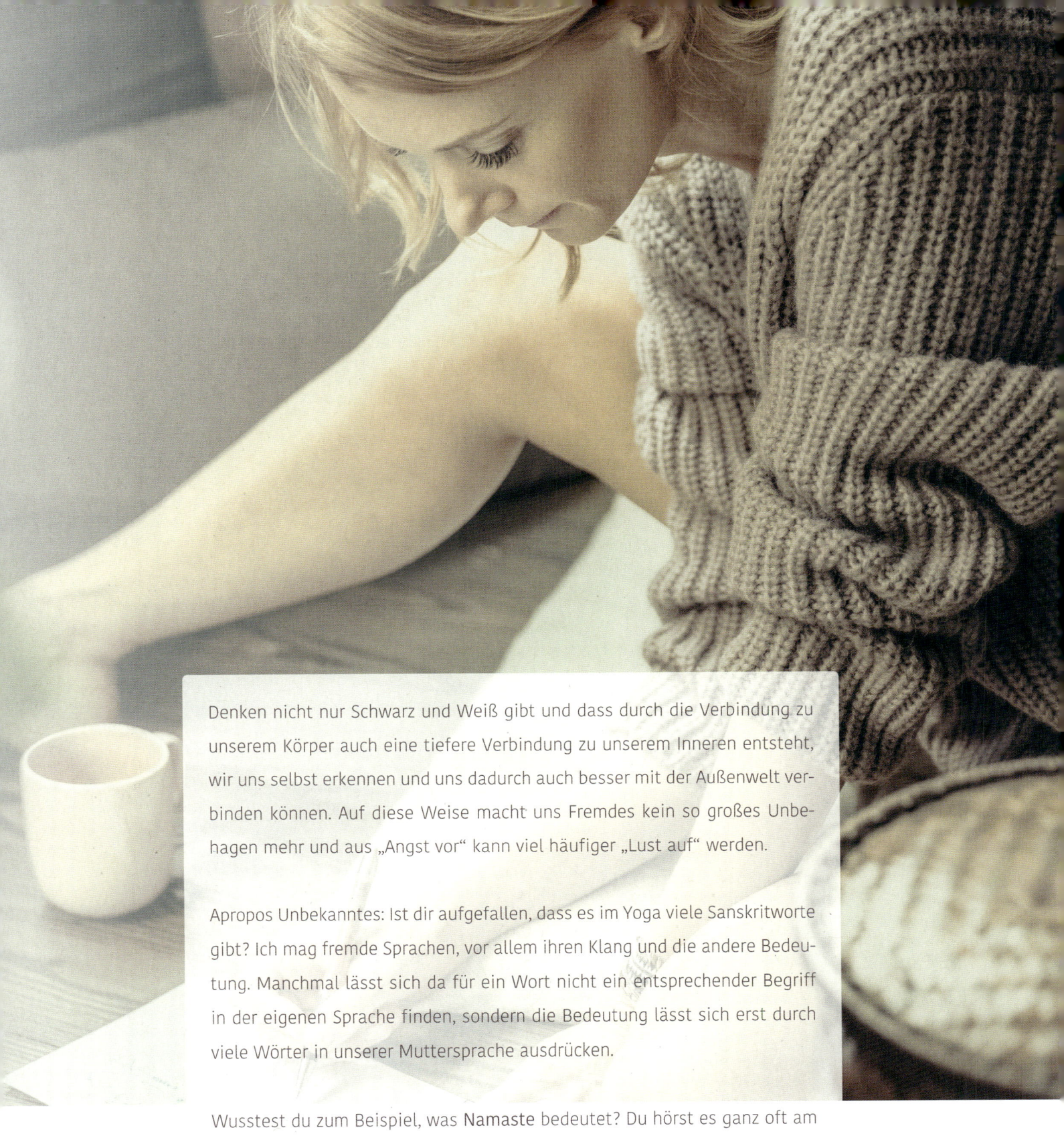

Denken nicht nur Schwarz und Weiß gibt und dass durch die Verbindung zu unserem Körper auch eine tiefere Verbindung zu unserem Inneren entsteht, wir uns selbst erkennen und uns dadurch auch besser mit der Außenwelt verbinden können. Auf diese Weise macht uns Fremdes kein so großes Unbehagen mehr und aus „Angst vor" kann viel häufiger „Lust auf" werden.

Apropos Unbekanntes: Ist dir aufgefallen, dass es im Yoga viele Sanskritworte gibt? Ich mag fremde Sprachen, vor allem ihren Klang und die andere Bedeutung. Manchmal lässt sich da für ein Wort nicht ein entsprechender Begriff in der eigenen Sprache finden, sondern die Bedeutung lässt sich erst durch viele Wörter in unserer Muttersprache ausdrücken.

Wusstest du zum Beispiel, was **Namaste** bedeutet? Du hörst es ganz oft am Ende einer Yogastunde, wenn sich der Lehrer vor den Schülern verneigt und die Schüler vor dem Lehrer.

**Namas:** Verehrung

**Te:** dir

Ich mag besonders diese freie Übersetzung: „Das Gute in mir verbeugt sich vor dem Guten in dir!"

Yoga hat viel von diesem Respekt voreinander und der Ehrerbietung vor sich selbst und den Lebewesen um einen herum. Alle sind gleichgestellt. Der Lehrer lernt von seinen Schülern genauso wie die Schüler von ihrem Lehrer.

Ein Lehrer ist dabei eigentlich eher so etwas wie ein spiritueller und in Körperarbeit bewanderter Tourguide, der dich auf deiner Reise begleitet und dich führt, inspiriert und unterstützt. Ein Buch oder eine DVD wird das nicht für dich ersetzen, was es heißt, einen wahrhaft inspirierenden Lehrer gefunden zu haben und mit und von ihm zu lernen: einen Lehrer, der dir zeigt, wie du von dir selbst lernen kannst.

Ich empfehle daher wirklich, wenn es für dich machbar ist, ein Yogastudio zu besuchen. Wer seine Praxis und sein Verständnis auf das nächste Level bringen möchte, der sollte unbedingt auch mal einen Workshop zu einem inspirierenden Yogathema besuchen. Und wer einmal so richtig abtauchen möchte, der kann ein Wochenendretreat besuchen oder sich gleich für eine ganze Woche auf eine Yogareise begeben. Es gibt keinen Urlaub, der dir Erholung, Körperbewusstsein, gesunde Ernährung und Inspiration in der gleichen Zeitspanne und Intensität geben kann.

> »Wer Erholung sucht, sollte zu sich selbst reisen.«
> Unbekannt

## Intention

Doch auch Tag für Tag lässt sich die Yogapraxis in etwas absolut Besonderes verwandeln, indem du dir selbst eine Intention setzt zu einem Thema, das dich gerade beschäftigt. Es kann auch ein inspirierender Gedanke oder ein berührendes Zitat sein, das du für ein paar Momente bevor du praktizierst verinnerlichst und mit in deine Praxis nimmst. Vielleicht gibt es jemanden, dem du deine Praxis widmen möchtest? Etwas für jemand anderen zu tun, ein Akt der Freundlichkeit, ein liebevoller Gedanke an jemanden, trägt maßgebend zu unserem eigenen Wohlbefinden bei.

Beginne den Morgen mit einigen Minuten, in denen du die möglichen positiven Ereignisse des Tages visualisierst und nicht deine To-do-Liste.

Versuche im Alltag die schönen und netten Dinge zuerst wahrzunehmen. Im Wort „Zufriedenheit" steckt das Wort „Frieden" - eine schöne Herzensqualität, nach der sich die meisten von uns sehnen …

»Unsere Intention erschafft unsere Realität.«
Wayne Dyer

Andere Herzqualitäten, die sich für eine inspirierende Yogapraxis eignen und deine Praxis über das körperliche Level hinausheben, sind:

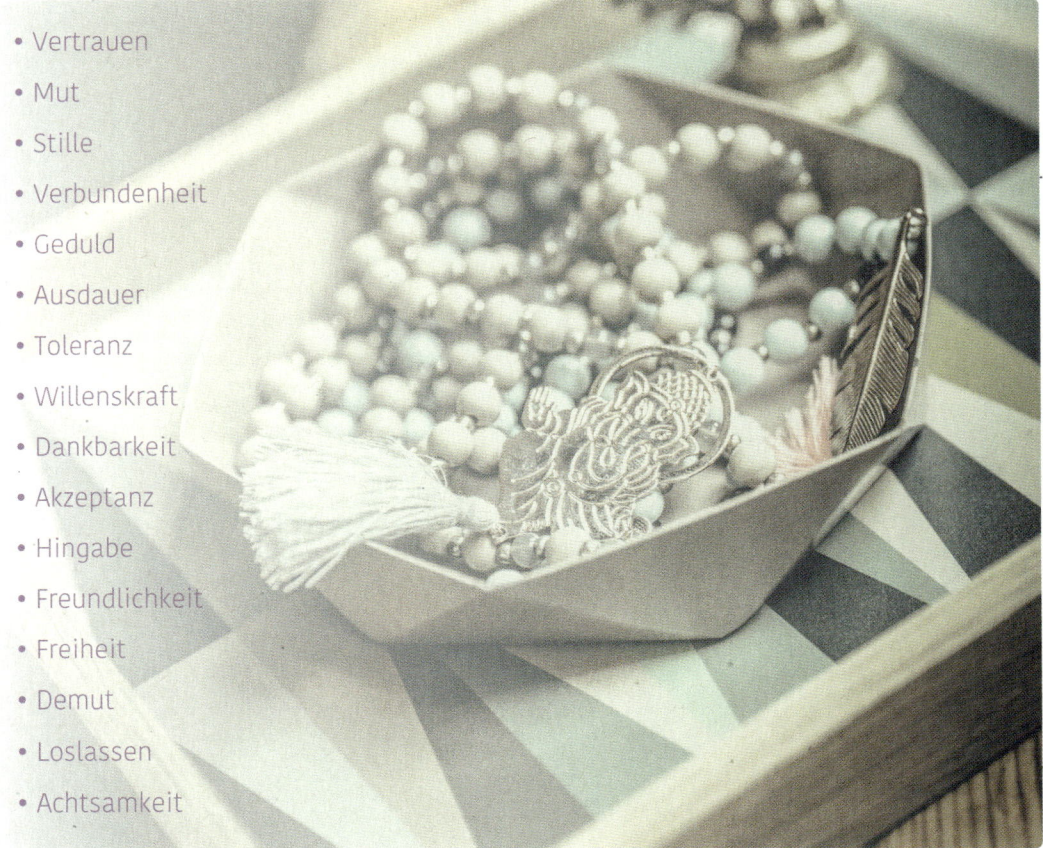

• Vertrauen
• Mut
• Stille
• Verbundenheit
• Geduld
• Ausdauer
• Toleranz
• Willenskraft
• Dankbarkeit
• Akzeptanz
• Hingabe
• Freundlichkeit
• Freiheit
• Demut
• Loslassen
• Achtsamkeit

Vielleicht spricht dich spontan eines dieser Themen an, wenn du die Wörter liest, vielleicht fallen dir noch weitere Begriffe ein, die gerade für dich relevant sind. Eventuell kommen dir dazu auch direkt ein paar Gedanken. Nimm dir ein paar Momente, um über eine Tugend, die dich gerade besonders anspricht, nachzudenken und zu reflektieren. Versuche anschließend in deiner Yogapraxis diese Qualität zu verinnerlichen und auch körperlich auszudrücken und in dir aufzunehmen.

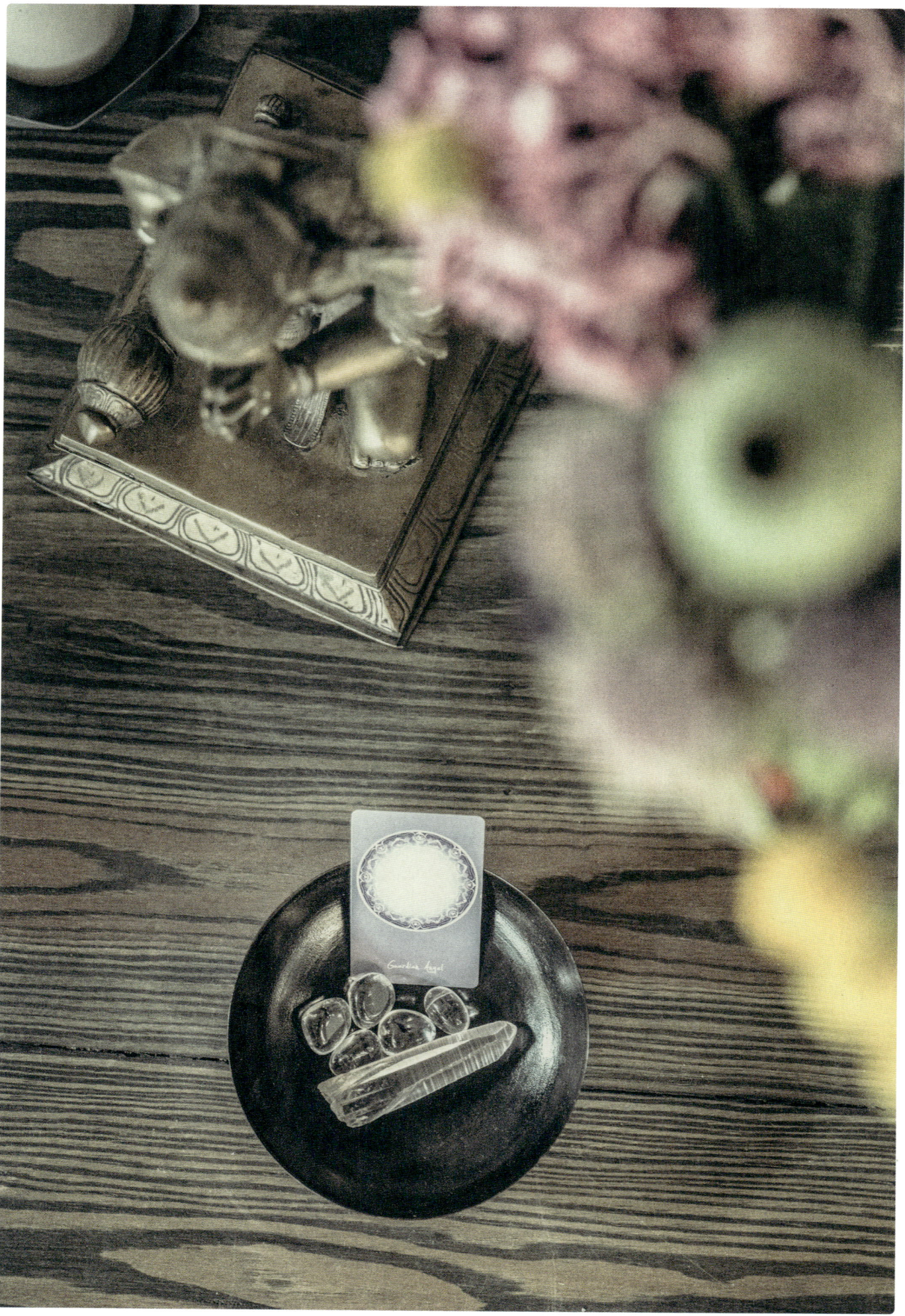

Ein Beispiel: Vielleicht hat dich das Wort „Geduld" direkt angesprochen, weil du gerade heute erst wieder komplett die Fassung verloren hast. Nimm dir also zu Beginn deiner Yogapraxis, wenn du atmest, besonders viel Zeit für die Ein- und Ausatmung. Stelle deine ganze Praxis unter dieses Thema und versuche dich zu entschleunigen. Gehe achtsam und langsam von Stellung zu Stellung. Merke, wo du Anspannung hältst. Finde die Geduld für dich selbst in den Stellungen, Geduld für deinen Atem, Geduld für deinen Fortschritt.

Beruhige immer wieder deinen Atem und versuche deine Aufmerksamkeit beim Atem und in dem Moment zu halten, statt dich durch unruhige Gedanken von dir wegtragen zu lassen. Du bestimmst, wo dein Fokus ist. Das bewusste Atmen bringt dich immer wieder in Verbindung mit dir selbst und in die Verbindung mit deiner Intention.

# MEISTERN
## Stolpersteine erkennen und aus dem Weg räumen

*»Wenn du auf den perfekten Moment wartest, wartest du ein Leben lang.«*
Unbekannt

### Vertrauen in dich selbst

Hast du dich auch schon einmal in der Anfangsphase eines Projektes wiedergefunden und in einem Moment totaler Verunsicherung gefragt, ob du da wirklich gerade den richtigen Weg gehst? Ich kenne einige, die sich das eigentlich die ganze Zeit über fragen. Meist stehen dann auch gleich Menschen um dich herum bereit, die zustimmen und bestätigen, dass das, was du da tust oder vorhast, nicht das Richtige für dich sei. Mmhh … Was machst du dann?

Gott sei Dank habe ich den meisten Menschen in meinem Leben, die mir prophezeit haben, dass ich den nächsten Schritt nicht packen werde oder dass diese oder jene Karriere für mich ungeeignet sei, nicht geglaubt. Und es gab einige dieser Menschen und jede Menge Kommentare dieser Art in meinem Leben. Bei dir auch?

Heute bin ich froh, dass ich mich selten beirren ließ, einfach weitergemacht habe und dem gefolgt bin, was sich für mich genau richtig angefühlt hat. Welcher Weg für einen selbst der richtige ist, weiß man selbst am besten. Kein anderer kann einem das sagen. Es braucht das Vertrauen in sich selbst.

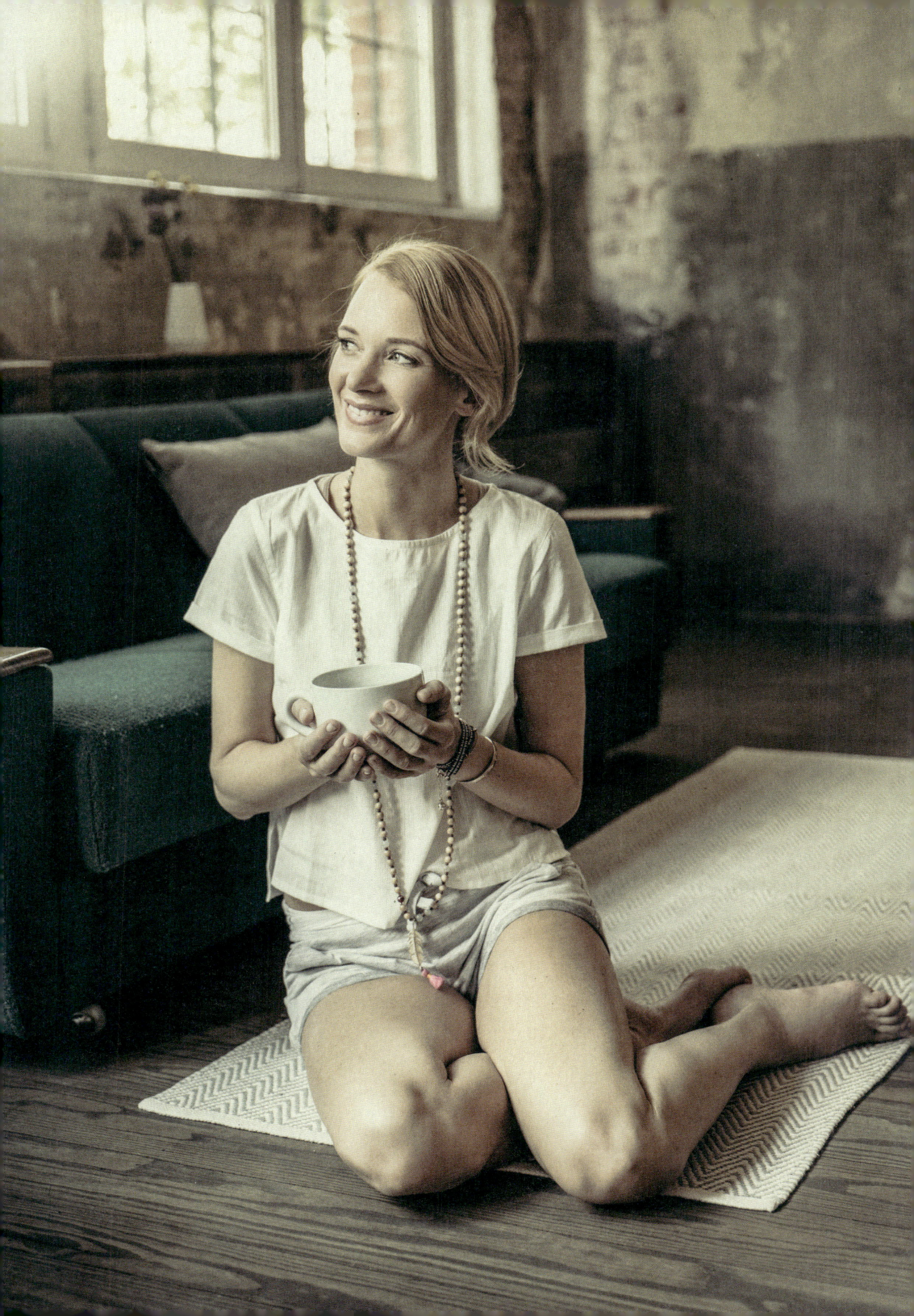

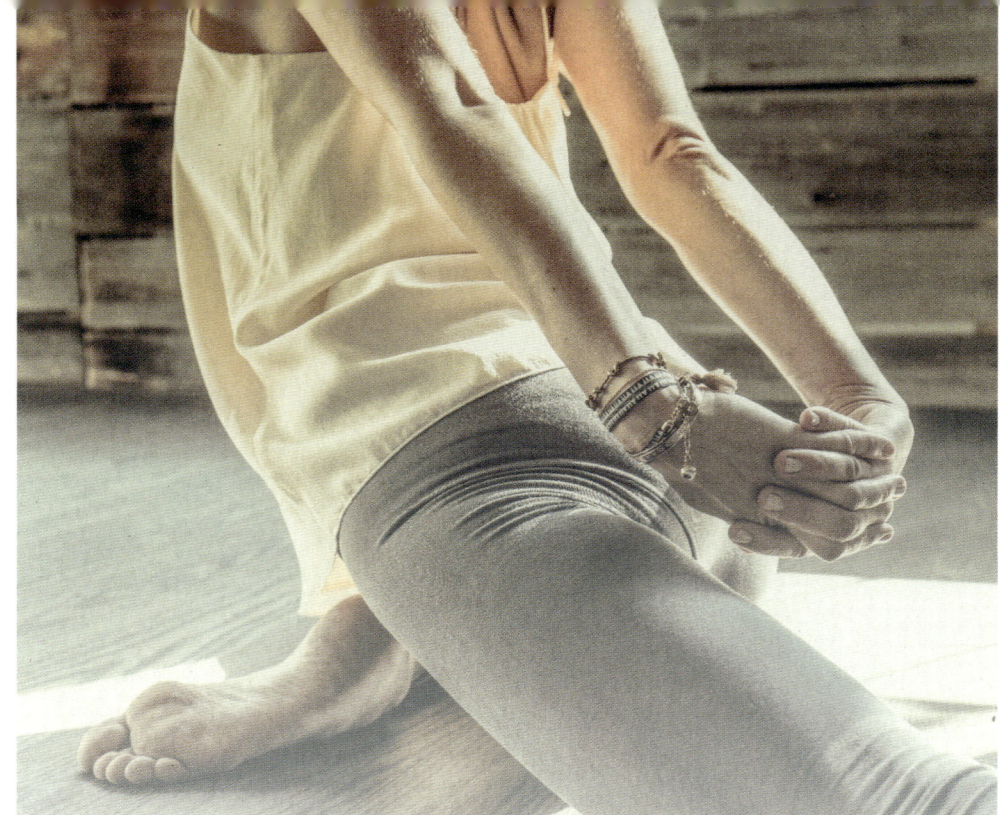

Jede eigene Erfahrung ist so viel mehr wert als jegliche vorgetragene Weisheit. Ich kann dir stundenlang davon erzählen, wie cool Yoga ist, wie es dir guttun wird und wie du dich selbst positiv verändern wirst durch eine regelmäßige Praxis. Ohne deinen Einsatz, dein Tun und deine Erfahrung wird es für dich unbedeutend bleiben.

### Anfangen und dabei bleiben

Ich habe schon davon erzählt, dass der schwierigste Teil der Beginn von etwas ist. Wenn wir erst einmal drin sind im Flow und die Yogapraxis so alltäglich und nützlich geworden ist wie das tägliche Zähneputzen, dann braucht es nicht mehr so viel Motivation. Sie ist da. Du weißt dann, was du von der in die Praxis investierten Zeit zurückbekommst. Du weißt, es lohnt sich.

Steven Pressfield, Autor des Buches „The War of Art", sagt, dass da, wo die Widerstände am größten sind, auch gleichzeitig das höchste Potenzial liegt. Je wichtiger etwas für uns ist, desto größer der innere Schweinehund. Er sagt aber auch, dass Widerstand an sich keine eigene Kraft hat; wir geben dem Widerstand die Kraft, uns davon abhalten zu lassen, etwas zu tun. Wir müssen also eigentlich nur aufhören, unserem inneren Zweifler und dem, der uns von unserem Vorhaben abhalten will, Kraft und Aufmerksamkeit zu geben, und stattdessen einfach anfangen. Ich halte mich an die Devise: „Zu viel Nachdenken nimmt den Mut"; gemeint ist damit, dass wir, wenn wir den Gedanken zu viel Spielraum lassen, nie in den Prozess des Tuns kommen.

Und wir alle lassen uns gerne ablenken. Nicht nur von unserem eigenen Kopf, sondern von allem, was sich anbietet: Da könnte ein neuer interessanter Facebook-Post reingekommen sein. Vielleicht schaue ich noch mal nach Post im Briefkasten. Ich wollte doch noch nach der verlorenen Socke suchen ... und schon gibt es zig Ausflüchte, die uns davon abhalten, ins Tun zu kommen. So schieben wir unsere Praxis nach hinten raus und drücken sie vielleicht sogar so weit nach hinten, dass sie gar nicht mehr an diesem Tag stattfindet. Es summieren sich Tage um Tage, ohne dass wir auf der Yogamatte gewesen sind, und bald ist unsere Praxis so weit nach hinten gerückt, dass der Widerstand viel größer geworden ist als der Wunsch oder das Verlangen, etwas für sich zu tun. Und unser Kopf hört irgendwann sogar auf, uns daran zu erinnern, dass wir doch eigentlich eine Yogapraxis aufbauen wollten.

## Eine gute Routine aufbauen

> »Wir sind das, was wir wiederholt tun.
> Vortrefflichkeit ist daher keine Tat, sondern
> eine Gewohnheit.«
> Aristoteles

Was uns hilft, ist, einen Rhythmus zu finden. Ich meine hier nicht, wie ich meinen Po im Takt zur Musik schwinge, sondern einen Rhythmus für den Tag.

Dank meiner Selbstständigkeit und zwei Kindern habe ich mich selbst immer schön dem jeweiligen Tagesprogramm überlassen und mich dabei ganz yogisch – „go with the flow" – gefühlt.

Ob es allerdings so yogisch war, das Mittagessen auszulassen, weil ich noch ein weiteres Personaltraining am Vormittag unterbringen wollte? Die Zeit auf dem Spielplatz am Handy verbracht wurde, weil die Zeitschriftenredaktion nur zwischen 15 und 16 Uhr Zeit hatte, und die eine oder andere Pasta mal eben nach dem letzten Kurs um 22.30 Uhr verdrückt wurde? Oh, dabei sollte ich vielleicht auch noch erwähnen, dass die meisten meiner Newsletter in fleißiger Nachtarbeit zwischen 23.00 und 1.00 Uhr entstanden sind. Mmmhhh ... das kann doch wohl nicht im Sinne des Yogis gewesen sein.

Erzählen wir Yogalehrer nicht immer, wie wichtig es sei, unsere Gewohnheiten zu durchbrechen? Und ich dachte sogar, dass es doch noch cooler sei, einfach erst gar keine Regelmäßigkeiten entstehen zu lassen. Ha, falsch gedacht.

Denn genauer besehen steckte ich schon mittendrin in den schlechten Gewohnheiten. Auch wenn es jeden Tag andere waren, so zielten sie doch nicht auf das Wohl meines Körpers ab und schon gar nicht darauf, im Einklang mit dem natürlichen Ablauf des Tages zu sein. Schlechte Gewohnheiten loszulassen ist also richtig, dafür aber eine gesunde Routine oder einen guten Rhythmus entstehen zu lassen, macht die Sache erst perfekt.

Der Tag hat nämlich schon einen Rhythmus und den müssen wir nur verstehen und dann damit schwingen, tanzen oder was auch immer – und alles wird ein wenig leichter. Nenne es Rhythmus oder Routine, aber wenn du jeden Tag in der gleichen Art und Weise beginnst, legt das den Grundbaustein für Erfolg. Denn schon wie zu Beginn im Kapitel „Integrieren" erwähnt, hat unter anderem der Weltklasseschwimmer Michael Phelps erkannt, dass mit jedem routinierten Akt ein Meilenstein für einen klitzekleinen Erfolg gelegt wird, der sich während des Tages addiert.

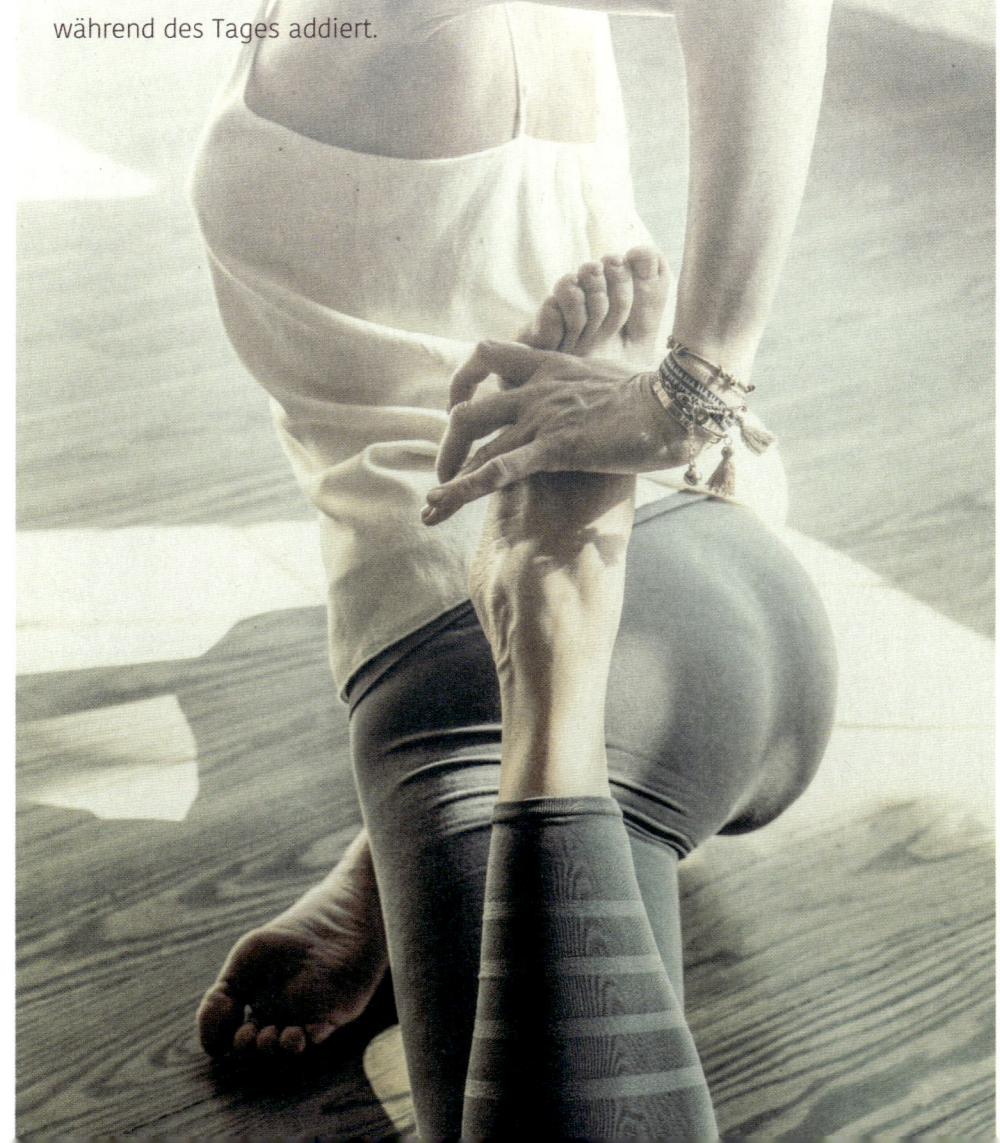

## Tagesplanung

Lass uns also den Fokus auf den Morgen legen und auf die Art und Weise, wie wir in den Tag starten:

### Aufstehen

Die beste Zeit zum Aufstehen ist zwischen fünf und sechs Uhr. Nach sechs Uhr beginnt für unser System eine eher schwere und träge Zeit, während derer es viel schwieriger ist, das kuschelige Bett zu verlassen. Außerdem ist man dann dem Tag bereits ein Stück voraus (was sich ja immer besser anfühlt als hinterherzulaufen) und gewinnt ein bisschen Zeit für sich – und die ist Gold wert.

### Wasser trinken

Beginne den Morgen, indem du zwei bis drei Gläser warmes Wasser zu dir nimmst. Dein Körper hat gute sieben bis zehn Stunden nichts Flüssiges mehr bekommen und alle Zellen freuen sich darauf, ein kleines Bad zu nehmen. Übrigens lässt dieses Ritual deine Haut so richtig leuchten und hilft alles Alte auszuspülen.

### Wie sieht dein Tag aus?

Nutze die Zeit am Morgen, um deinen Tag komplett zu planen. Sind alle Termine zeitlich möglich und auch tatsächlich nötig? Was bringt dich in deinen Zukunftsvisionen voran? Mit welchen Menschen kannst du dich verbinden?

Plane bewusst Zeit für deine Mittagsmahlzeit und Entspannungspausen ein.

### Meditation

Es reichen auch schon zehn bis fünfzehn Minuten, aber du wirst zentriert, bewusst und ruhig in deinen Tag starten, wenn du dich aufs Kissen setzt, bevor du in den Tag startest.

### Yogapraxis – gerne am Morgen

Yep! Die beste Zeit ist hier zwischen sechs und zehn Uhr, und da du ja bereits wach bist, beginnst du den Tag direkt mit einer wunderbaren Ertüchtigungs-Einheit. Das fühlt sich großartig an und Michael Phelps wäre stolz auf dich!

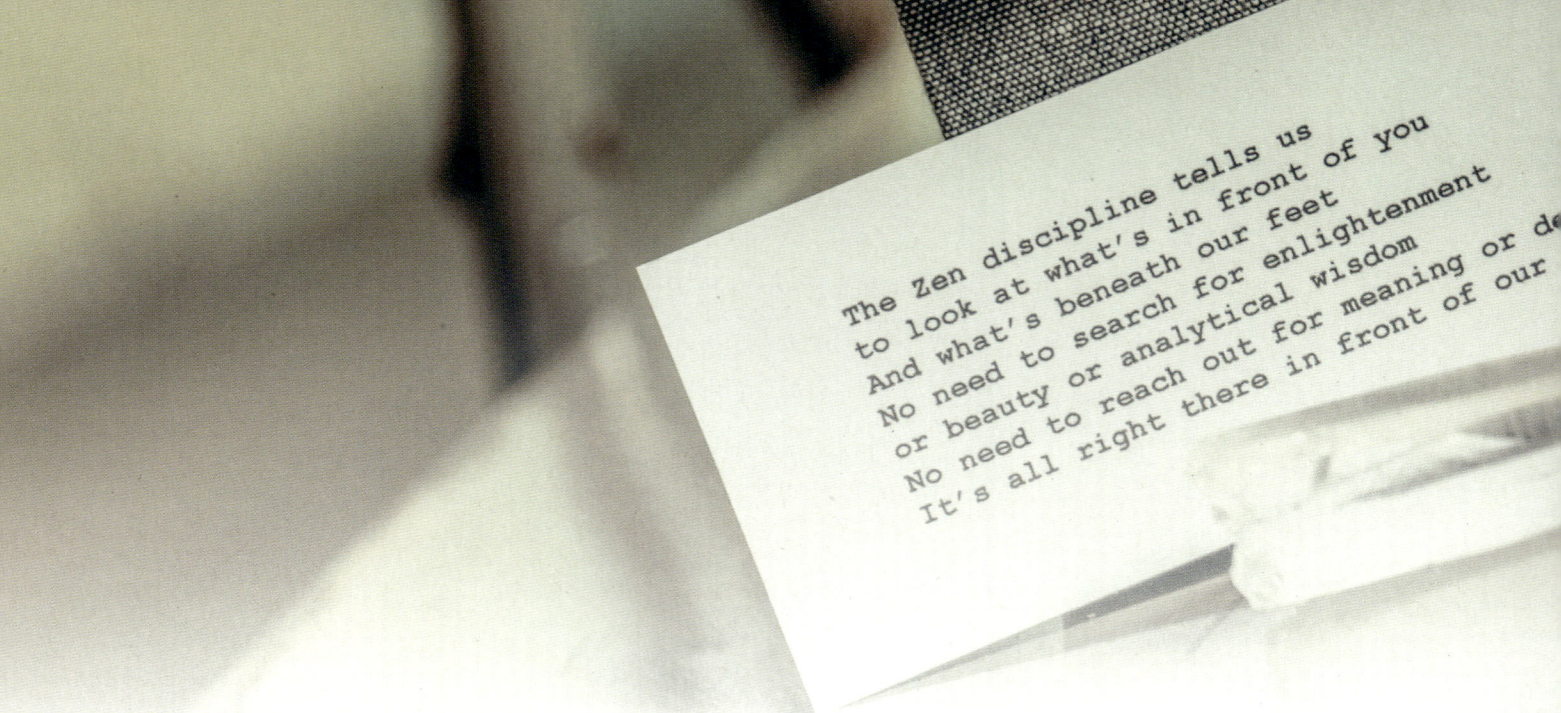

The Zen discipline tells us
to look at what's in front of you
And what's beneath our feet
No need to search for enlightenment
or beauty or analytical wisdom
No need to reach out for meaning or de
It's all right there in front of our

Du denkst, dass das für dich unmöglich ist? Und du hast schon tausend Vor-wände wie: „Aber was ist mit den Kindern, meinem Mann, meiner Kaffee-maschine etc." im Kopf? Hatte ich auch. Aber weißt du was? Du musst es einfach ausprobieren, um selbst zu merken, wie gut es dir dabei geht. Alte Muster aufzugeben funktioniert am besten, wenn wir dafür belohnt werden. Und das bombastisch gute Gefühl, etwas für dich getan zu haben, deine in-nere Ruhe etabliert, den Körper gepflegt und bewegt zu haben, bevor dein Tag beginnt, ist reichlich Belohnung für frühes Aufstehen.

### Für die Zweifler

Greif nach den reifen, niedrig hängenden Früchten! Das heißt so viel wie: Mach dir den Erfolg einfach!

Du stehst immer um 7.30 Uhr auf? Dann versuch doch mal 7.10 Uhr und freu dich über die 20 Minuten extra, die du gewonnen hast. Taste dich mehr und mehr an dein Ziel heran.

Du magst kein warmes Wasser? Beginne mit einem Glas und gib einen Sprit-zer Zitronensaft dazu. Und ganz wichtig: Finde deine eigene Routine und den Rhythmus, der zu dir passt!

»Du bist die Summe deiner Taten.«
Jean-Paul Sartre

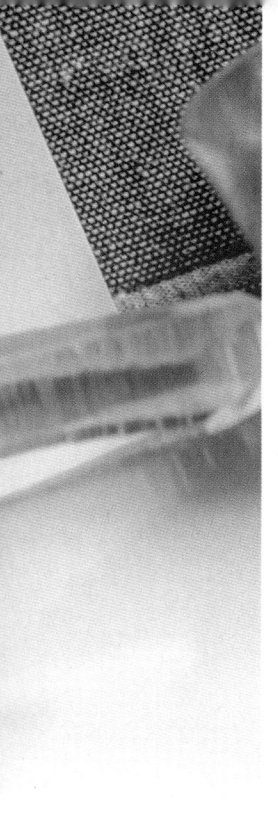

## Fokus

Ein großer Stolperstein ist unser Fokus, denn Zerstreuung und Ablenkung sind die bösen Stiefschwestern vom lieben Fokus. Wenn du praktizierst, dann nimm dir ein Zeitfenster für deine Praxis. In diesem Zeitfenster kümmerst du dich um nichts anderes als deine Yogapraxis. Lass währenddessen am besten dein Handy ausgeschaltet oder auf Flugmodus.

Dein Atem dient dir als Instrument, um das äußere Umfeld verblassen zu lassen und den Fokus zu halten. Lasse den Atem gleichmäßig ein- und ausfließen und richte deine ganze Aufmerksamkeit auf den Atem. Gib ihm das Geräusch und den Fokus der Ujjayi-Atmung. In der Ujjayi-Atmung ziehen wir die Stimmritzen im Hals etwas zusammen, wodurch ein Reibelaut entsteht, der sich anhört wie ein sanftes Schnarchgeräusch. Lasse damit den Atem wichtiger werden als deine Gedanken.

Das hilft nicht nur, um konzentriert bei der eigenen Praxis zu bleiben, sondern auch, um den anstrengenden Boss oder die Renovierungsarbeiten im Nachbarhaus auszublenden und friedvoll bei sich zu bleiben.

Eine weitere Schwierigkeit, wenn man zu Hause praktiziert, ist, dass man oft schon aus der Yogastellung herausgeht, wenn es eigentlich erst anfängt, spannend zu werden. B. K. S Iyengar hat es so schön formuliert: „Die Stellung beginnt, wenn du sie verlassen möchtest."

Ich arbeite deswegen gerne mit einem Yoga-Timer, zum Beispiel einer App auf dem Handy, oder es gibt auch richtige Meditations- und Yoga-Timer im Handel zu erwerben.

Du motivierst dich beim Einstellen der Zeit selbst dabei, Durchhaltevermögen aufzubauen. Versuche, während der Übungssequenz jede Stellung bzw. jede Seite für eine Minute zu halten. Anfänger beginnen bei 30 Sekunden und erhöhen die Sekundenzahl mit der Zeit. Das sorgt auch für einen tollen Flow in deiner Praxis, denn am Ende der einen Minute beginnt schon die nächste Minute zu zählen. Du gehst dadurch ohne große Unterbrechungen von Stellung zu Stellung.

Und falls es dir schwerfällt, frei zu praktizieren, und du keine Sequenz im Kopf hast, kannst du dir im Vorfeld kleine Strichmännchen der Stellungen, die du an diesem Tag üben möchtest, auf einen Zettel malen und den Zettel vor deine Matte legen.

»Wissen ist nicht genug, wir müssen es anwenden.
Zu wollen ist nicht genug, wir müssen es tun.«
Bruce Lee

„Du bist gut, so wie du bist. Du trägst alles in dir." Das war es, was mein damaliger Yogalehrer in einer meiner ersten Anusara-Yogastunden zu mir sagte. Und ich fühlte mich besonders und berührt. Wie oft hört man das? Wer sagt einem das? Oft fühlen wir uns nämlich nicht so besonders und scheitern an der eigenen Kritik und dem fehlenden Selbstbewusstsein, um den nächsten Schritt zu gehen.
Marianne Williamson schreibt in einem ihrer Bücher: „Du hast das Leistungspotenzial eines großartigen Künstlers, Wissenschaftlers oder jeder anderen großartigen Persönlichkeit. Ein unbegrenztes Potenzial liegt in dir, das nur darauf wartet, durch ein positives Befürworten dieser Idee von dir aktiviert zu werden."

Es fehlt nichts mehr für den Beginn deiner Yogapraxis zu Hause. Es ist alles da. In dir. Starte! Beginne! Lass das eigene Licht mehr strahlen. Ich wünsche dir viel Freude beim Ankommen in deiner ganz persönlichen Yogapraxis, beim Ankommen bei dir selbst.

Namaste von ganzem Herzen,
Annika

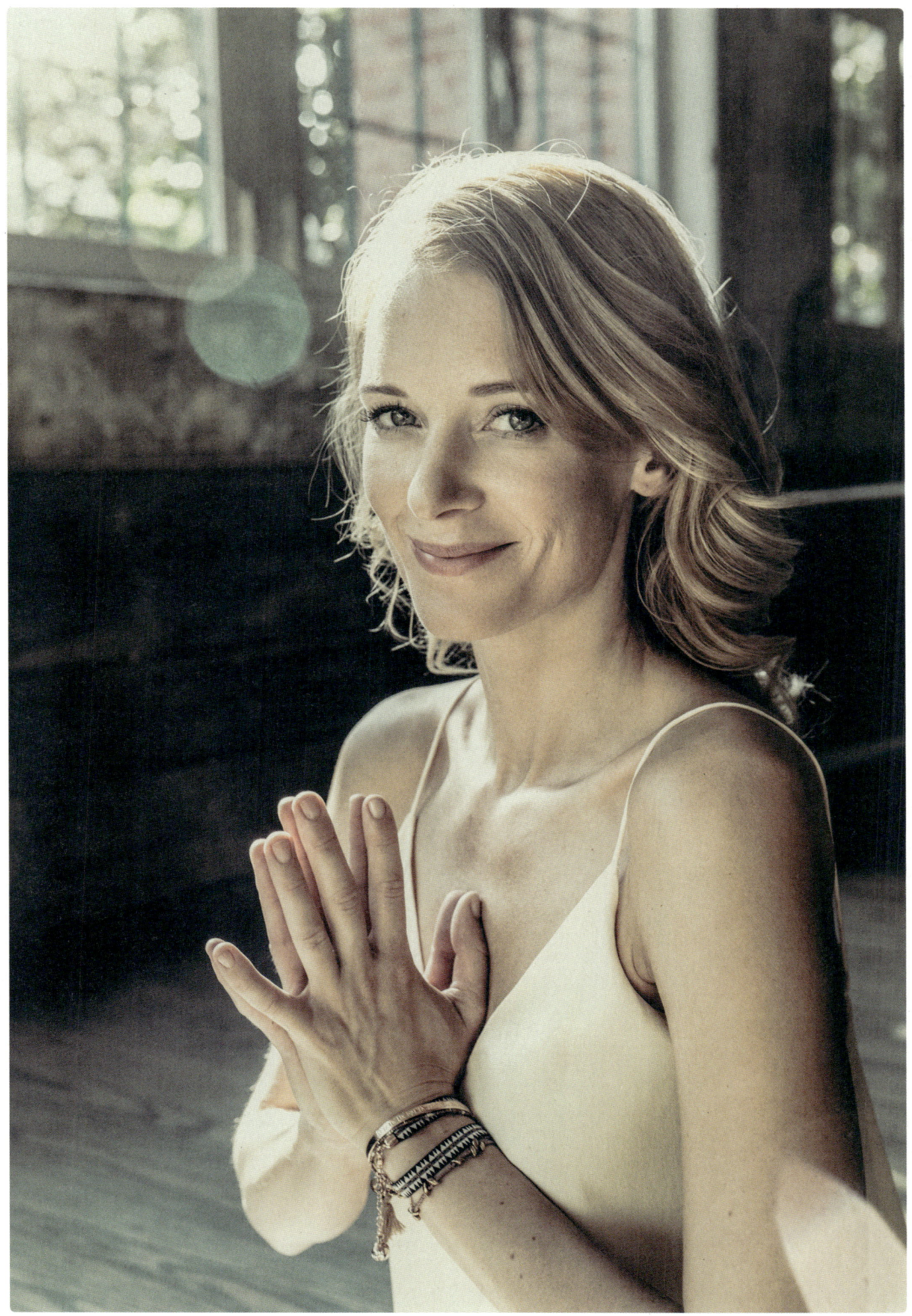

# ÜBERSICHT DER YOGASTELLUNGEN

## Sanskritnamen der Yogastellungen

# DANKE

meinen Kindern, Ama und Jan, für euer Dasein und dafür, dass ihr mich Projekte wie diese sorgenfrei und mit eurer Unterstützung machen lasst.

Maren Brand, denn mit dir fing es an und ohne dich gäbe es dieses Buch nicht.

Felix Matthies – für deine Freundschaft und deine großartigen Fotos, die das Buch perfekt machen.

Susanne Klein, meiner wunderbaren Lektorin, weil du es immer alles ganz leicht gemacht hast.

Kerstin Fiebig – für dein Talent, alles zusammenzufügen und strahlen zu lassen.

Friederike Windler, weil du mich immer wieder stark machst und die beste Zuhörerin bist.

Madhavi für das liebevolle Vorwort und für deine mentale, emotionale und berufliche Unterstützung seit vielen, vielen Jahren.

Ghlm für die gemeinsame Zeit, Inspiration und die Herausforderung.

Meinen Newsletter-Lesern, denn ihr habt mich in all den Jahren immer darin ermutigt, zu schreiben und meine Erfahrungen mit euch zu teilen.

Elena Brower, Marc Holzman, Doug Keller, Noah Maze, Christina Sell, Amy Ipoliti, Elena Figarola, Vilas und Lalla Turske, Marc Darby und Vincent Pezet, weil ihr mir die Liebe zum Yoga geschenkt habt und mich auf meinem wunderbaren Weg begleitet.

Highnoon Studios, dass wir in eurem großartigen Home-Studio produzieren durften.

Mai Huynh für einen wunderschönen Haare- und Make-up-Look, der mich am Shooting-Tag hat wohlfühlen lassen.

Alexa Stahlhut von Hoffnungsträger, für deinen so liebevoll gestalteten Schmuck, der täglicher Begleiter und Glücksbringer für mich geworden ist.

Mandala und Linda Mohrmann für eure beständige Unterstützung und Ausstattung mit den schönsten Yoga-Outfits.

Closed für das perfekte Outfit, das mir ein Yogabuch-Cover ermöglicht hat, genau wie ich es mir gewünscht hatte.

Veryyoga für eure stets liebevolle Unterstützung.

Meinen Schülern, weil ihr einfach wunderbar seid, mir tolles Feedback gebt und mich darin beflügelt weiterzumachen.

Nadine Maslonka für die Möglichkeiten, mich in deinem schönen Damn Good Yogastudio auszuprobieren, und dafür, mich immer wieder in meinen Ideen zu unterstützen.

Kai und Danielle Uhlemann für die schöne Zeit bei euch im Studio, aus der ich so viel mitgenommen habe.

## ÜBER DIE AUTORIN

Annika Isterling arbeitet seit ihrem neunzehnten Lebensjahr als Model, u. a. in New York und Paris, und gründete 2005 mit Yo2-The Yoga Lab das erste Anusara-Yogastudio in Norddeutschland. Zurzeit schreibt sie für verschiedene Blogs, Zeitschriften (Happinez, Healthy Living, Fit for Fun), unterrichtet Yoga-kurse im Damn Good Yogastudio Hamburg, als Personal Trainer im Einzel-unterricht und bietet weltweit Yogaretreats an. Die Autorin ist Mutter zweier Kinder und weiß um die Herausforderung, die eigene Yogapraxis in den Alltag einzubinden. Weitere Infos findest du unter www.annikaisterling.com.

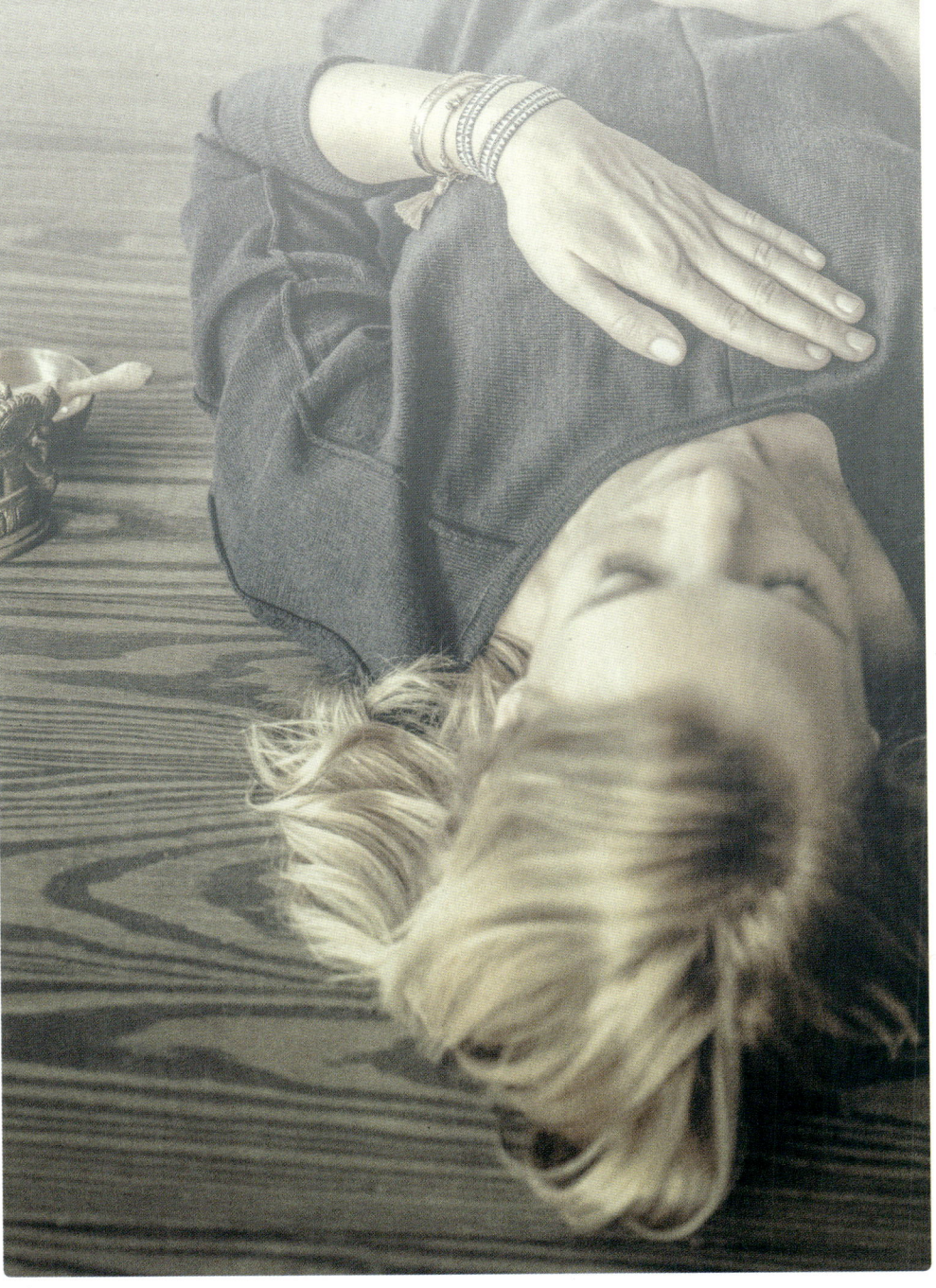

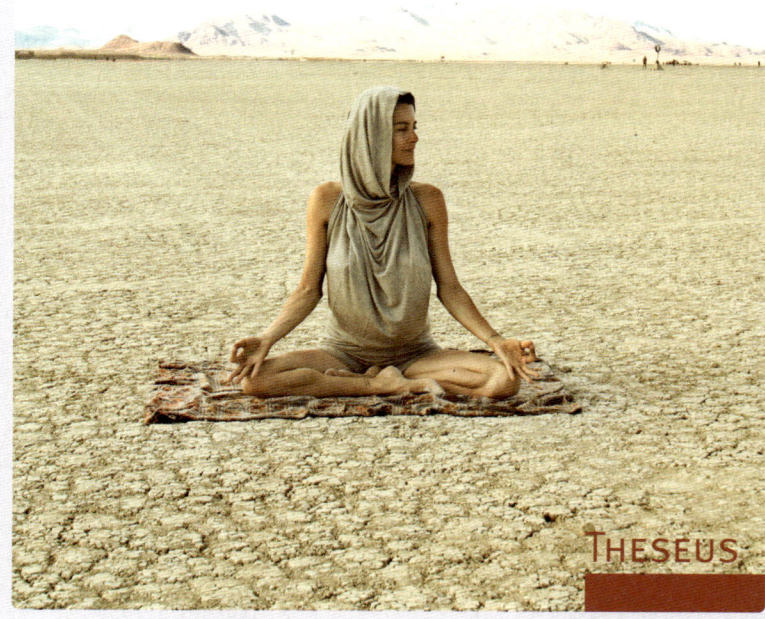

Elena Brower & Erica Jago
**Die Kunst der Aufmerksamkeit**
Yoga-Praxisbuch

Hardcover | 224 Seiten
ISBN 978-3-89901-618-1

## DEIN LEBEN ALS SPIEGEL DEINER YOGAPRAXIS

Elena Brower bietet mit ihrer Art des Yogaunterrichts einen Ansatz, um die Schönheit des Yoga im Alltag zu leben.

Erica Jago hat in fünf außergewöhnlich gestalteten Kapiteln die Themen und dazugehörigen Yogaklassen liebevoll und detailliert in Bilder umgesetzt.

Dies ist durch die besonders schöne Ausstattung ein sinnliches Yogabuch für die Praxis, zur Kontemplation und Förderung der eigenen Kreativität.

www.theseus-verlag.de

J.Kamphausen | Mediengruppe

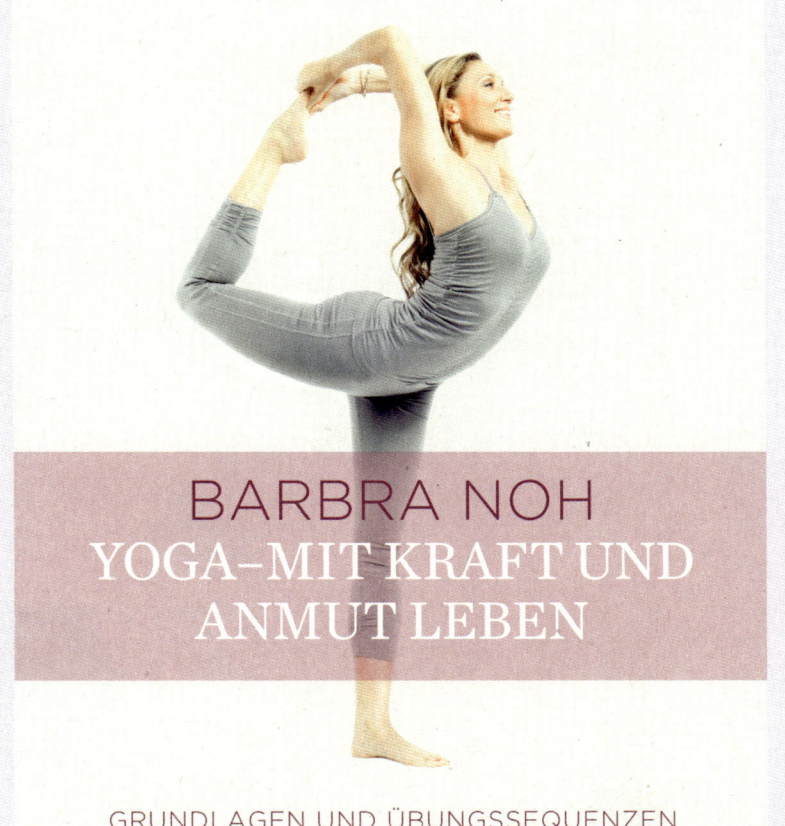

Barbra Noh
**Yoga – Mit Kraft und Anmut leben**
Grundlagen und Übungssequenzen

Hardcover | 272 Seiten
ISBN 978-3-89901-876-9

## EIN PRAXISBUCH FÜR MODERNE MENSCHEN

Barbra Noh ist eine führende Ausbilderin für Anusara® Yoga in Europa und Mitbegründerin von ThaiVedic Yoga.

Lasse dich von diesem reich bebilderten Buch in die Prinzipien und die Lebensphilosophie des Anusara® Yoga einführen. Diese weltweit bekannte Methode unterstützt Yogapraktizierende bei der Entfaltung ihres Potenzials. In klaren Schritt-für-Schritt-Anleitungen führt Barbra Noh dich sicher durch die Übungssequenzen.

www.theseus-verlag.de

J.Kamphausen | Mediengruppe